Claudia Katzberg

Genug gezweifelt!

Selbstbewusst und authentisch mit Unterstützung der Homöopathie

Claudia Katzberg

Genug gezweifelt!

Selbstbewusst und authentisch mit Unterstützung der Homöopathie

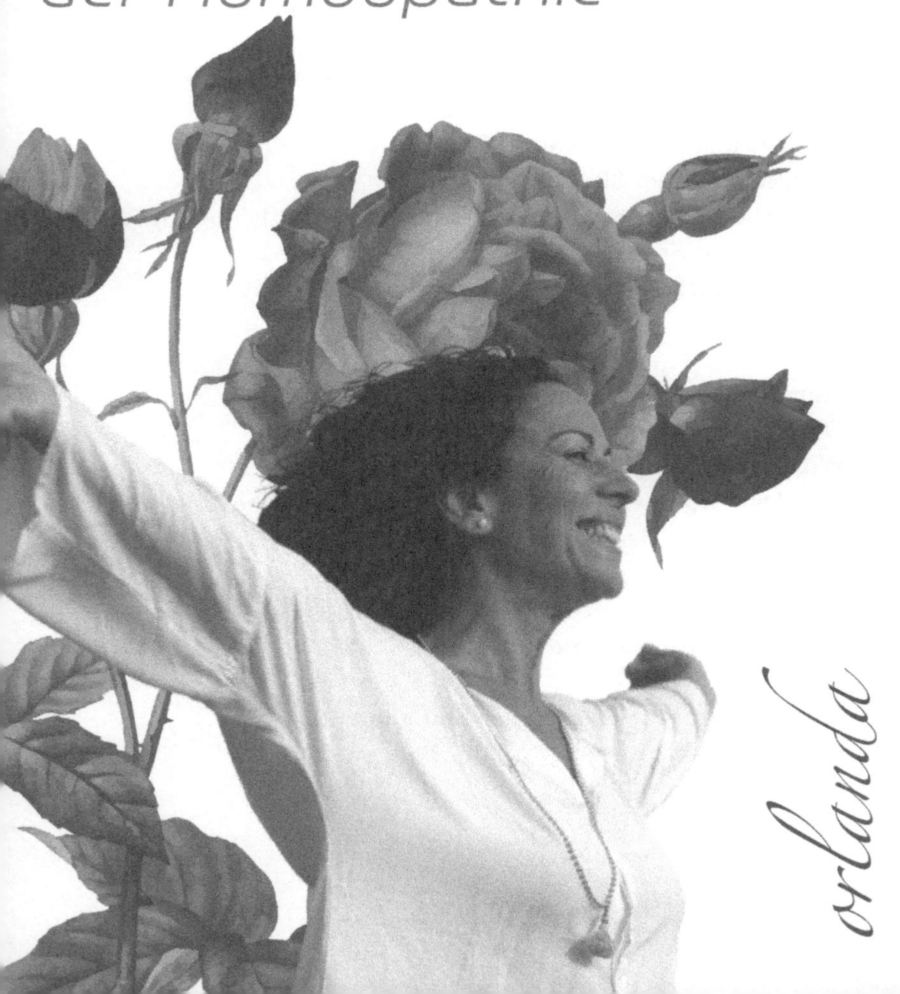

Inhalt

*»Die große Frage ist, ob du fähig sein wirst,
laut und herzlich ja zu deinem Abenteuer zu sagen.«*

Joseph Campbell

Vorwort

Als ich an einem heißen Sommertag im Juni 2018 in der Berggasse 19 im Sigmund-Freud-Museum in Wien das Buch »Kassandras Schleier – Das Drama der hochbegabten Frau«[1] in die Hand nahm und den Klappentext las, schossen mir sofort die Tränen in die Augen.

Leider steht seine berühmte Couch in London – so gerne hätte ich mich gleich darauf gebettet und gelesen oder noch besser mich Herrn Dr. Freud offenbart. In solchen Momenten weiß ich, dass ich etwas Wesentliches gefunden habe.

Es war ein Gefühl der Erlösung, des Erkanntwerdens und des Erkennens. Nicht, dass ich mich selbst als hochbegabt bezeichnen würde, aber ich kenne dieses Gefühl, wie ein »Alien« zu sein, und ich weiß noch genau, wie ich damals mit dem Außerirdischen »E.T.« mitfühlte, wenn er so traurig sagte: »Ich will nach Hause telefonieren.«

Die Worte in dem Buch berührten mich so sehr, dass ich es unverzüglich kaufte und gar nicht abwarten konnte, es zu lesen.

Dort stand: »Warum Frauen ihre Intelligenz oft verstecken und sich unterordnen. Sie halten still, wenn sie über Dinge belehrt werden, die sie längst wissen. Sie erklären sich für beschränkt, weil sie eine törichte Frage nicht verstehen. Sie verschleiern ihre Überlegenheit, wenn sie fürchten, ausgestoßen zu werden. So handeln hochbegabte Frauen, die aus Angst vor sozialer Isolation und oft aufgrund traumatischer Erfahrungen ihre geistigen Fähigkeiten verstecken.«[2]

Diese Beschreibung traf mich tief ins Mark und während der Arbeit an diesem Buch sollte ich auch immer mehr begreifen, warum. Ich erreiche fast alles, was ich will. Und dennoch bin ich weit entfernt davon, mein volles Potenzial zu nutzen. Ich bin irgendwie gehemmt. Etwas bremst mich. Und ich weiß, dass es eine unbestimmte Angst ist.

Was mich regelrecht schockiert, ist der häufig bei Frauen vorhandene »schreiende Gegensatz zwischen Begabung und Erfolg«: »Wo andere ernten, blüht die Begabung der Klientin. Wo sie selber ernten könnte, wirkt sie farblos, gehemmt, eingeschüchtert, durch Selbstzweifel blockiert. Sie traut sich nicht in eine Prüfung, weil sie sich zu dumm fühlt und sich nicht genug vorbereiten konnte, hat aber in vier Monaten eine Fremdsprache gelernt.«[3]

Wenn man ständig diese riesige Lücke zwischen Potenzial und Lebensrealität erlebt und spürt, wie das bei mir lange der Fall war und immer wieder ist, dann ist das ein unglaublich frustrierendes bis lähmendes Lebensgefühl, das einem jegliche Kraft, Freude und Sinn raubt. Als ob eine Brücke zwischen einem selbst und dem Land der tausend Möglichkeiten steht, über die man nicht hinüberkommt. Dabei müsste man ja nur einen Schritt nach dem anderen setzen … wie ist das möglich?

Dieser Zustand gleicht einem »Bore-out«, womit aber keine Langeweile im herkömmlichen Sinne gemeint ist, sondern eine intellektuelle, kreative oder soziale Unterforderung.

Je mehr ich andererseits in meine Schaffens- und Tatkraft komme und Neues erlerne, zum Teil auf sehr ungewöhnlichen Wegen, desto mehr Kraft und Zuversicht scheinen mir zuzufließen. Seit ich mit dem Schreiben angefangen habe, scheint sich eine reiche Quelle geöffnet zu haben.

Jetzt weiß ich, warum und wie einige Menschen, die »genau ihr Ding« gefunden haben, zu so viel Leistung imstande sind.

Musiker und Bühnenstars zum Beispiel, Schauspieler, Schriftsteller, die im hohen Alter immer besser zu werden scheinen und ein

Werk nach dem anderen hervorbringen. Das ist gelebte und ausgedrückte Schaffenskraft, in die Welt gebrachtes Potenzial.

Nur wie kommt man dahin?

Das Offensichtliche für mich ist, dass Frauen viel häufiger ihren Wert und ihr Können aus Angst zurückhalten. Es ist eine diffuse Angst: Irgendetwas Schreckliches/Bedrohliches wird passieren, wenn ich mich offenbare, wenn ich sage, was ich weiß und wer ich bin.

Angst vor Ausgrenzung, Neid, Eifersucht, Verlust von Beziehungen, ausgelacht oder verurteilt zu werden, aber auch das Bemühen, die anderen nicht zu beschämen oder zu verletzen, sind einige Gründe.

Ich fing also an, dieses Buch zu lesen. Prompt hatte ich intensive Träume (Freuds Einfluss?), Erkenntnisse und Tränen der Erleichterung und Betroffenheit.

Nicht dass ich mich noch nicht mit diesem Thema auseinandergesetzt hätte, aber so genau hatte noch niemand den Nagel auf den Kopf getroffen.

Vor allem, dass dies ein in der Psychologie bekanntes und erforschtes Phänomen bei begabten Menschen und vor allem bei Frauen ist, war für mich in der Art neu, und es reizte mich sofort, mehr darüber herauszufinden.

Warum verstecken wir Begabungen? Warum machen wir uns klein, halten den Mund, verzichten und zögern? Zu sehr wird immer noch auf den Mangel und das Defizit geschaut – in der Schule, bei der Arbeit, in der Medizin: Was ist noch nicht gut, was ist »außerhalb der Norm«, wovon ist zu wenig oder zu viel, was gilt es zu verbessern.

Ich bin in der »Schulmedizin« groß geworden und habe das perfektioniert, bis ich gemerkt habe, dass das Defizit irgendwie nie aufhört, wenn man es ständig beobachtet.

Im Gegenteil, es wird mehr.

Dr. Phil. Rosina Sonnenschmidt war die Erste, die mich gelehrt hat, dass es immer ein Potenzial gibt, auf das es zu schauen gilt. Als Therapeutin oder Lehrerin sollte ich dieses suchen, finden und fördern. In der Medizin wird das bisher überhaupt nicht getan. Es werden ja sogar mit einer unglaublichen Ernsthaftigkeit die Selbstheilungskräfte des Körpers angezweifelt. Der Homöopath und Psychotherapeut Philip M. Bailey beschreibt in seinem Buch »Psychologische Homöopathie«[4] wunderbar und liebevoll auch und vor allem die Lichtseite der jeweiligen Persönlichkeitsprofile.

Manfred Nistl hat mich in der Homöopathie-Ausbildung gelehrt, aus jeglicher Bewertung herauszugehen und wohlwollend auf alles – auch auf mich – zu schauen. Das hat lange gebraucht!

Dr. Beate Latour hat mir den Begriff Authentizität geschenkt, ihn mit Leben gefüllt und mir »Löwenmut«[5] gemacht, diesen Weg zu gehen.

Andreas Krüger schließlich führte mich in meinen Schatten, in und durch meine Angst, meine Minderwertigkeit, meine Bedürftigkeit. Er half mir, diesem »Ungeheuer« tapfer zu begegnen, es liebevoll zu umarmen und anzunehmen.

Von all diesen Lernerfahrungen möchte ich hier berichten, weil sie so kostbar sind und dir vielleicht ebenso helfen können.

Dies ist ein sehr persönliches Erfahrungs- und Praxisbuch. Es soll dazu inspirieren, weiterzuforschen und neue Vorbilder und Glaubenssätze zu finden. Es darf Mut machen, die eigenen Gefühle der Minderwertigkeit, der Angst oder des Zweifels zu spüren, bewusst zu machen und anzunehmen.

Meine Erfahrung ist, dass die Bewusstheit, das Verständnis und die Annahme schon die größten und wichtigsten Teile der Heilung sind. Eines ist sicher: Der Schlüssel zur Heilung liegt in dir selbst, und zwar nur in dir, so bitter diese Erkenntnis vielleicht auch ist. Aber sie ist wahr. Niemand kann dir deinen Weg und deine Aufgabe abnehmen. Es nützt überhaupt nichts, die Schuldigen zu suchen oder anzuklagen. Es dient niemandem und führt zu keiner Lösung.

Aber das ist eine gute Nachricht, denn Verantwortung heißt auch Chance. Du hast es selbst in deiner Hand, und vielleicht hast du sogar in der anderen jemanden, der dich dabei hält.

Es geht nur um Heilung und sonst nichts. Du musst dich nicht verstecken, verbiegen oder verbessern. Und wenn die Wunden geheilt sind, nicht schlecht vernarbt, sondern gut verheilt und abgeschlossen, dann wirst du dich nicht wiedererkennen.

Dann ist alles möglich. Dann wird aus Anpassung und Überleben echtes Leben.

Wie das gehen kann, möchte ich dir mit diesem Buch gerne zeigen.

Ich lade dich ein zum Nachdenken und Nachfühlen, auch wenn es gelegentlich wehtut.

Vielleicht magst du ja auch hier und da über dich und mich lachen!

Ich schreibe einerseits aus der Sicht von Kassandra, einer Betroffenen, einer »Leidenden«, und andererseits aus der Sicht einer Therapeutin und Homöopathin mit verschiedenen Lösungsansätzen und Erfahrungen.

Ob mir diese »doppelte Sicht« gelungen ist, mögest du entscheiden.

Ich wünsche mir, dass es alle betroffenen Frauen und auch Männer, Mädchen und Jungen ermutigt, dieses Thema ins Licht zu bringen und eine Heilung und Wandlung einzuleiten. Nutze die Energie aus dem Druck, dem Frust und den Zweifeln, um in Zukunft mutig das eigene Potenzial freizulegen und der Welt als kostbares Geschenk zur Verfügung zu stellen. Egal wie alt du bist, wie verrückt oder sensibel, zeig dich und mach die Welt ein bisschen bunter!

Und ich? Ist es nicht kühn von mir, ein Buch über Intelligenz und Hochbegabung zu schreiben?

Ja, ist es! Und weißt du was? Ich gebe dem Zweifel keinen Raum mehr und schreibe jetzt dieses Buch.

Kassandras Schleier steht mir nicht mehr! Was verbirgt sich hinter deinem Schleier? Und was hält dich zurück, ihn abzunehmen?

Ich wünsche dir von Herzen Freude, Selbsterkenntnis und Heilung beim Lesen.

Claudia

Teil eins

Der Selbstzweifel: Ursachen und Ausprägung

Der Mythos von Kassandra

Wer ist jetzt diese Kassandra mit dem Schleier? Dazu müssen wir ins antike Griechenland reisen: Kassandra war eine kluge und schöne Seherin.

Sie war die Tochter des trojanischen Königs Priamos und seiner Gattin Hekabe und wurde zur tragischen Heldin.

Denn sie sah den Untergang ihrer Stadt voraus und warnte eindringlich, wurde aber nicht gehört: »Kassandra, in die Apollon sich verliebt hatte, verweigerte ihm ihre Hingabe, da sie ihn nicht liebte und er sie nicht zur Frau nehmen konnte. Erbittert über ihre Zurückweisung, verwandelte der verwöhnte Gott die Sehergabe, mit der er sie gesegnet hatte, in eine Strafe. Kassandra konnte zwar den Troern ihre grausame Zukunft voraussagen, aber Apollon sorgte dafür, dass niemand ihren Prophezeiungen Glauben schenkte. Als die Achaier schließlich Troja plünderten, wurde Kassandra, die bei einem Standbild der Göttin Athene Zuflucht gesucht hatte, von dem Helden Aias vergewaltigt und fiel bei der Teilung der Beute als Sklavin an Agamemnon.

Kassandra warnte ihre Brüder, Schwestern und Schwägerinnen vergebens. Fruchtlos blieb ihre Mahnung, das glückliche Eheleben werde die Götter nicht bestimmen, Troja vor dem Untergang zu retten.«[6]

Bei Gustav Schwab[7] finden wir es etwas bildlicher: »Mitten in dieser Raserei der überschäumenden Freude behielt nur Kassandra einen klaren Blick. Noch nie hatte sie ein Wort ausgesprochen, das nicht in Erfüllung gegangen wäre. Sie hatte indes das Unglück, niemals Glauben zu finden. So hatte sie auch jetzt unheilvolle Zeichen gesehen und stürzte mit wehenden Haaren aus dem Königspalast. Ihre Augen starrten in fiebriger Glut, sie schwankte hin und her wie ein Zweig im Wind. Dann rief sie durch die Gassen: »Seht Ihr denn nicht, dass wir die Straße zum Ort der Unterwelt machen? Dass wir am Rand des Verderbens stehen? Ich sehe die Stadt schon in Feuer und Blut, es stürzt aus dem Bauch des Pferdes hervor, das ihr so fröhlich zu unserer Burg hinaufgeführt habt!«

Aber die Seherin wurde nur verlacht und beschimpft. Und etwas weiter: »In der Mitte der Gefangenen stand Kassandra, ihre edle Statur ließ sie über die anderen ragen. Ihr Auge war ohne Tränen. Sie hätte spotten können über die Klagen, die rings um sie ertönten, denn jetzt war geschehen, was sie geweissagt hatte. Ihr Herz aber blutete über das Unglück der zerstörten Stadt.« Ihr Ende war kurz und grausam: »Sie (Klytaimnestra) und Aigisthos ermordeten Agamemnon im ›köstlichen Bade der Heimkehrer‹ und mit ihm Kassandra, die er als Sklavin mit sich gebracht hatte.«[8]

Seither gelten ungehörte Warnungen als »Kassandrarufe.« Viele Frauen erkennen sich in diesem Drama wieder: »Ich weiß viel, ich kann viel, aber ich werde nicht gesehen. Ich werde nicht gehört. Ich werde nicht ernst genommen.«

Wie oft höre ich diese Sätze von Frauen in der Praxis! Dies wird entweder in der Beziehung, in der Familie, bei der Arbeit oder in einer sozialen Gruppe so erlebt. Es frustriert, es nervt, es macht müde. Von Männern höre ich diese Aussagen so gut wie nie. Und natürlich liegt es auch an uns Frauen selbst, lauter, klarer und deutlicher zu werden: sicht- und hörbar.

Warum werden wir nicht gehört?

Was ist mit den Menschen, die »voraussehen«?

Wo haben die ihren Platz, die kritisch hinterfragen, neue Perspektiven einnehmen, neue Ideen und Gedanken einbringen?

Wenn diese Frauen sich zurückhalten – aus Angst, beschimpft, bespottet, benachteiligt oder ausgegrenzt zu werden –, ist das ein Drama: Und das ist oft das Drama der hochbegabten Frau.

Während der Arbeit an meinem Buch beschäftige ich mich während eines Weimar-Aufenthaltes mit Friedrich Schiller (1759–1805). Ich finde »zufällig« heraus, dass er ein Gedicht über Kassandra geschrieben hat, in dem er sehr dramatisch ihre Verzweiflung und Verlassenheit beschreibt. Auch er ist im Übrigen ein Selbstzweifler (»Gegen Goethe bin ich und bleibe ich ein poetischer Lump«[9]) wie so viele Poeten und Künstler.

Hier ein kleiner Ausschnitt (Strophen 3, 6, 7, 8) aus dem 16-strophigen Gedicht »Kassandra«: (In einem Moment des Jubels, nämlich der Vermählung von Achilles und Polyxena, und der Hoffnung auf ein Ende des Krieges prophezeit Kassandra den Untergang der Stadt und wird wieder einmal verspottet und bemitleidet.)

Kassandra (1802)[10]

[…]

Freudlos in der Freude Fülle,
Ungesellig und allein
Wandelte Kassandra stille
In Apollos Lorbeerhain.
In des Waldes tiefste Gründe
Flüchtete die Seherin,
Und sie warf die Priesterbinde
Zu der Erde zürnend hin:

[...]

Und sie schelten meine Klagen,
Und sie höhnen meinen Schmerz,
Einsam in die Wüste tragen
Muß ich mein gequältes Herz,
Von den Glücklichen gemieden
Und den Fröhlichen ein Spott!
Schweres hast du mir beschieden,
Pythischer[11], du arger Gott!

Dein Orakel zu verkünden,
Warum warfest Du mich hin
In die Stadt der ewig Blinden
Mit dem aufgeschloßnen Sinn?
Warum gabst Du mir zu sehen,
Was ich doch nicht wenden kann?
Das Verhängte muß geschehen,
Das Gefürchtete muß nahn.

Frommts, den Schleier aufzuheben,
Wo das nahe Schrecknis droht?
Nur der Irrtum ist das Leben,
Und das Wissen ist der Tod.
Nimm, o nimm traurge Klarheit,
Mir vom Aug den blutgen Schein,
Schrecklich ist es, deiner Wahrheit
Sterbliches Gefäß zu sein.

[...]

Bist du betroffen vom Kassandra-Syndrom?

Hier sind ein paar typische Verhaltensmuster einer »gehemmten« Begabung.

Was bewertest du als negativ, was als positiv?

Kannst du auch das große Potenzial in diesen Aussagen entdecken?

Du neigst dazu, dich zurückzuziehen.
Du hast oft Gefühle von Frustration, Langeweile oder Einsamkeit.
Du kennst die Scham, die Angst und die Minderwertigkeit.
Du bist sehr unsicher über dich selbst.
Du verhältst dich möglichst unauffällig.
Du fühlst dich häufig unverstanden oder sogar unerwünscht.
Du wirst häufig übersehen.
Du bist in Gesprächen schnell gelangweilt.
Du hörst mehr zu, als dass du sprichst.
Du gibst mehr als du nimmst.
Du findest keine Worte für das, was in dir vorgeht.
Du hast ein sehr intensives, lebendiges Vorstellungsvermögen.
Du kannst dich hervorragend in andere hineinversetzen.
Du erledigst deine Aufgaben schnell und zuverlässig.
Du erwartest gewohnheitsmäßig von dir herausragende Leistungen und lieferst sie auch.
Du suchst und nutzt jede Möglichkeit, dich weiterzubilden und weiterzuentwickeln.
Du brauchst ständig neue Impulse und Anregungen.
Du erforschst gerne Neues.

Menschen reagieren skeptisch, ängstlich oder misstrauisch auf deine Ideen, können oder wollen deinen Gedanken nicht folgen.
Du fürchtest dich davor, dein Potenzial zu zeigen. Du versteckst deine Begabungen und dein Wissen.
Du magst nicht auffallen, vermeidest es, im Mittelpunkt zu stehen, aber es reizt dich, es einmal zu tun.
Du spielst deine Rolle perfekt, trägst eine Maske, hast Tausende von Abwehrstrategien, um dich zu schützen: Flucht, Vermeidung, Lügen, Ausreden, Zynismus …
Wo andere ein Gefühl der Überlegenheit genießen, versuchst du es mit aller Macht zu verhindern.
Du schwankst stark zwischen Erschöpfung und Unterforderung.
Du bist dir nie sicher, ob du, deine Arbeit oder dein Produkt gut genug sind.
Du hast Schwierigkeiten bzw. fehlende Übung, Lob und Komplimente anzunehmen.
Du bist hervorragend darin, zu entdecken, was alles noch NICHT gut ist, was verbessert werden muss.
Du fühlst dich fremd in dieser Welt, findest deinen Platz nicht.
Du hast das Gefühl, auf der Stelle zu treten, dich im Kreis zu drehen, nicht voranzukommen.
Dir fehlt die Gleichgültigkeit gegenüber anderen, der Natur und ihren Kreaturen.
Du hast klare Werte, die du nicht mit vielen anderen teilen kannst.
Du suchst Ursachen und Verantwortung in der Regel zuerst bei dir selbst.
Du nimmst sehr viel Rücksicht auf andere.
Du bist oft mehr bei deinem Gegenüber als bei dir selbst.
Du stellst dir häufig Sinnfragen.
Du findest dich regelmäßig in einem »Entweder – Oder«. Mittelmäßigkeit ist nicht dein Ding. Wolfgang Schmidbauer nennt das die »Durchschnittsphobie«.[12]
Du verabscheust Schwäche. Sie macht dir Angst.

Der Zweifel als Mangelgefühl

»Mit dem Wissen wächst der Zweifel.«

Goethe

Woher kommt der Selbstzweifel?

Warum haben einige Menschen starke, andere wenige oder gar keine? Warum freuen sich einige über ihr Sein und können gar nicht genug davon bekommen, sich zu präsentieren und auf der Bühne zu stehen, während andere schon bei dem Gedanken daran erstarren oder Schweißausbrüche und Panikattacken bekommen?

Ist es angeboren oder anerzogen? Ist es archaisch, kulturell, historisch begründet? Gehört es zum Menschsein und der Entwicklung dazu?

Warum haben vor allem intelligente, begabte und gebildete Menschen diese Hemmungen? Warum sind Mädchen und Frauen deutlich häufiger betroffen?

Tatsache ist: Diese betroffenen Frauen halten oft den Mund, wo sie ihn aufmachen müssten, sie vermeiden die Öffentlichkeit, das Rampenlicht und den großen Erfolg, verzichten aus falscher Bescheidenheit auf Anerkennung, obwohl sie sich oft so danach sehnen.

Sie zweifeln zuerst massiv an sich und dann erst – wenn überhaupt – an den Umständen oder ihrem Umfeld. Es ist eine Mischung aus Hemmung, Verletzung, Scham, extrem hohen Ansprüchen und Angst, die sie blockiert. Sie breiten den Schleier zwischen sich und der Welt selbst aus, bis sie vergessen haben, wer sie sind.

Der Grad zur Depression ist schmal. Wenn ich vieles aus Angst nicht zeige und tue, immer mehr von mir selbst unterdrücke, macht das irgendwann traurig, mutlos, schwer und freudlos. Es ist wie ein schwerer Verlust: Der Verlust eines wesentlichen Teils von sich. Die Enttäuschung über sich selbst ist massiv und kann autoaggressive Züge annehmen. Es lässt sich auch leicht vorstellen, wie schnell so etwas in die Erschöpfung gehen kann.

Die Klugen denken 23 mögliche Schwierigkeiten und Probleme voraus, ein Fluch ist das.

Natürlich ist auch die Gefahr für Süchte und Abhängigkeiten latent vorhanden: Die Möglichkeit der Ablenkung, des »Nicht-Spürens« durch Sport, Arbeits- oder Shoppingsucht, Alkohol, Kaffee, Cola, Schokolade und vieles mehr ist natürlich verlockend.

Es gibt zwei Arten von Zweifeln:
Der Zweifel über das eigene Tun und über das Sein.

Meist vermischen diese sich miteinander und es wird vor allem dann zu einem Problem, wenn einem der Unterschied nicht bewusst ist und Gedanken und Gefühle sich nebulös vermengen.

Der Zweifel über das Sein ist wesentlich schmerzhafter und lässt keine Kritik mehr zu, macht sie unerträglich, und es gibt ein starkes Verlangen nach Liebe, Anerkennung und Wertschätzung. Denn dieser Zweifel ist existenziell. Dies kann zu einer Arbeitssucht oder missionarischem Eifer führen, die irgendwann in die Erschöpfung führen, denn es ist gefühlt »nie genug«.

Zweifel über das Tun sind besser kompensierbar und wesentlich leichter zu handhaben. Das Tun ist emotional weiter entfernt als das

Sein. Zwischen meinen Handlungen und mir ist noch eine schützende Distanz, nicht aber zwischen mir und meinem Selbst.

Und Achtung: Man kann sagen, der Zweifel ist eine Form des inneren Widerstands. Manchmal maskiert er sich auch und manifestiert sich in äußeren Widerständen, Chaos oder ständigem Misslingen. Dann kann es wertvoll sein, innezuhalten und nach inneren Widerständen oder Zweifeln zu suchen.

Der Zweifel ist ein Mangelgefühl. Oberflächlich betrachtet scheint es um einen Mangel an Selbstbewusstsein zu gehen: Ich kann nicht genug, weiß nicht genug, bin nicht souverän genug und Ähnliches.

Er entsteht vor allem durch Vergleich und durch einen Mangel an Feedback. Die meisten Menschen bekommen einfach zu wenig Rückmeldung über ihr Potenzial und sind dadurch tief verunsichert.

Steigt man tiefer in das Thema ein, wird deutlich: Es ist ein Mangel an Sicherheit. Wir fühlen uns nicht sicher genug, wir selbst zu sein.

Wir alle loten von Geburt an aus, mit welchem Verhalten wir am meisten Zustimmung, Geborgenheit, Liebe und Dazugehörigkeit bekommen, wir sind alle auf der Suche nach Anerkennung und Liebe. Und das ist nichts, dessen wir uns schämen müssten. Es macht das Menschsein aus.

Interessant sind die jeweils unterschiedlichen Kompensationsmechanismen und Überlebensstrategien und ob wir sie wirklich noch in dem Maße brauchen oder ob wir mutig genug sind, uns jetzt mit Bewusstheit von ihnen zu trennen.

Es gibt dabei hauptsächlich zwei Kategorien von Kompensation: Die aktive bis aggressive Seite der Anstrengung, der Leistung, des Erfolgs, des Ehrgeizes, Perfektionismus, Kampfes und des Funktionierens. Hier gesellt sich eventuell auch die Sucht oder zumindest Stimulanzien dazu: Alkohol, Zucker, Zigaretten, Medikamente, Drogen aller Art. Und wir haben die eher passive Seite der Vermeidung: Ausweichen, Flucht, Verstecken, Verleugnen.

Wozu gehörst du?

Wir haben dabei zwei Herzen in unserer Brust, was es so schwierig macht: Zum einen drängt es uns nach Ausdruck, Wachstum, Austausch, Entwicklung. Wir wollen etwas bewirken, bewegen, berühren, erschaffen. Andererseits wollen wir irgendwo dazugehören, geliebt werden, anerkannt werden. Wir haben Angst vor Tabus, Moral, Konflikten, Kritik, Belehrung, Spott.

Wir fürchten unsere Scham, den Neid der anderen, unsere Grenzen, unsere Kleinheit, aber auch unsere Größe. Mal überwiegt die eine Seite, mal die andere. Das halte ich für normal und okay.

Problematisch wird es aber, wenn die unterdrückende, gehemmte und ängstliche Seite in uns Überhand gewinnt und wir uns opfern: Dann verzichten wir auf unser Potenzial, unser Licht und unsere Bestimmung zugunsten der »alten Ordnung«, der Tradition oder der Harmonie.

Und auch das ist ein Drama!

Wir werden in der Regel dazu erzogen, ja nicht aufzufallen, keine Schwierigkeiten zu machen und uns möglichst gut anzupassen. Und es wird uns ständig erzählt, dass jetzt »der Ernst des Lebens beginne«. Ich habe es zur Einschulung gehört, auf der weiterführenden Schule, zur Konfirmation, in der Ausbildung, bei Berufsbeginn. Und ich war jedes Mal schockiert, vor allem als Kind. Ich habe das nämlich nicht so gesehen. Ich wollte mich doch ausprobieren, Neues entdecken und lernen. Für mich klang das nach Abenteuer und nicht nach Ernst. Aber ich habe mich angepasst und wurde ernst, so ernst, dass mir der Spaß am Leben irgendwann völlig abhandengekommen war. Ich suchte mir etwas anderes und fand den Ehrgeiz.

Das hat lange gut funktioniert. Ich hatte das vergessen mit dem Abenteuer und dem Spaß. Ich hatte eine neue Aufgabe: immer die

Beste sein. Die Schönste war ich nämlich nicht, aber ich konnte die Beste oder Schnellste werden.

Wenn ich darüber nachdenke, wann der Wendepunkt war, würde ich sagen: beim Wechsel auf das Gymnasium. Und das erlebe ich heute mit den Kindern in der Praxis auch so: Dann fangen die Kopf- und Bauchschmerzen an, die Schlafstörungen, Albträume. Einige Kinder nässen sogar wieder ein.

Dieses Muster der Anpassung führen wir später automatisch weiter fort. Dadurch verpassen wir unsere eigene Persönlichkeit, unsere eigene Identität und Individualität. Es gibt ein paar Ausnahmen: die Ausreißer, Auswanderer, Revoluzzer. Auf die war ich immer neidisch. Ich war nicht mutig genug.

Ich möchte in diesem Buch daher nicht nur den Zweifel untersuchen, sondern vor allem auch den Blick auf das Potenzial schärfen. Die Zweiflerin beobachtet nämlich ständig, was sie im Vergleich zu anderen alles nicht kann, und ist sich meistens ihres eigenen Potenzials überhaupt nicht bewusst. Das kann sich schnell verändern, wenn sie lernt, eine Beobachterin ihrer eigenen Möglichkeiten zu werden, den vollen Fokus auf ihre Fähigkeiten zu richten.

Und ich möchte die Frage aufwerfen: Was ist eigentlich Potenzial bzw. was könnte es alles sein? Sind Zurückhaltung, Ehrgeiz, Anpassungsfähigkeit oder Empfindsamkeit Gaben oder Probleme? Möchten wir diese Charakterzüge stärken oder verändern? Beides ist möglich.

Auswirkungen des Zweifels

Wer nicht in diese Welt zu passen scheint,
ist nahe dran, sich selbst zu finden.

Hermann Hesse

Tatsache ist: Männer haben deutlich mehr Führungspositionen, mehr Macht, mehr Gehalt, immer noch.

Ein paar Beispiele: 2018 waren 51,1 Prozent aller Hochschulabsolvent*innen Frauen.[13] Aber nur knapp jede dritte Professur in Deutschland ist mit einer Frau besetzt (Zahlen von 2018).[14]

Im aktuellen Bundestag ist der Frauenanteil so gering wie zuletzt vor 19 Jahren (Juli 2019: 31,2 Prozent).[15] Damit liegt Deutschland auf Platz 17, Schweden mit einem Frauenanteil von 47 Prozent auf Platz 1.[16]

Frauen verdienen heute in Deutschland durchschnittlich 20 Prozent weniger als Männer. Das nennt man »Gender Pay Gap«, und es hat sich seit mindestens 25 Jahren nicht verändert.[17]

Sie sind wesentlich stärker von Altersarmut und sexualisierter Gewalt bedroht.

Nur 12 Prozent aller Staats- und Regierungsoberhäupter sind Frauen.[18]

Die deutsch-amerikanische Sozialreformerin Alice Salomon schrieb schon 1906 (!) ihre Doktorarbeit in Philosophie mit dem Thema »Ursachen der ungleichen Entlohnung von Männer- und Frauenarbeit.«[19]

Unglaublich, oder? Die Mühlen der Politik mahlen langsam ... Und wo sind in all den Krisen, die wir erleben, die Frauen, die Expertinnen?

Der Nobelpreis ging 52-mal an Frauen, 787-mal an Männer, der Wirtschaftspreis an 82 Männer und zwei Frauen.[20] Andersherum sind Frauen viel stärker in sozialen Bereichen und Berufen, unterirdisch schlecht bezahlt, zu finden: zu über 70 Prozent im Lebensmittel-Einzelhandel, bei Sozialversicherungen und Krankenhäusern, in Kindergärten und Vorschulen sogar zu über 90 Prozent.[21]

Ich lese bezüglich der Geschlechtsunterschiede auch immer wieder spannende Sachen, zum Beispiel: »Männer interpretieren das Schweigen ihrer Zuhörer in der Regel als Zustimmung, Frauen fast immer als Kritik oder sogar Abwertung«

Das war für mich als Zweiflerin doch tatsächlich eine neue Erkenntnis, dass man Schweigen als Zustimmung verstehen kann. Aber ich bin froh über diese neue Erkenntnis! Oder: »Männer bewerben sich auf eine Stellenausschreibung schon, wenn nur ein Drittel ihrer Qualifikationen mit den Anforderungen übereinstimmt. Frauen bewerben sich meist erst bei einer Übereinstimmung von mindestens 80 Prozent.«

Genaue Zahlen und Quellenangaben weiß ich leider nicht, aber ich glaube das sofort.

Bei uns zu Hause läuft ein Gespräch dann so ab: Mein Mann: »Schatz(!), da ist eine Stellenausschreibung für dich drin.«

Ich: »Wieso?«

Mein Mann liest mir die Annonce vor.

Ich: »Aber ich kann doch das ... und das ... und das ... nicht.«

Mein Mann runzelt die Stirn, schaut mich ungläubig an und versucht, mich davon zu überzeugen, dass meine Qualifikationen sicher ausreichen.

(Ich könnte meine Wohnung mit all meinen Zertifikaten tapezieren.) Bisher war er da allerdings erfolglos. Ich glaube ihm einfach nicht.

Wir müssen uns jetzt aber nicht gleich wieder Druck machen, dass wir konstant präsent sein müssen: Wir Frauen sind zyklische Wesen wie die Mondin: Rückzug zum »Sammeln«, Ruhen und Finden und erneutes Auftauchen ist etwas Urweibliches.
Heute gibt es diesen Rückzug nicht mal mehr zur Menstruation: Sport und Leistung immer und überall.

Damit entfernen wir uns immer mehr von unserer ursprünglichen Natur und unserem Rhythmus und leiden unter den Konsequenzen: Schmerzen, Erschöpfung, Krankheiten.

Praxiserlebnisse

»Das Problem der Welt ist, dass die intelligenten Menschen voller Zweifel und die Dummen voller Selbstvertrauen sind.«

Charles Bukowski
Schriftsteller, 1920–1994

Praxisalltag

Ich habe in der Praxis Mädchen und Frauen aller Altersklassen. Wenn ich frage »Warum glaubst du, in der Schule so gut sein zu müssen? Warum glaubst du, dass du Abitur/einen guten Abschluss/ein Studium brauchst?«

Dann bekomme ich von 13-Jährigen (!) Antworten wie »damit ich später eine Familie ernähren kann.« Oder »Ich habe Angst, dass ich meinen Lebensstandard, den ich gewohnt bin, nicht halten kann.« »Meine Freundinnen sagen, dass ich sonst keinen guten Job bekomme.«

Angekommen in der Leistungsgesellschaft! Da läuft es mir kalt den Rücken runter! Mit 13? Da habe ich mit Playmobil gespielt und Murmeln, bin auf Bäume geklettert oder war unglücklich und heimlich verliebt.

Da habe ich nicht einen einzigen Gedanken an meinen Lebensstandard oder meine berufliche Zukunft verschwendet, obwohl ich auch sehr ehrgeizig war. Aber es ging immer nur um den Moment, um das Gewinnen oder Erobern, noch nicht um die Zukunft.

Und wie kommen sie darauf, dass sie alleine eine Familie ernähren müssen? Mich erschreckt das.

Schülerinnen und Studentinnen habe chronische Kopfschmerzen, Migräne, Verspannungen wie ein 50-jähriger Bauunternehmer oder eine Schulleiterin, die seit 20 Jahren im Dienst ist. Einschlaf- und Durchschlafstörungen, Angststörungen, »Innere Kündigung«, Verdauungsbeschwerden, Menstruationsstörungen und Autoimmunkrankheiten sind die Norm.

Fast alle haben Glaubenssätze wie: »Das schaffe ich nicht.«, »Ich bin nicht gut genug.«, »Mir ist das alles zu viel.«, »Ich muss durchhalten.«, »Ich muss funktionieren.« Sie haben Ängste vor der Zukunft, vor Ausfall wegen Krankheiten, vor Prüfungen, vor Versagen, nicht dazuzugehören. Sie haben Angst, bewertet und verurteilt zu werden.

Sie zweifeln, sie grübeln, sie analysieren und versuchen zu kontrollieren, um dieser Angst zu entgehen. Und sie sind unglaublich klug, mitfühlend und verletzlich, manchmal erschreckend weise:

»Wer mich nicht nehmen kann, wie ich bin, und nicht akzeptiert, was ich sage und denke und wen ich liebe, der ist meiner Liebe nicht würdig.« Diesen (von ihr selbst ausgedachten) Satz hörte ich kürzlich von einer 15-Jährigen nach etwa einem Jahr Behandlungszeit. Selbstständige haben Existenzangst; Lehrerinnen, dass sie den diversen Ansprüchen von Eltern, Schülern und Kollegen oder Vorgesetzten nicht gerecht werden.

»Ich darf nicht ausfallen.«, »Ich darf nicht krank werden.«, »Ich darf meinen Kolleginnen nicht zur Last fallen.« sind hier die inneren Programme.

Viele Menschen gehen aus Angst viel zu häufig krank zur Arbeit. Dabei ist diese Angst häufig gar nicht berechtigt. Sie spielt sich im Kopf ab.

40-Jährige sprechen schon sehnsüchtig von der Rente. Unter die-

sen Bedingungen sind wir weder gesund noch kreativ oder leistungsfähig und glücklich schon mal gar nicht.
Menschen hungern nach Anerkennung, Wertschätzung, Feedback. Sie möchten gehört und gesehen und geachtet werden. Und ich finde, zu Recht!

Dr. Gerald Hüther[22] kritisiert unser Bildungs- und Arbeitssystem schon lange. Es ist nicht gehirngerecht.

Man hat früher wirklich geglaubt, dass der Mensch im Wettbewerb und unter Druck bessere Leistungen erzielt. Und das stimmt auch kurzfristig, wie bei einem 100-m-Lauf, einer kleinen Gedächtnis-Challenge oder einem kleinen Projekt, aber nicht dauerhaft.

Dann ist das System dauerhaft im Flucht-, Kampf- oder Vermeidungsmodus. Dann müssen wir uns ständig bewegen oder ablenken, um die ganzen Stresshormone wieder abzubauen. Oder Alkohol trinken, Schokolade essen, Medikamente nehmen.

Dringend nötige Erholungsphasen gibt es nicht mehr.

Früher dachte ich, dass diese Phänomene der Angst und des Drucks typisch deutsch seien. Mittlerweile weiß ich aus vielen Online-Programmen, an denen ich teilgenommen habe, dass Selbstzweifel und die massive Angst, sich und sein Können authentisch zu offenbaren, weltweit verbreitete Themen sind.

Mögliche Ursachen für Selbstzweifel und Selbsthemmung

> *»Freiheit ist immer die Freiheit der Andersdenkenden, sich zu äußern.«*
>
> *Rosa Luxemburg*

Wie entstehen Selbstzweifel und Selbsthemmung?

Der Zweifel, die Angst und die Hemmung sind ein Steckenbleiben in der Vergangenheit. Sie rühren immer aus negativen Erfahrungen, oft aus einem echten Trauma her.

Je häufiger oder heftiger die Erfahrungen, desto größer der Zweifel. Es kann eine ganz schmerzhafte oder schamhafte Erfahrung sein oder viele kleine, die latent, aber ständig am Selbstwert- oder Sicherheitsgefühl gekratzt haben.

Die Ursachen sind sehr vielfältig und komplex und würden den Rahmen dieses Buches sprengen. Mehr dazu erfährst du bei den einzelnen homöopathischen Mittelbildern. Ich empfehle außerdem die Lektüre von Wolfgang Schmidbauers und Gerald Hüthers Büchern.

Wichtig zu erkennen: Was ist echt und was ist die Rolle, die wir spielen? Eine Maske, die man nicht trägt, kann man nicht verlieren. Zum Verständnis: Unser Gehirn ist eine »Problemlösungsmaschine«; es ist ein altes Erbe, dass unsere Sinne Ausschau nach Ge-

fahr halten. Das Gehirn ist wie ein Magnet für Negatives und wie Teflon für Positives: Negatives haftet an, Positives perlt ab. Dies ist ein natürlicher Überlebensmechanismus. »Wo ist der Feind? Wo ist eine mögliche Gefahr?«
Wir müssen regelrecht lernen, das Positive zu sehen, wahrzunehmen und zu bewahren. Uns selbst zu beobachten, OHNE zu bewerten, ist dabei der Schlüssel zum Glück.

Auf einige wichtige Aspekte möchte ich dabei hinweisen:

Negative (historische) Erfahrungen
Leider haben wir reichlich traumatisierende Erfahrungen aus der Geschichte, was eine freie Entfaltung und Meinungsäußerung angeht: die Kaiserzeit, den Nationalsozialismus, die DDR. Die Sanktionen reichten von Benachteiligung und Ausgrenzung über Folter bis zum Tod.

Heute erleben wir das als »Shitstorm« und öffentliches Mobbing in den sozialen Medien.

Übernahme aus vorherigen Generationen
Das nennt man »transgenerationale Traumatisierung«. Freud nannte es »Gefühlserbschaft«. Das bedeutet, dass Kinder emotionale Lasten von ihren Eltern oder Großeltern übernehmen. Man weiß heute, dass ungeheilte Gefühle, Gedanken, Glaubenssätze, traumatische Erfahrungen, Vorlieben und Verhaltensmuster aus anderen Generationen weitergegeben werden können. Es wird vererbt oder auch imitiert:

Diese Imitation nennt man Identifizierungsprozess und sie formt unser Verhalten im späteren Leben:[23] Das Kind übernimmt dabei die Werte der Erwachsenen des sozialen Umfelds und integriert sie als eigene.

Vor allem die Erziehung der 50er- und 60er-Jahre wirkt in den Betroffenen noch nach, die sogenannte »geprügelte Generation«:

Kinder hatten keine eigene Meinung zu haben, sie sollten sich benehmen und funktionieren. Züchtigung war legitim und vieles wurde unter den Teppich gekehrt.

»Die deutsche Mutter und ihr erstes Kind« aus der NS-Zeit von Johanna Haarer wurde noch lange danach stark verkauft und angewandt. Dieses »Erziehungsbuch« ist aus heutiger Sicht einfach nur gruselig, aber ich habe in meiner Praxis genug Menschen, die nach diesen Grundsätzen erzogen wurden. Jeglicher Ausdruck und Identitätsgefühle wurden damit sofort im Keim erstickt. Darüber wird in der Regel nicht gesprochen, aber kommt es einmal dazu, merkt man sofort, mit welcher Wucht und welchem Schmerz das in diesen Menschen noch nachwirkt.

Jede und jeder hat dazu eine bewegende Geschichte. Jede Nation und jede Generation hat ihre eigene Geschichte. Das soll Betroffene nicht dazu verführen, die Verantwortung an die Erziehungspersonen abzugeben und Eltern, Lehrer und Erzieher in Krisen zu stürzen. Aber wir können vielleicht endlich aus dem vorhandenen Wissen schöpfen und es in Zukunft besser machen.

Verletzter Exhibitionismus

Der Zweifel an uns selbst entsteht durch Verletzung: der Würde, der Gefühle, des Vertrauens und des Ausdrucks.

Wolfgang Schmidbauer nennt das »verletzten Exhibitionismus«. Diese Erklärung ist so wichtig, genau und verständlich, dass ich wörtlich zitiere: »Exhibitionismus ist ein Entwicklungsvitamin. Das Kind zeigt seine Fähigkeiten und wird durch Beachtung angespornt, weiter zu üben, sich zu vervollkommnen. Zu wenig Aufmerksamkeit hemmt den Exhibitionismus. Wenn dem Kind vermittelt wird, dass es stört, fürchtet es exhibitionistische Wünsche und beginnt sich ihrer zu schämen. Es unterdrückt eigene Geltungswünsche und kanalisiert seine Aggressionen in das Aufspüren und Tadeln von unbescheidenen Personen.

Ein irrationaler, von Ängsten bis hin zur Panik bestimmter Umgang mit exhibitionistischen Bedürfnissen ist ein Signal für eine traumatisierte Begabung. Die Betroffenen sind fast immer in genau dieser Situation verletzt worden. Dadurch wurde der Regelkreis gestört, der Begabung durch Beifall fördert [...] In der Konsumgesellschaft gehört Reklame zum Geschäft. Wer Mühe mit der Eigenwerbung hat, weil seine frühen Prägungen auf ihre Unterdrückung hinauslaufen, muss den Exhibitionismus wieder lernen.«[24]

Für mich ist diese Erklärung der zentrale Ansatzpunkt für den Selbstzweifel und die Scham.

Besonders prägend ist die Zeit bis zum 7. Lebensjahr. In dieser Zeit lernt ein Kind, ob es willkommen ist, ob Liebe an Bedingungen geknüpft ist, unter welchen Zuständen ihm Zugehörigkeit gewährt wird und ob und wie es eine eigene Persönlichkeit entwickeln darf.

Interessant ist noch der Aspekt der Sexualität. Schmidbauer berichtet, dass Freud die Sexualität als Zentrum des Lebens verstand, dessen Erforschung Neugierde und Fantasie anregt. So verkrampft und verschämt, wie wir immer noch mit Sexualität umgehen, muss es mit Fantasie, Neugierde und Erkundung wirklich düster aussehen. Kaum ein Kind wird hierin unterstützt oder ermutigt, sich selbst spielerisch und mit Freude zu erforschen oder gar auszudrücken.

Schmidbauer bezeichnet Exhibitionismus als die »Frühblüte einer kindlichen Erotik«, in der die Kinder zeigen wollen, wie klug, schön oder begabt sie sind. Sie in diesem heiklen Moment zu hemmen oder zu beschämen, hat dramatische Folgen.

Irgendwann entwickelt sich ein echtes »Tabu zur Zeigelust« und die Kinder halten mehr und mehr von sich zurück. Bleib entspannt und freue dich, wenn dein Kind ihren/seinen Körper erforscht.

Eltern, die selbst in ihrem Exhibitionismus traumatisiert wurden, werden peinlich darauf achten, dass ihre Kinder ja nicht auffallen, um sie vermeintlich zu schützen. In Wirklichkeit geben sie damit genau diese Hemmung der authentischen Selbstdarstellung weiter.

Nun müssen wir natürlich andererseits aufpassen, dass wir mit dem Beifall nicht übertreiben und lauter Diven großziehen, die ständig im Rampenlicht stehen müssen. Wir müssen die Balance finden und Kindern auch beibringen, wie viel Freude es macht, andere zu unterstützen.

Wir können jungen Menschen zeigen, dass sie wertvoll und einzigartig sind. Und dass Liebe, Würde, Respekt und Zugehörigkeit bedingungslos sind und nicht verdient werden müssen. Ihr Wert für die Gesellschaft hängt nicht von ihren Leistungen und Erfolgen ab.

Ich erlebe häufig, dass Eltern Ängste um ihre (teils erwachsenen!) Kinder haben, weil sie ihnen letztendlich das Überwinden irgendeiner Krise, Herausforderung oder Konfrontation nicht zutrauen. Aber das sind meist die eigenen Ängste, die eigenen Zweifel und die eigene Hemmung. Da muss man sehr vorsichtig sein, diese nicht zu übertragen, und die eigenen »Baustellen« klären. Wer gar nicht oder zu viel auf sein Kind schaut, hat in der Regel selbst ungeheilte Wunden. Andererseits gibt es für einen Menschen, der sich »aus seinem Milieu« heraus entwickelt, einen inneren Konflikt. Das Alte ist fremd, nicht mehr passend, das Neue noch nicht selbstverständlich und sicher. Wo gibt es jetzt die Zugehörigkeit und Sicherheit?

»Wer mehr als jeder andere in der Familie verdient, weiter gereist ist, mehr Sprachen beherrscht, findet sich in einer für sein Selbstgefühl kritischen Situation wieder.«[25]

Ausbildung

Gerald Hüther kritisiert zu Recht wieder und wieder, dass wir immer noch in Schule, Ausbildung und Studium »Roboter« ausbilden, die auswendig lernen, konsumieren, vergleichen, Fehler vermeiden, in Konkurrenz zueinander und unter Druck stehen – anstatt Menschen zu selbst denkenden, kritischen, neugierigen, sich erprobenden Mädchen und Jungen zu erziehen.

Wie viel tun wir dafür, Menschen darin zu unterstützen, eine eigene Persönlichkeit zu werden? Wie gehen wir mit klugen Kindern und klugen Fragen um?

»Ein Kind, das seinen Eltern geistig überlegen ist, wird in der Regel dumm gemacht. Seine Einfälle gelten als lächerlich, seine Vorschläge werden als Spinnerei abgetan. Wenn das Kind seine Intelligenz einsetzt [...] wird es als altklug oder vorlaut abgewertet [...] Wer Macht hat, nutzt sie dazu, Wettbewerb auf Gebiete zu verlagern, wo ihm der Sieg gewiss ist. Die Eltern haben Lebenserfahrung, also sind ihre Einfälle gültig und erprobt.«[26]

»Das Kind wird sich schon noch anpassen.« Ein kluges Kind wird das nicht tun, ein verängstigtes schon!

Die Ideen und Anregungen von Hüther werden leider im Bildungswesen noch nicht umgesetzt. Veränderungen beschränken sich auf das Engagement einzelner.

Gesellschaft

Ein aufwachsendes Kind ist natürlich auch beeinflusst von den Werten der Gesellschaft. Bei uns sind es hauptsächlich Fleiß, Erfolg, materielle Werte wie Geld und Besitz, Macht, Anpassung oder »aufopferndes« Engagement für andere. Gerade in Deutschland leben wir aber gleichzeitig in einer »Kultur der Bescheidenheit«. Daher nehmen wir uns oft aus Höflichkeit und Respekt oder Angst zurück:

»Wer schneller ist als andere, mehr leistet, originellere Einfälle hat, muss damit rechnen, dass er beschämt und entwertet wird, wenn er nicht sorgfältig darauf achtet, in welchen Machtstrukturen er sich bewegt. Jede Intelligenz, die nicht in der von einem Erzieher gewünschten Richtung wirkt, weckt den Impuls, ihren Träger zurechtzustutzen, ihn kleiner zu machen und zu beschämen. Das gilt in Schulklassen genauso wie im Lehrerkollegium, für den Ordinarius gegenüber seinen Assistenten, für den Vereinsvorstand gegenüber den Mitgliedern, für den Richter gegenüber den Anwälten, für den Arzt gegenüber seinen Patienten.«[27]

Das Beste zum Schluss

Nun das Positive: Wenn Zweifel in erster Linie das Ergebnis von Erfahrungen und Prägungen aus der Vergangenheit sind, können wir sie auch jederzeit wieder entlassen.

Dies ist ein Heilungs- und Bewusstseinsprozess, um den es in diesem Buch gehen soll. Je mehr wir es schaffen, die Vergangenheit zu heilen, im Hier und Jetzt anzukommen und eine Vision unseres neuen Selbst zu entwerfen – wie wir sein WOLLEN –, desto weniger haften wir an der Vergangenheit.

Es ist eine reine Sache des Übens, des Praktizierens, des Meditierens, des Heilens und Wachsens. Du musst es nur leidenschaftlich wollen und du wirst es schaffen. Der Weg wird dich finden. Du wirst neue Erfahrungen machen, die dich wiederum motivieren.

Dafür musst du möglichst häufig den primitiven Stresszustand verlassen, in dem du im Kampf, auf der Flucht oder im Versteck bist.

Das ist der reine Überlebensmodus, in dem du einfach nur funktionierst. Wähle so häufig wie möglich Momente, Situationen, Orte, wo du im Zustand von Kreativität, Frieden, Ruhe, Freude oder Liebe bist. Hier entstehen Lösungen, Heilung, Wandlung.

Löse dich vom Vergleich und werde so häufig wie möglich von der Beurteilerin zur reinen Beobachterin. Vergiss nicht: Du bist klug. Du bist clever. Und du bist nicht allein.

Warum sind Frauen stärker betroffen?

»Leute mit Mut und Charakter sind den anderen Leuten immer sehr unheimlich.«

Hermann Hesse

Warum sind Frauen viel häufiger betroffen?

Ein Erklärungsversuch durch ein Eintauchen in die Geschichte: Wir leben seit Tausenden von Jahren in einem Patriarchat. Bei Wikipedia finden wir als Definition »ein System von sozialen Beziehungen, maßgebenden Werten, Normen und Verhaltensmustern, das von Vätern und Männern geprägt, kontrolliert und repräsentiert wird.«[28]

Das Matriarchat hatte ein völlig anderes Wertesystem, wie die Matriarchatsforscherin Heide Göttner-Abendroth festgestellt hat,[29] mit anderen ökonomischen, sozialen, politischen und weltanschaulichen Merkmalen.

Prägend war ein gesundes Verhältnis zum Begriff »Heimat«:

»Heimat ist die ganzheitliche Verbindung des Menschen mit seiner Lebenswelt, die ihm selbstverständlicher Lebenshintergrund und gleichzeitig Raum zur Entfaltung seiner Fähigkeiten und Bedürfnisse ist. Ein solcher Heimatbegriff setzt allerdings ein enges und vertrauensvolles Verhältnis des Menschen zu seinen Mitmenschen voraus – nur so kann er sein volles individuelles Potenzial entfalten und sich gleichzeitig in seiner Umwelt geborgen fühlen. Aus dem bisher Gesagten wird schon deutlich, dass dies nur im Matriarchat gegeben war [...].«[30]

Die amerikanische Therapeutin und Psychologin Anodea Judith formuliert unser Dilemma so: »Wir sind Scheidungskinder. Die Große Mutter, ein fundamentaler Archetyp der Psyche, wurde mindestens 25.000 Jahre als eine lebendige Gottheit während der Alt- und Neusteinzeit wertgeschätzt [...] in dem kollektiven Bewusstsein der westlichen Welt wurde sie lange vergessen [...] in ihrer Abwesenheit wurde der »Große Vater« der einzige Protagonist in unserer dominanten Mythologie. Er ist stark und mächtig, aber abwesend und ätherisch. [...] In unserem neuen Haushalt wurde die Mutter nicht diskutiert und vergessen.«[31]

Doch mit dem Beginn des Patriarchats, mit der Anbetung des einen, männlichen Gottes mussten Frauen um ihre Rechte kämpfen.

Alles, was für Männer selbstverständlich war, wie der Besuch von Sportstätten, Bädern und Veranstaltungen, öffentliches Leben, Bildung, Politik, freie Sexualität, Einkommen mussten Frauen sich im Laufe von Jahrtausenden, teils unter großer Gefahr, erobern. Schaut man sich die gesamte Geschichte der Frau an, verwundert es nicht, dass sie sich schwertut, sich selbstbewusst und frei zu zeigen und zu äußern.

Die griechische männlich dominierte Mythologie zum Beispiel ist heute in Kunst, Kultur, Literatur und Film allgegenwärtig und damit auch im Bewusstsein. Aber wer kennt schon die römischen »Feministinnen« Clodia oder Julia?

Während meiner Recherche in Paul Frischauers »Sittengeschichte der Welt«[32] werde ich immer empörter und fassungsloser und es wird klar, warum es so ist, wie es ist.

Ausnahmen gab es immer wieder, wie zum Beispiel die Amazonen im alten Griechenland: »Und die Überlieferung besagt, daß sie nicht die Arbeit in ihren Häusern verrichteten und die Kinder erzogen, sondern die Männer, die sie erwählt hatten, das Lager mit ihnen zu teilen und ihnen zu dienen. Solche den Lebensgewohnheiten der Achaier zutiefst widerstrebenden Bräuche durften der Nachwelt nicht als glorreich weitergegeben werden. Darum musste es sein, dass Achilleus und seine Krieger die Amazonen, die ihr eigenes Staatswesen hatten und Kriege führten wie Männer, im Kampf besiegten und ausrotteten.«[33]

Ich wäre definitiv eine Amazone gewesen!

Werfen wir mal einen Blick auf die soziale Stellung der Frau im Laufe der Menschheitsgeschichte. Während meiner Recherche wurde mir immer klarer, wie wichtig das noch für das Frauenbild heute ist. Daher widme ich diesem Thema ein ausführlicheres Kapitel als zunächst vorgesehen. Ich beginne mit

Adam und Eva

Die erste Unterteilung in Gut und Böse kennen wir aus dem Alten Testament: Eva lässt sich zur verbotenen Frucht anstiften und ist damit die Sündige. Sie verführt Adam und nicht umgekehrt oder im Einvernehmen. Diese Überlieferung prägte ab da die soziale Stellung der Frau.[34]

Im alten Ägypten hingegen finden wir aus Frauensicht Erfreuliches. Dort gab es echte Gleichberechtigung und Wertschätzung:

Die Frauen nahmen am öffentlichen Leben teil, aßen und tranken mit den Männern, betrieben Gewerbe, konnten sich frei bewegen, standen den Haushalten vor, hatten Eigentumsrechte in ihren Namen und konnten ihr Vermögen an ihre Töchter vererben.

In Griechenland (außerhalb Spartas) waren die Frauen wiederum benachteiligt: »Frauen waren auch nicht fähig, Verse zu schmieden oder Rätsel zu lösen. Woher sollten sie es auch können – sie hatten ja keinerlei Bildung genossen.«[35]

»Sie blieben ausgeschlossen aus dem alltäglichen Leben der Männer, das sich auf der Agora, dem Marktplatz Athens abspielte und in den Gymnasien, den Badeanstalten, die gleichzeitig Sporthallen waren.«[36]

Die Römerinnen dagegen hatten sich in den Kriegszeiten immer mehr Rechte gesichert. So durften sie zum Beispiel frei über ihre Mitgift verfügen.[37]

Sie verlangten das Recht, die Kleider zu tragen, die ihnen gefielen, und sich zu schmücken, wie es ihnen passte. Sie eroberten sich so viel Freiheiten, dass ein Senator anordnete, sämtliche Rechtssatzungen durchzugehen, »mit denen unsere Vorfahren ihre Ausgelassenheit verhindern und sie den Männern unterwerfen wollten [...] Wenn ihr ihnen gestattet, daß sie erst an diesem und jenen rütteln, es den Männern entwinden [...] glaubt ihr, daß ihr euch dann noch ihrer werdet erwehren können? In dem Augenblick, in dem sie anfangen, euch gleich zu sein, werden sie eure Oberen sein!«[38]

Eine Vorreiterin für echte Emanzipation war Clodia (fast eine Namensvetterin von mir, welch ein Zufall):

»[...] wollte nur erwirken, daß die Frauen innerhalb der Familien gleichgestellt würden, nach Belieben leben und lieben und sich nach Belieben scheiden lassen könnten wie die Männer. Da Clodia als Frau keine Möglichkeit hatte, einen Gesetzesantrag einzubringen, wirkte sie durch ihr Beispiel.«[39] Sie benahm sich einfach wie die Männer.

»Sie war nicht die einzige, die sich damit brüstete, die gleiche Bildung genossen zu haben wie die Männer, die sie doch als minderwertig betrachteten, da sie eben Frauen waren. Clodia wollte, wie zahlreiche andere Geschlechtsgenossinnen, mit dem Vorurteil aufräumen, daß Männer mehr gelten müßten als Frauen.«[40]

Wegweisend für die Stellung und Achtung der Frau war dann **das Christentum**.

Für das Verständnis halte ich es für wichtig, hier ausführlich zu zitieren. Petrus hat zunächst festgelegt: »Desgleichen sollen die Frauen ihren Männern Untertan sein [...] Desgleichen ihr Männer wohnet Ihnen mit Vernunft bei und gebet dem Weiblichen als dem schwächeren Werkzeug seine Ehre [...]«[41]

Dennoch war spätestens seit Evas Sündenfall klar: »Die Frau, noch vor ihrer Erschaffung von Gott als ›Gehilfin des Mannes‹, als ein ihm untergeordnetes Lebewesen gekennzeichnet, sollte sich der ihr zugeordneten Stellung bewusst sein und fügen, nicht nur im täglichen Leben, auch im Gottesdienst. Die Christin sollte sich durch züchtige Unterwerfung unter den Willen ihres Mannes und durch bescheidene Zurückgezogenheit gegenüber allen anderen Männern auszeichnen [...]«[42]

Apostel Paulus formulierte ganz klar und deutlich: »Der Mann aber soll das Haupt nicht bedecken, er ist Gottes Bild und Ehre; das Weib aber ist des Mannes Ehre. Denn der Mann ist nicht vom Weibe, sondern das Weib ist vom Manne. Und der Mann ist nicht geschaffen um des Weibes Willen, sondern das Weib um des Mannes willen.«[43]

An dieser Stelle müssen wir spätestens einmal tief durchatmen.

Die Frauen haben es ängstlich hingenommen. Sie waren es gewohnt, in Abhängigkeit zu leben, Sklavinnen ohne persönliche Rechte zu sein, gesellschaftliche Erniedrigung und Geringschätzung der Männer zu erleben, eben Menschen zweiter Klasse zu sein.

Aber die Aussicht auf das Gottesreich, das ewige Leben war so verlockend, dass nur wenige zu einem offenen, aussichtslosen Widerstand bereit waren.[44]

Bis zum **Mittelalter** sollte sich dieses Bild noch verfinstern.

Es wurde nicht nur angezweifelt, ob »Weiber auch Menschen seien«, sondern die Frauen wurden »als Mittelsperson des Bösen«, also des Teufels schlechthin, bezeichnet. Sie galten als das »verdammte Geschlecht«, dessen »verruchte Aufgabe« es sei, die Menschheit zu verderben. Bestenfalls wurden sie ein notwendiges Übel geheißen, ein »begehrenswertes Unheil« oder ein »reizvoller Schädling, mit schöner Farbe bestrichen«.[45]

Die Araber

Mohammed war den Frauen gegenüber zwiegespalten.

Einerseits wusste er ihre Schönheit und Vorzüge durchaus zu genießen, andererseits war er ihnen gegenüber unsicher und behauptete, dass die meisten Frauen in die Hölle kommen würden und das »höchste Unglück der Menschen« seien.

Pferde und Kamele waren für die wandernden Beduinen deutlich wichtiger und wertvoller. Frauen waren quasi Sklavinnen, bestenfalls Genossinnen für die einsamen Nächte.

Hexen-Holocaust

Ich habe früher immer geglaubt, die Hexenverbrennungen waren so eine Art Mythos, eine Legende. Wirklich verstanden hatte ich das nicht. Und ich glaube, das geht vielen Menschen so.

Ich kann mich auch nicht erinnern, dass das Bestandteil des Geschichtsunterrichts gewesen wäre.

»Früher wärst du als Hexe verbrannt worden.« Dies ist ein Satz, den ich schon öfter gehört habe. Und ich bin sicher, dass er stimmt. Was oft so lässig daher gesagt wird, ist in Wirklichkeit eines der düstersten und unverständlichsten Kapitel in der Geschichte. Das wurde mir spätestens bei dem Besuch des Hexenmuseums in Penzlin (bei Waren an der Müritz) klar. Ein Besuch dort ist sehr interessant, wenn man es denn aushält. Wenn diese furchtbare Geschichte konkrete Namen und Bilder bekommt, läuft einem ein

Schauer nach dem anderen über den Rücken. Wie konnte so etwas möglich werden?

»Die Hexe ist eine Erbin Kassandras und eine typische Rolle der hochbegabten Frau, die – in ihrer Kreativität traumatisiert – nicht mehr mit Anerkennung rechnet und ihren bösen Blick auf die exhibitionistischen Blähungen der Männer richtet [...] Wie Kassandra wurden auch die Hexen gefürchtet oder gehasst, aber nicht verstanden.«[46]

Was war eigentlich eine Hexe?
Eine Hexe war eine »Hagsche« oder »Hagse«. Hag bedeutet Zaun, in dessen Innern ein rechtsfreier Raum lag, abgesondert von der Dorfgemeinschaft, wo die Heilkräuter besonders gut wuchsen und die Heilkundige ungestört sammeln, mixen und zubereiten konnte.

Sie lebte und arbeitete also im Verborgenen, was sie besonders geheimnisvoll machte. Sie beobachtete und verehrte die Natur, vollführte Tänze und Rituale, die auf matriarchalen Traditionen beruhten.

Hexen waren Heilerinnen, Weissagerinnen, Hebammen und Expertinnen für Empfängnisverhütung. Sie waren eine bedrohliche Konkurrenz für die Mächtigen, die Kirche und die damalige Medizin. Sie kannten und vermittelten die Geheimnisse sexueller Lust und Lebensbejahung und standen für weibliches Selbstbewusstsein.

Durch all das wurden sie zum Feindbild des Patriarchats schlechthin. Und diese Selbstbejahung wurde mit den Hexen zusammen vernichtet. Ihre systematische Ausrottung mit brutalster Folter und öffentlichen Hinrichtungen dauerte vom Ende des Mittelalters und hielt bis zur Aufklärung an. In ca. 300 Jahren wurden 50 000–500 000 (die Zahlen variieren in der Literatur sehr) Menschen in Europa verfolgt, vernichtet, verbrannt.

80 Prozent davon waren Frauen.

Der Hexenhammer von 1486 war das Manifest und Programm dazu.[47]

1775 wurde in Deutschland die letzte Hexe hingerichtet.

Wann wurde es denn nun endlich besser?

Dazu gehe ich in die Ausstellung »100 Jahre Frauenwahlrecht« in Frankfurt (2018/19).

Die Geschichte der Frauenbewegung beginnt in der Wilhelminischen Kaiserzeit (1888–1918), als die Frau rechtlich und sozial noch vom Mann komplett abhängig war.

Frauen begannen, sich weltweit zu Vereinen und Gruppierungen zusammenzuschließen und auf internationalen Konferenzen für bessere Bildung, Berufschancen, Gleichberechtigung, Selbstverwirklichung, das Ehe- und Wahlrecht, eine neue Sexualmoral und die Anerkennung der Hausarbeit zu kämpfen.

Kommen dir die Themen bekannt vor? Alles gerade wieder hochaktuell.

Mädchen aus bürgerlichen Familien fingen an zu studieren und sich für Berufe auszubilden, die bisher nur Männern zugänglich waren. Allerdings wurden sie mit Misstrauen und Spott bedacht und fanden selten eine ansprechende Stellung. Sie wurden immer noch als geistig minderwertig betrachtet.[48]

Der damals anerkannte Gelehrte Havelock Ellis schrieb noch in seinem Buch »Mann und Weib« diesen unglaublichen Satz: »Solange die Frauen sich durch primär sexuelle Charaktere und dadurch, dass sie empfangen und gebären, vom Mann unterscheiden, so lange werden sie ihm in den höchsten psychischen Prozessen niemals gleich sein.«[49]

Mit sehr viel Mut, Engagement und Cleverness haben die Frauenrechtlerinnen trotz all dieser Widerstände sehr viel erreicht, was uns heute selbstverständlich erscheint seit 1919 ist das Frauenwahlrecht: 37 Frauen wurden in die Weimarer Nationalversammlung gewählt und arbeiteten an der Verfassung mit.

(Die Franzosen ließen sich damit Zeit bis 1944, die Schweizer sogar bis 1971.) Australien war übrigens schon 1902 der erste Staat, der das Frauenwahlrecht einführte.

»Der wichtige Beitrag, den Frauen zu den Kriegsanstrengungen geleistet hatten, verlangte Anerkennung, weshalb sich die Einstellung zum Frauenwahlrecht änderte [...] Doch abgesehen vom Wahlrecht änderte sich am Status der Frauen in Ehe und Familie sowie am Arbeitsplatz wenig.«[50]

Beide Kriege und die Weltwirtschaftskrise Ende der 20er- bis 30er-Jahre bedeuteten einen gewaltigen Bruch in der Frauenbewegung. Die Frauen gehörten ins Haus und auf den Hof, sie sollten Ehefrauen, Mütter, Fürsorgerinnen und Pflegerinnen sein und nicht den Männern Arbeitsplätze wegnehmen oder Konkurrenz machen.

»In Deutschland zogen ›Doppelverdiener‹, als die Arbeitslosigkeit sprunghaft zunahm, in der Öffentlichkeit viel Kritik auf sich. Auch in Frankreich verstärkte die Rezession Vorurteile gegen Frauen [...] Als sich die Krise verschärfte, wurden viele Frauen gezwungen, ihren Arbeitsplatz aufzugeben, Karrieremöglichkeiten verschlossen sich, an den Universitäten waren sie nicht willkommen. Auf fast allen Ebenen wurden Frauen diskriminiert [...] Fanden Frauen Arbeit [...], dann wurden sie selbstverständlich schlechter bezahlt als Männer in vergleichbaren Positionen. Nur die skandinavischen Länder folgten dem allgemeinen europäischen Trend der zunehmenden Diskriminierung erwerbstätiger Frauen nicht.«[51]

Die Skandinavier waren und sind bis heute bei dem Thema Gleichberechtigung immer schon fortschrittlicher gewesen, die katholischen Länder deutlich schwächer. Zudem gab es einen starken Unterschied zwischen den Großstädten und der Provinz, wo die Entwicklung stark hinterherhing.

Erst mit Kriegsende ab 1945 stand die Gleichberechtigung in Mitteleuropa wieder im Fokus.

Weitere interessante Eckdaten sind:
1958: In der BRD dürfen verheiratete Frauen ohne Zustimmung ihres Mannes arbeiten, solange das mit ihren Pflichten als Ehefrau und Mutter vereinbar ist (das ist erst 60 Jahre her!!! Die komplette rechtliche Gleichstellung gibt es erst seit 1977). In der DDR war die Gleichstellung von Mann und Frau von ihrem Beginn an (1949) ein verfassungsmäßiges Ziel.

1960: Sri Lanka hat die erste frei gewählte Regierungschefin der Welt.

1962: Verheiratete Frauen dürfen ein eigenes Bankkonto eröffnen.

1972: Die Sozialdemokratin Annemarie Rengers ist die erste deutsche Bundestagspräsidentin.

1979: Margaret Thatcher ist die erste Frau Europas als Premierministerin.

1988–98 Rita Süssmuth ist die längste deutsche Bundestagspräsidentin.

2001: Frauen dürfen in den Militärdienst.

2005: Mit Angela Merkel haben wir die erste Bundeskanzlerin in Deutschland.

2013: Deutschland hat erstmals eine Frau an der Spitze des Verteidigungsministeriums.

Im folgenden Kapitel schauen wir uns Frauen an, die es geschafft haben, aus der üblichen Rolle ihres Zeitgeistes herauszutreten und die Zurückhaltung hinter sich zu lassen.

Ungewöhnliche Frauen der Geschichte

»Manche Männer bemühen sich lebenslang, das Wesen einer Frau zu verstehen. Andere befassen sich mit weniger schwierigen Dingen, z. B. der Relativitätstheorie.«

Albert Einstein

Mutige Frauen aus vier Jahrhunderten

Dieses Kapitel ist sehr bunt! Das ist Absicht. Während der Arbeit an diesem Buch erinnerte ich mich an ganz ungewöhnliche Frauen oder sie begegneten mir. Lassen wir uns durch diese Damen ein wenig inspirieren und ermutigen:

Auf der Suche nach starken Frauen lande ich zunächst in Weimar bei

Anna Amalia
»Doch der Keim für dieses liberale, humanistisch geprägte Klima wurde früher gelegt - nicht von ›großen Männern‹, sondern von einer ›starken Frau‹: Herzogin Anna Amalia von Weimar-Sachsen-Eisenach. 1756 nach Weimar vermählt, wurde sie schon zwei Jahre später 19-jährig zur Witwe und übernahm bis zur Volljährigkeit ihrer Söhne die Regentschaft – was sie zunächst als Bürde empfand: ›Ich fühlte meine Untüchtigkeit, und dennoch musste ich alles in mir selber finden. [...] In denen Jahren, wo sonst alles Blühet, war bei mir nur Nebel und Finsternis.‹«

Sie führte 16 Jahre die Regierungsgeschäfte, förderte Kultur und Musik und trieb die heute nach ihr benannte berühmte Bibliothek voran.[52]

Marie Curie

Sie war 1903 die erste Frau, die den Nobelpreis erhielt, 1911 sogar ein zweites Mal, einmal in der Kategorie Physik, einmal in Chemie.

1935 folgte sogar ihre Tochter, ebenfalls in Chemie. Marie und Irène Joliot-Curie sind bis heute das einzige Mutter-Tochter-Gespann unter den Nobelpreisträgern.

Marie Curie musste sich nach dem Tod ihres Mannes allein in einer Männerwelt durchsetzen. Sie zweifelte immer wieder daran, ob sie es alleine schaffen würde, und musste sich mit vielen Widerständen und Vorurteilen auseinandersetzen.

Doch ihr Talent, ihre Liebe zur Wissenschaft und ihr Durchhaltevermögen waren stärker.

Über ihr Leben gibt es einen schönen Film von Marie Noëlle mit Karolina Gruszka.

Gertrude Bell

Sie wurde bekannt als »Die Königin der Wüste«.[53]

Sie war eine Frau, die sich um die Jahrhundertwende zum 20. Jahrhundert unerschrocken in die Tiefen des Orients traute, mitten in die Wüste, verliebt in die arabische Welt. Sie hinterließ bleibenden Eindruck in dieser Männerwelt durch ihre Tapferkeit, Offenheit und ihr diplomatisches Geschick. Sie war immer bemüht um Kontakt zu den Stammesführern, furchtlos, höflich, vertrauend und selbstbewusst. Dadurch wurde sie einerseits zu einer verehrten »Tochter der Wüste« und andererseits zu einer gefragten und geschätzten Nahostexpertin.

Daher wurde sie auch später im Ersten Weltkrieg vom britischen Geheimdienst als Agentin angeworben und hatte großen Anteil an der Gründung des modernen Irak.

Sie beriet Churchill und den irakischen König Faisal.

Sie traute sich in Gegenden, in die sich bisher kaum Männer und keine Frau aus Europa vorher gewagt hatten. Sie ritt auf einem Herrensattel und hatte meist nur wenige Begleiter.

Frauen betraten ein Zelt oder Haus meist durch die »Frauenseite« - sie nicht. Wann immer möglich, nutzte sie den Haupteingang und bat stets um ein Treffen mit den Scheichs oder Stammesführern. Es trieb sie ihre Neugierde und Liebe für die orientalische Welt.

Sie war der »weibliche Lawrence von Arabien«, unterwegs als Reisende, Archäologin, Forscherin, Schriftstellerin und Fotografin.

Sie lernte schnell und mit Leidenschaft Persisch und Arabisch, die arabische Literatur und Kultur und kämpfte für die Unabhängigkeit der arabischen Länder.

1868 in eine wohlhabende britische Familie geboren, studierte sie Zeitgeschichte in Oxford, in der Regel begleitet von einer Anstandsdame, weil Frauen an den Universitäten noch sehr exotisch waren. Sie schloss ihr Studium als erste Frau mit der höchsten Auszeichnung ab, bekam allerdings keinen akademischen Grad, erst ab 1920 gab es in Oxford Gleichberechtigung in dieser Angelegenheit.

Sie sollte vermählt werden, war aber nicht interessiert an ihren Bewerbern und wollte die Welt kennenlernen. Nach ihren ersten Stationen Bukarest und Konstantinopel besuchte sie den Iran, reiste durch Europa und begegnete Botschaftern, Archäologen und politischen Führern auf ihrer sechsmonatigen Weltreise.

Sie wurde außerdem eine mutige und erfolgreiche Bergsteigerin. Kaum eine Frau hat es geschafft, dass ein Berg nach ihr benannt wurde, sie schon: die »Gertrudspitze« im Berner Oberland.

Sie gründete ein Museum mit 3000 gesammelten Kunstschätzen, hatte Anteil an der Entstehung des irakischen Nationalmuseums in Bagdad und verfasste zahlreiche Artikel und Bücher.

Ihre Übersetzungen des persischen Dichters Hafiz waren sehr geschätzt und hochwertig.

Die New York Times formulierte: »Die englischen Frauen sind sonderbar. Auf der einen Seite sind sie vermutlich die größten Sklavinnen der Konventionalität. Wenn sie aber einmal damit gebrochen haben, dann richtig, so als wollten sie sich rächen.«

(Das gefällt mir und klingt nach der Beschreibung einer »Sepia-Frau«.)

Warum sie gegen das Frauenwahlrecht kämpfte, ist mir allerdings schleierhaft und will so gar nicht ins Bild passen.

Sie beendete ihr Leben am 12. Juli 1926, wie sie es geführt hatte: allein und selbstbestimmt mit einer Überdosis Schlaftabletten.[54]

Audre Geraldine Lorde

Diese Amerikanerin (geboren 1934, Harlem/New York City) war eine Poetin und Kämpferin, die im Schreiben ihre Stimme und Bestimmung fand.

Mit ihrer schwarzen Hautfarbe und Homosexualität gehörte sie zwei stark benachteiligten Minderheiten an. Außerdem war sie stark kurzsichtig. All das hielt sie nicht davon ab, ihr Potenzial zu entfalten und ihre Werke zu veröffentlichen.

Um ihren Gefühlen Ausdruck zu verleihen, schrieb sie Gedichte und Essays und erwies sich dabei als sehr talentiert.

Sie entwickelte sich darüber hinaus zu einer Kämpferin für Bürgerrechte, Frieden, Frauen und Homosexualität und bezeichnete sich selbst als »schwarz, lesbisch, Feministin, Mutter, Dichterin, Kriegerin«.

Sie lebte in Amerika und war Tochter von Immigranten aus Grenada. Sie arbeitete unter anderem als Bibliothekarin, hielt sich aber auch in Berlin auf und hatte dort eine Gastprofessur. Sie war aktiv in der afro-deutschen Bewegung und engagierte sich für Frauen in Südafrika.

Sie gründete einen Verlag von und für Schwarze Frauen.

Sie verstarb 1992 an den Folgen einer Krebserkrankung und auch diese Erfahrungen beschrieb sie mutig und offen in ihrem »Krebstagebuch« und in dem Werk »Lichtflut«.

Es gibt von ihr zahlreiche deutsche und englische Veröffentlichungen. Sie schrieb über existenzielle Themen: Leben, Liebe, Tod, Macht, Kraft und Widerstand.

Beate Uhse (Rotermund)

In meiner Heimatstadt Flensburg fällt mir als Erstes als ungewöhnliche Frau Beate Uhse, geboren in Köstlin, ein. Die Kunstflug-Pilotin hat nach dem Zweiten Weltkrieg den ersten Sexshop der Welt eröffnet und im Laufe der Zeit ein riesiges Erotikunternehmen gegründet.

97 Prozent aller Deutschen kennen sie, heißt es.

Wer kann das noch von sich behaupten?

Schon mit 18 hat sie ihren Flugschein bestanden und nimmt als einzige Frau an Wettbewerben im In- und Ausland teil, sie wird später für die Luftwaffe im Krieg eingesetzt:

Sie überführt Militärmaschinen an die Front. Mit 24, nun Mutter eines Sohnes, wird sie Witwe.

Sie flieht zum Kriegsende mit der letzten Maschine, ihrem Kind und einem Kindermädchen und landet schließlich in Flensburg.

Da zu der Zeit viele Frauen ungewollt schwanger werden und Beate Uhse von ihrer Mutter viel über Verhütung weiß, fängt sie an, die Frauen aufzuklären. Sie verfasst und druckt Schriften darüber.

Sie widmet sich ab dann vollkommen der sexuellen Aufklärung, Verhütung und »Sexualhygiene« und gilt als Aufklärerin und »Mutter Courage des Tabubruchs«.

Das nenne ich mal eine Auszeichnung!

Einfach war der Weg nicht: Bis 1992 (!!!) wurden über 2000 Anzeigen gegen sie eingereicht. Ihre Artikel dienten »der unnatürlichen, gegen Zucht und Sitte verstoßenden Aufpeitschung und Befriedigung geschlechtlicher Reize« waren die Argumente der Kläger.

Sie stand 500mal vor Gericht und verlor einen einzigen Prozess.

Der Börsenverein des Deutschen Buchhandels verweigerte ihrem Verlag die Aufnahme wegen sittlicher Bedenken.

Besonders lustig finde ich folgende Anekdote: Der Flensburger Tennisklub wollte sie wegen »allgemeiner Bedenken« nicht als Mitglied akzeptieren.

Was tat sie? Sie ließ sich ihren eigenen Tennisplatz bauen! Widerstände schienen für sie Herausforderungen zu sein. Ihr Vermögen und Einfluss wuchsen. Sie konnte sich schließlich sogar eine eigene Cessna kaufen und das letzte Konzert von Jimi Hendrix auf Fehmarn sponsern.

Schon ihre Mutter war eine Pionierin: Sie war eine der ersten Ärztinnen in Deutschland.

1989 erhielt Beate Uhse das Bundesverdienstkreuz am Bande und 2000 als größte europäische Auszeichnung den »Hot d'Or d'Honneur« in Cannes, DEN Filmpreis im Pornofilmgewerbe. In Berlin gibt es ein Museum über sie. Ihre Spitznamen waren Orgas-Muse, Beate Schweinkram, Lustmacherin oder Sexshop-Königin.

Mit 75 machte sie noch einen Tauchschein.

Sie starb 2001 im Alter von 81 Jahren in der Schweiz.

Was für eine Biografie!

Aufgrund »mangelnden Mutes« (!) wurde darauf verzichtet, der Flensburger Fachhochschule ihren Namen zu geben.

Ja, mutig und freizügig sind die Flensburger gerade nicht. Immerhin: Eine Stichstraße in einem Neubaugebiet wurde nach ihr benannt. Es gibt einen spannenden Film über sie mit Franka Potente in der Hauptrolle: »Das Recht auf Liebe«.[55]

Barbara Marx Hubbard

Ich erfahre gerade, dass diese amerikanische Pionierin gestorben ist (10 April 2019) und bin sehr traurig darüber. Sie hat mir so viel Inspiration, Verständnis und Hoffnung geschenkt. Ihr Buch »Vom Ego zur Essenz« und ihr Projekt »Evolutionary woman« haben mir geholfen, an dieser Welt nicht zu verzweifeln und das größere Bild zu erkennen.

In ihrer Arbeit geht es um die Evolution des Menschen, um das menschliche Potenzial, aber auch um die kritische Klippe, an der wir stehen.

Sie wurde 89 Jahre alt und arbeitete bis zum Schluss an immer neuen Vorträgen und umfassenden Projekten. Sie schreckte nicht vor dem digitalen Zeitalter zurück, sondern nutzte es. Für sie war das Internet das »Nervensystem« der Menschheit – eine große Chance, Informationen, neue Ideen, Wissen und Verbindungen weltweit auszutauschen.

Sie war unglaublich strahlend, neugierig und unermüdlich.

1983 bewarb sie sich für die demokratische Partei sogar um das Amt der Vizepräsidentin und kam so zu wichtigen Gelegenheiten und Netzwerken, um ihre Botschaft zu verbreiten.

Sie hat die Menschen und insbesondere die Frauen aufgerufen, kühn, kreativ, sinnhaft, authentisch, dem Leben dienend und zukunftsweisend zu sein, den inneren Impulsen zu folgen und bewusst zu handeln.

Sie empfahl, dem »Inneren Kompass der Freude« zu folgen.

Schau dir unbedingt einmal Videos von ihr auf Youtube an.[56]

Vera F. Birkenbihl

Diese Frau finde ich völlig faszinierend, seit ich sie das erste Mal gesehen und gehört hatte. Schau dir unbedingt einmal auch ihre Vorträge an, die es noch auf Youtube gibt. Sie war eine der intelligentesten, witzigsten und provozierendsten Frauen, die ich je gehört habe. Leider habe ich sie nie live erlebt.

Sie verstarb 2011 im Alter von 65 Jahren.

Es ist sehr schade, dass sie früh verstarb und gleichzeitig ein Geschenk, dass so viele ihrer Vorträge aufgezeichnet wurden und zur freien Verfügung stehen.

Sie war eine äußerst erfolgreiche Managementtrainerin und Autorin und galt als einzige bekannte Motivationstrainerin unter vielen Männern.

Sie gründetet einen Verlag und ein Institut, produzierte die Fernsehsendung »Kopfspiele« und war Expertin bei BR-alpha. Bis zum Jahr 2000 waren 2 Millionen ihrer Bücher verkauft. Eines der bekanntesten heißt »Stroh im Kopf? Vom Gehirn-Besitzer zum Gehirn-Benutzer«[57]

Sie war Autistin und erforschte neue Lerntechniken, Persönlichkeitsentwicklung, Esoterik, das Gehirn, die Geschlechter und überprüfte grundsätzlich und mit Vorliebe und Leidenschaft alte Paradigmen. Sie muss Tausende von Büchern nicht nur gelesen, sondern auch richtiggehend studiert haben.

Ihre Vorträge waren so voller Scharfsinnigkeit, Menschenliebe, Humor und Kompetenz, dass man sich kaum wieder von ihnen losreißen konnte.

Und sie war vor allem eins: ungewöhnlich![58]

Und auch ich bin eine Heldin des Alltags, jawohl!

Meine Freundin hat mich einmal gefragt, was meine bisher größte Lebensleistung ist. Und ich habe ihr voller Überzeugung Folgendes gesagt: »Dass ich jeden Morgen aufstehe, nie aufgebe, obwohl ich immer wieder diese Schwere in mir habe, Phasen großer Lebensmüdigkeit und Verzweiflung. Dass ich immer wieder Wege und Lösungen suche und finde, mich stets für das Neue und Unbekannte begeistere und für das Vertrauen entscheide.«

Und du: Was ist deine Heldinnenleistung? Was ist dein Geschenk für uns, dein Potenzial?

Ich hoffe, du weißt es nach diesem Buch. Zeig es uns!

Ich schließe dieses Kapitel mit Marianne Williamson, die sich als Kandidatin für die Demokraten für die Wahl 2020 in den Vereinigten Staaten bewirbt, was mich sehr erfreut und gleichzeitig doch überrascht hat. Sie wird sicherlich mit ihrer »Politik der Liebe« keine Chancen haben, aber es ist gut, dass einmal jemand über völlig andere Werte spricht als üblich.

Mit dem Buch »Rückkehr zur Liebe« wurde sie weltweit bekannt. Die Basis ihrer Arbeit ist der Klassiker »Ein Kurs in Wundern«.

Dieses bekannte Gedicht ist von ihr:

Unsere tiefste Angst

Unsere tiefste Angst ist nicht,
ungenügend zu sein.

Unsere tiefste Angst ist,
dass wir über alle Maßen kraftvoll sind.

Es ist unser Licht, nicht unsere Dunkelheit,
was wir am meisten fürchten,

Wir fragen uns, wer bin ich denn,
um von mir zu glauben, dass ich brillant,
großartig, begabt und einzigartig bin?
Aber genau darum geht es,
warum solltest Du es nicht sein?

Du bist ein Kind Gottes.

Dich klein zu machen nützt der Welt nicht.

Es zeugt nicht von Erleuchtung, sich zurückzunehmen,
nur damit sich andere Menschen um Dich herum
nicht verunsichert fühlen.

Wir alle sind aufgefordert, wie die Kinder zu strahlen.

Wir wurden geboren, um die Herrlichkeit Gottes,
die in uns liegt, auf die Welt zu bringen.

Sie ist nicht in einigen von uns,
Sie ist in jedem.

Und indem wir unser eigenes Licht scheinen lassen,
geben wir anderen Menschen unbewusst die Erlaubnis,
Das Gleiche zu tun.

Wenn wir von unserer eigenen Angst befreit sind,
befreit unser Dasein automatisch die anderen.[59]

Dieses Gedicht ist genau genommen eine Beschreibung des Kassandra-Syndroms und macht uns Mut, es hinter uns zu lassen.

Nach den ungewöhnlichen Frauen widmen wir uns im Folgenden ungewöhnlichen Lösungen: Verständnis, Begleitung und Heilung durch die Homöopathie.

Teil zwei
Homöopathie als Heilungsweg

Die Homöopathie: das abgelehnte Geschenk

Seht ihr den Mond dort stehen?
Er ist nur halb zu sehen
Und ist doch rund und schön!
So sind wohl manche Sachen,
die wir getrost belachen,
Weil unsre Augen sie nicht sehn.

Aus dem Abendlied von Matthias Claudius

Die Homöopathie teilt dasselbe Schicksal wie Kassandra: Sie wird nicht gesehen, nicht gehört, gefürchtet und vor allem nicht verstanden. Ich persönlich empfinde das als Tragödie. Es tut mir im Herzen weh, dass ich ein Geschenk in Händen halte, das an entscheidenden Stellen nicht gewollt ist. Wir verschenken eine riesige Chance für eine sanfte, kostengünstige, heilende und stärkende Medizin. Und damit auch für eine gesunde und kraftvolle Gesellschaft. Es gibt zum Glück genug Menschen, die dieses Geschenk erkennen und gerne annehmen. Für die mache ich gerne weiter!

Die homöopathische Medizin wird verglichen mit dem Prinzip der sogenannten Schulmedizin, was dem berühmten Vergleich von Äpfeln mit Birnen ähnelt.

Sie ist eine eigene Art der Medizin, eine Erfahrungsmedizin, die das Selbstheilungspotenzial des menschlichen Wesens nutzt, die demütig ist und an der Wurzel des Übels ansetzt und nicht an den kranken Zweigen »herumdoktert«.

Sie ist ursächlich, ganzheitlich und nachhaltig. Wir können mit Arzneien gezielt körperliche Organe und Funktionen unterstützen, das Nervensystem regulieren, alte seelische Wunden in die Selbstheilung bringen und die Persönlichkeit stärken. Das hängt sehr von unserer Aufmerksamkeit und unserer Absicht ab.

In der Homöopathie geht es um das Gleiche wie in diesem Buch: Es geht um deine eigene Kraft, dein eigenes Potenzial, deine Individualität und deinen eigenen Rhythmus, die es zu befreien gilt.

Es geht nicht um das »Wegmachen« oder Unterdrücken von etwas, das nicht gewollt ist.

Es geht nicht darum, dass du lediglich »funktionierst« oder überlebst.

Es geht auch nicht um das kleine weiße Kügelchen, sondern um das, was es mit dir macht, um seine und deine »Potenz« (lateinisch »potentia« heißt übersetzt »Vermögen/Macht«). Man könnte sagen, die homöopathische Arznei verbindet dich wieder mit deiner ureigenen Kraft.

Die Globuli reisen dabei nicht mit einem rosa Zauberstab durch den Körper, sagen »Hex hex« und alles ist gut.

Das, was mächtig und magisch ist, ist dein eigener Körper, dein gesamtes Wesen.

Es wird nach wie vor viel zu sehr auf die Substanzen geschaut und auf deren Wirkung gehofft, anstatt vom Körper zu lernen, wie er funktioniert, und der Seele zu lauschen, was sie braucht.

Homöopathie heißt auch: Ich übernehme die volle Verantwortung für den Zustand meines Körpers und meines Geistes. Ich gebe das an niemanden ab. Damit bin ich mir selbst gegenüber in der Pflicht, aber auch völlig frei und voller Chancen und Möglichkeiten.

Samuel Hahnemann

Ich widme mich nun dem Entdecker der Homöopathie. Für mich

gehört er zu den großen Genies der letzten Jahrhunderte, vergleichbar mit Einstein, Goethe oder Beethoven.

Samuel Hahnemann wurde am 10 April 1755 in Meißen, als drittes von fünf Kindern geboren. Sein Vater war Künstler in der Porzellanmalerei. Samuel war in vielerlei Hinsicht talentiert und wurde gefördert. Er lernte mehrere Sprachen und Botanik, studierte Medizin, lernte außerdem Chemie und pharmazeutische Verfahren. Er heiratete die Tochter eines Apothekers. Früh suchte er sich seinen eigenen Weg, übersetzte wissenschaftliche Arbeiten, experimentierte, forschte und veröffentlichte unermüdlich. Er wurde für seine Ideen bewundert, kritisiert, angefeindet, verspottet.

Er ließ sich nicht von seinem Weg abbringen, obwohl er eine große Familie zu versorgen hatte. Erst spät kam er in den Genuss eines schönen Lebens und der gebührenden Anerkennung. Da lebte und wirkte er mittlerweile mit seiner zweiten Frau in Paris.

Es hat gedauert, bis sich seine Lehre verbreitet hat. Weltweit findet sie heute Anwendung.[60] Viele Prominente vertrauten und vertrauen der Kraft dieser Medizin: Das englische Königshaus seit 1835, diverse Päpste, Beethoven, Goethe, Antonio Gaudí, Spitzensportler wie David Beckham oder Martina Navratilova, Tina Turner, Linda und Paul McCartney, Rockefeller und viele andere mehr.«[61]

Goethe erklärte sich sogar nachdrücklich zu einem »Hahnemannischen Schüler« und im Faust heißt es: »Zu Gleichem Gleiches, was auch einer litt«[62]

(In der Homöopathie heißt es: »Ähnliches werde durch Ähnliches geheilt«. Dazu später mehr.)

Aus aller Welt pilgern Homöopathen*innen nach Köthen, wo eine seiner Wirkungsstätten zu besichtigen ist. Dort gibt es zu seinen Ehren einen tollen Stadtrundgang. Er ist mehr als 20-mal umgezogen, hat immer wieder einen Platz für sein Wirken gesucht.

Er war allerdings auch exzentrisch, stur und nach Aussagen einiger Zeitgenossen nicht gerade kompetent in sozialem Verhalten.

Gestorben ist er am 2. Juli 1843 in Paris, wo er mit seiner zweiten, jungen Frau Melanie gelebt und gewirkt hat, begraben wurde er auf dem berühmten Père Lachaise in Paris.

Ich war dort und habe ihm Blumen gebracht.

Wie ist er auf diese Art der Medizin gekommen? Was hat ihn inspiriert?

Zum einen war er empört über die Medizin der damaligen Zeit. Heftige Aderlässe, Brechmittel oder überdosierte Quecksilberbehandlungen und Arsenpräparate waren an der Tagesordnung.

»Vermehrt aber dadurch die Leiden des Kranken und entzieht so, wie auch durch ihre Schmerzmittel, dem Organism die zum Heilen unentbehrlichen Kräfte und Nahrungssäfte.«[63]

Sein Ziel war es, die eingesetzten Substanzen so zu verdünnen, dass sie noch wirkungsvoll, aber nicht mehr gefährlich, unterdrückend oder schwächend waren: »… und daher bedient sie [die Homöopathik] sich zum Heilen bloß solcher Arzneien, deren Vermögen, das Befinden (dynamisch) zu verändern und umzustimmen, sie genau kennt und sucht dann eine solche heraus […] und gibt dieselbe einfach in feinen Gaben dem Kranken ein.«[64]

Zum »Broterwerb« hat er wissenschaftliche Arbeiten übersetzt.

Als er William Cullens »Treatise of the Materia medica« übersetzte, ließ er sich zu einem Selbstversuch mit der Chinarinde inspirieren. Die Rinde des Cinchona-Baumes wurde damals erfolgreich bei der Behandlung von Wechselfieber (Malaria) eingesetzt. Cullen erklärte den Erfolg mit einer magenstärkenden Wirkung . (Eine Enttäuschung für alle Gin-Liebhaber: Es ist wohl eher das Chinin im Tonic-Water und nicht der Gin, der angeblich vor Malaria oder Magenverstimmungen schützt.)

Hahnemann bewies erstaunlicherweise mit seinem Selbstversuch, dass die Einnahme von Chinarinde bei einem Gesunden genau die Symptome produzierte, die man von der Malaria kannte. Nach Einnahme blieben die Symptome jeweils zwei bis drei Stunden. »Ich hörte auf und ward gesund.«[65]

Das war quasi die Geburtsstunde der Homöopathik: Eine homöopathische Arznei ruft eine ähnliche Erkrankung hervor und vertreibt damit die eigentliche.

Es sollte aber noch eine Weile dauern, bis er dieses 1796 als Gesetz bestätigen und formulieren konnte: Similia similibus curentur: Ähnliches wird durch Ähnliches geheilt.

Praxiserfahrungen

Homöopathie ist eine Erfahrungsmedizin. Ich lerne täglich an meinen Patient*innen dazu.

Selten passiert das, was ich vermute oder erwarte. Manchmal geschieht zunächst scheinbar nichts, und es braucht Geduld. Meist aber beobachte ich staunend, wie genial und auch überraschend der Körper reagiert.

»Ich war schon bei mehreren Ärzten. Keiner weiß, was das ist.« Diesen Satz höre ich in der Praxis ganz häufig. In dem Versuch, etwas zu benennen oder zu ergründen, wird oft wertvolle Zeit zum Handeln verloren. Da der Körper aber so unglaublich komplex ist, ist es oft nicht möglich, dem zu folgen.

Die Homöopathie hat dieses Problem nicht. Wir können sofort handeln, indem wir die passende Arznei ermitteln.

Wir behandeln dabei den ganzen Menschen und nicht einzelne Symptome oder Syndrome.

Das Verständnis über die Beschwerden und Ursachen kommt meist hinterher.

Eines weiß ich genau: Der Organismus ist weiser als wir. Er macht alles aus einer Notwendigkeit heraus, es gibt immer einen triftigen Grund, ob wir den nun verstehen und wahrhaben wollen oder nicht. Und er wandelt sich ständig.

Dein Körper versucht in jeder Sekunde, die Balance zu halten (Homöostase), zu regulieren, zu reparieren und die lebenswichtigen Organe Hirn, Lunge, Herz und Nieren zu schützen oder zu retten. Zum Heilen ist die Kenntnis der Physiologie[66] extrem wichtig, weil wir die Fähigkeit zur Selbstregulation nutzen wollen: Welche Organe tragen zur Entgiftung bei, wie wird die Muskelspannung reguliert, was gehört zum Immunsystem, wie funktioniert die Verdauung, wann arbeitet welcher Teil des Nervensystems.

In unserem Gesundheitssystem wird nur noch auf die Pathologie geschaut und versucht, »Unerwünschtes« so schnell wie möglich verschwinden zu lassen. Das hat zu vielen chronischen, therapieresistenten und undurchschaubaren »Krankheitskomplexen« geführt.

Das Spannende an der Homöopathie ist dabei, dass man oft anhand der ermittelten Arznei sagen kann, was wahrscheinlich die Ursache ist, weil jedes Mittel einen starken Bezug zu einem Organ, einer Emotion oder einem Thema hat.

Da kann man dann weiter fragen und forschen und meistens fällt den Patientinnen auch schnell etwas dazu ein.

Arsenicum album hat einen starken Bezug zu Ängsten, Unsicherheit und den Nieren. Gibt es in der Vorgeschichte eine Schwächung der Lebenskraft, Schlafstörungen, Probleme mit den Nieren oder vielleicht Existenz- oder Verlustängste? Wie war die Schwangerschaft, die Geburt und das erste Lebensjahr, in dem die Basis für Sicherheit und Stabilität gelegt wird?

Schlägt das Mittel gut an, kann man sich dann um diese »Baustellen« kümmern: Lebenskraft aufbauen, Schlaf verbessern, entgiften, Nieren stärken, Angstbewältigung, Urvertrauen stärken.

Weisen die Symptome oder Phänomene auf zum Beispiel Natrium muriaticum, würde ich in erster Linie nach Gründen für Traurigkeit, Depression, Verbitterung und Störungen des Verdauungstraktes oder der Haut suchen.

Kürzlich stieß ich bei einer Patientin auf das Mittel Graphites. Zunächst verstand ich es nicht, weil das so gar nicht zu ihr passen wollte.

Ihre Problematik hatte sie seit ihrer Pubertät. Etwas später erinnerte sie sich, dass sie seit ihrem 14. Lebensjahr wegen einer Akne die Pille nahm. Ich suchte im Repertorium unter »Folge von Ovulationshemmern« und fand nur ein Mittel: Graphites!

Bingo! In solchen Momenten fühle ich mich wie Sherlock Holmes, der den Mörder gefunden hat. Hier lag also eine Blockade durch ein Medikament vor.

Klassische Homöopathie – moderne Homöopathie

Klassische Homöopathie heißt: Ich mache es genau so und nur so, wie Hahnemann es vorgegeben hat. Das ist aber über 220 Jahre her.

Die Gesellschaft hat sich verändert, die Menschen und ihre Verhaltens- und Denkweisen haben sich verändert, unsere Ernährung und unser Lebensrhythmus sind nicht mehr die gleichen. Und wir haben eine Überversorgung mit Medikamenten, die massiv in die Selbstregulation eingreifen.

Außerdem haben mittlerweile Tausende von Homöopathen weitergearbeitet, geforscht und wertvolle Erfahrungen gesammelt.

Zu nennen wären da Georgos Vithoulkas, James Tyler Kent, Jan Scholten mit seiner umfassenden Systematik des gesamten Periodensystems (ein Jahrhundertwerk) und der Botanik, Peter Gienow und Rosina Sonnenschmidt bezüglich der Miasmenlehre, Rajan Sankaran zum Thema Gemüt und Empfinden und viele weitere mehr.[67]

Viele Homöopathen konzentrieren sich auf die Konstitution (angeborene Verfassung wie Körperbau und Persönlichkeitstyp), was häufig auch funktioniert. Meiner Erfahrung nach dürfen aber die ererbten Anlagen, Krankheiten und Konflikte in der Familie und die aktuelle Lebenssituation nicht vernachlässigt werden.

Die angeborene Konstitution kann zum Beispiel durch Drogen, Erziehung, Traumen oder Schicksalsschläge überlagert, das authentische Selbst von einem Schleier verdeckt sein.

Kommt ein sensibler Freigeist auf die Welt, der streng, autoritär oder sogar mit Gewalt erzogen wird, einen wichtigen Menschen verliert oder einen gesellschaftlichen Absturz erlebt, spricht die Konstitution unter Umständen für ein anderes Mittel als die Traumen aus der Biografie oder die momentane Situation.

Jede Lebensphase hat so ihre eigenen Heilungsthemen und -ebenen.

Oft ist die eigentliche Konstitution dann schwer erkennbar. In so einem Fall richte ich mich ganz klar nach der Körpersprache, denn die ist zuverlässig.

Der »rote Faden«, den ich am Anfang erstelle, legt sich meistens ganz schnell wieder in interessanten Verläufen selbst neu, weil der Körper einfach noch schlauer ist als ich!

Wie findet eine Homöopathin denn jetzt ein Mittel, das Kassandra auch hilft?

Das schauen wir uns im nächsten Kapitel einmal genau an.

Wie eine Homöopathin ein Mittel findet

»Verändere nicht das geringste Symptom, beobachte alles. Nimm die Botschaft ungestört auf und bring sie zu Papier, es gibt keinen anderen Weg für einen Arzt, seinen Beruf auszuüben und seine Pflicht zu tun.«

James Tyler Kent,
amerikanischer Arzt und Homöopath,
1849–1916

Ich liebe mein Repertorium!

Ich musste es schon einmal neu binden lassen (Gott sei Dank gibt es diesen Beruf noch!) und es sieht sehr abgegriffen aus.

Es gibt mir eine große Sicherheit bei der Verordnung, denn auf den Körper und seine Reaktionen ist Verlass! Da gibt es nicht viel zu spekulieren und zu philosophieren.

Das ist das Nachschlagewerk, mit dem man das momentan optimale Mittel für die Patientin findet.

Ich arbeite hauptsächlich mit dem »Kent'schen Repertorium« (von 1897!), dem »Synthesis« und dem »Symbolischen Repertorium« von Martin Bomhardt.

Wie ist es aufgebaut?

Es gibt unterschiedliche Rubriken des Körpers: Gemüt, Haut, Allgemeines, Kopf, Genitalien und so weiter.

Unter Kopf gibt es dann die Unterrubriken Schmerz, Hautausschläge, Haare, Jucken, Kälte, Hitze et cetera.

Unter zum Beispiel Schmerz findet man dann die unterschiedlichen Stellen des Kopfs, die Seite und den Schmerzcharakter. Außerdem die Modalitäten wie: nach einem Sturz, durch Tabakrauchen, Überanstrengung der Augen und so weiter.

Meine Patient*innen rollen immer schon mit selbigen, wenn ich es genau wissen will. Denn ob ein Schmerz brennend, drückend, pulsierend, stechend, wund, dumpf, krampfartig oder reißend ist, ist manchmal gar nicht so leicht zu sagen.

»Dass du das jetzt wieder so genau haben willst!«, stöhnen sie dann. Aber meist können wir das relativ schnell bestimmen.

Bei Absonderungen sind zum Beispiel Farbe, Geruch und Konsistenz sehr entscheidend.

Und nach einigen Wochen gemeinsamen Arbeitens wird die Scham, über so etwas zu sprechen, schon geringer. Meist gibt es viel zu lachen! Die Bereitschaft, den Körper zu beobachten, ist in der Homöopathie also Gold wert.

Wenn ein*e Patient*in immer nachts um drei erwacht, mit Schweiß hauptsächlich auf der Stirn oder sie Warzen ,an den Fingern hat, sind das klare, sehr individuelle Aussagen.

Je genauer und ungewöhnlicher die Symptome, desto einfacher und sicherer die Mittelfindung.

Ist ein Mittel dick gedruckt, ist es »dreiwertig«, das heißt es hat in dieser Rubrik besonders häufig und gut geholfen. Dieses Mittel notiere ich mir dann mit drei Strichen.

Ist es kursiv gedruckt, ist es »zweiwertig«: Es ist immer noch zuverlässig und bekommt zwei Striche.

Ist es einfach gedruckt, ist es »einwertig« und bekommt einen Strich.

Das mache ich mit jedem wichtigen oder ungewöhnlichen Symptom und zähle am Ende die Striche zusammen. Die zwei bis drei

Mittel, die am häufigsten vorkommen, nehme ich dann genauer unter die Lupe, um mich schließlich für eins zu entscheiden.

Ein Phänomen muss nicht unbedingt krankhaft sein. Wenn man um vier aufwacht, gerne Süßigkeiten isst oder die Haare grau werden, heißt es ja nicht, dass man darunter leidet. Aber es sind sehr spezifische und damit wertvolle Zeichen, die auf ein ganz bestimmtes oder mehrere Mittel hinweisen.

Du siehst also, das ganze Prozedere der Befragung und Auswertung kostet viel Zeit und benötigt Erfahrung und Wissen über die Mittel. Ohne Erfahrung und Grundlagenwissen wäre es die berühmte Suche der Nadel im Heuhaufen.

Je mehr ich über die Mittel weiß, kann ich schon beim Lesen einige ausschließen oder habe ein besonderes Augenmerk auf andere.

Sagt jemand, »bei mir ist immer alles rechts«, denke ich sofort an Lycopodium, spricht jemand viel über Ängste, denke ich an Arsenicum album und Silicea, ist ein Kind blond und blauäugig und berichtet von Bauchschmerzen, notiere ich mir schon mal Calcium carbonicum.

Dann mache ich mich an die genaue Arbeit:

Schaue ich zum Beispiel für eine Kopfschmerzpatientin unter Kopf und Schmerz, stehen dort über 250 Mittel, die infrage kommen. Kopfschmerzen beim Bewegen des Kopfes sind »nur« noch ca. 75, Kopfschmerz nach Baden/Waschen sind nur noch 11!

Es gibt sogar die Rubrik »Kopfschmerz beim Bügeln« – nur noch ein Mittel: Bryonia dreiwertig.

Interessant und hilfreich sind z. B. auch Veränderungen vor, während, nach dem Essen und bei Frauen vor, während und nach der Menstruation. Die Menstruation ist sowieso ein sehr wertvoller Hinweis auf die Verfassung und die Gesundheit.[68] Energetisch ist viel in der Gebärmutter gespeichert, was sich mit der Menstruation löst oder eben nicht.[69] Ein Grund mehr, nicht künstlich in den Zyklus einzugreifen.

Sehr aufschlussreich ist in der Regel auch die gesamte Rubrik »Schlaf«, da heute sehr viele Menschen unter Schlafstörungen leiden, auch die Kinder schon. Wann und warum man wach wird, wovon man träumt und was man nachts so treibt, ist ein spannendes Kapitel.

Auch Sir Arthur Conan Doyle war ein Anhänger der Homöopathie und was sein Sherlock Holmes versicherte, gilt auch für die Homöopathie: »Das Außergewöhnliche ist für gewöhnlich eher ein Hinweis als ein Hindernis. Das scheinbar Verwirrende an dem Fall ist genau das, was letztlich zu seiner Lösung führt.«[70]

Rubriken für das Thema dieses Buches sind zum Beispiel:

Furcht vor Versagen
Furcht bei Prüfungen
Schüchternheit
Erwartungshaltung
Lampenfieber
entmutigt
Zweifel
Unentschlossenheit
Selbstherabsetzung
Selbstverleugnung
Selbstkontrolle erhöht
Mangel an Selbstvertrauen
Unsicherheit
tadelt sich selbst
Wahnidee, sie werde kritisiert

Kränkung, Folge von
Demütigung, Beschwerden nach
empfindlich, überempfindlich
beleidigt, leicht
sensibel
Kritik, Folge von
Kritik, Unverträglichkeit von
Kummer, still
Kummer, Beschwerden durch

(Aus Frederik Schoyens' "Synthesis" und dem Kent'schen Repertorium)

Es gibt natürlich auch Software zum Repertorisieren, aber ich ziehe das »Händische« vor, weil ich es erstens mag und ich außerdem beim Blättern und Stöbern oft über Einträge falle, die mir sonst entgangen wären.

Wie gesagt: Repertorisieren ist wie Krimis Lösen!

Wenn dann am Ende auch das Ergebnis stimmt, sind alle zufrieden.

Natürlich gibt es auch noch viele andere Wege, eine homöopathische Arznei zu ermitteln: über Träume, Symbole[71], Meditationen oder Trancen, astrologische Beratung, kinesiologische Testung, Bioresonanz, Farbvorliebe, Handschrift, selbst über schamanische Reisen oder Aufstellungen.

Träume können sehr direkt sein. So habe ich vor zwei Nächten geträumt, dass ich mir selbst ein Rezept über Magnesium verordnet habe.

Beim Studium der verschiedenen Magnesiumverbindungen habe ich dann genau das Mittel gefunden, das mir gerade sehr hilft, und verstanden, warum ich es brauche.

Manchmal muss man bei Träumen allerdings auch »um die Ecke« denken.

Es ist nicht immer so offensichtlich. Bestimmte Symbole, Gefühle oder Themen können dann zu einem Mittel führen.

Man kann auch ein Mittel selbst, das Familiensystem einer Klientin, einen Konflikt, ein Problem oder eine Erkrankung aufstellen, um mehr darüber zu erfahren. Während dieser Aufstellung kann man dann erleben, wie ein Mittel in diesem Konflikt oder dieser Krankheit wirkt. Selbst verschiedene Potenzen können in die Aufstellung gegeben werden und es wird deutlich, bei welcher Potenz und welcher Thematik ein Symptom heilt, sich verwandelt oder überflüssig wird.

Das habe ich schon häufiger erlebt und es ist sehr eindrucksvoll. Sehr schön verbinden zum Beispiel Tanja Vieten und Thomas Knorr Homöopathie mit Aufstellungsarbeit.[72]

Wie der Körper funktioniert, Placebo und Selbstheilung

> *»Damit kommt der Physiker, der sich mit Materie zu befassen hat, vom Reich des Stoffes in das Reich des Geistes. Und damit ist unsere Aufgabe zu Ende, und wir müssen unser Forschen weitergeben in die Hände der Philosophie.«*
>
> *Max Planck*

Du siehst also, wie genau, individuell und zuverlässig die Homöopathie ist.

Sie wird seit über 200 Jahren weltweit von Tausenden von Homöopath*innen an Millionen von Menschen angewandt, beobachtet und die Ergebnisse werden schriftlich festgehalten.

Weltweit findet sie Anwendung, vor allem in Europa und Indien. Aus aller Welt pilgern Homöopath*innen zu Hahnemanns Wirkungsstätten.

Auch ich habe mich auf den Weg gemacht: In seine Geburtsstadt Meißen, nach Köthen, Dessau, Torgau, Leipzig, Dresden und Paris, um Zeitdokumente zu besichtigen, den homöopathischen Geist zu erfassen und um besser zu verstehen.[73] Sogar in Litauen, in der wunderschönen Stadt Kaunas, habe ich sein Andenken im Museum für Geschichte der Medizin und Pharmazie gefunden.

Ich habe unzählige Bücher gelesen, Seminare besucht, Arzneien selbst eingenommen und Fallgeschichten studiert.

Und es fasziniert mich immer mehr.

Es ist wie beim Reisen: Je mehr du siehst und erlebst, desto mehr bekommst du mit, was es noch so alles gibt, wie anders man denken und leben kann. Und du weißt, du kannst nie alt genug werden, um alles zu erfassen. Schade und berauschend zugleich.

Die Repertorien und Verzeichnisse der Arzneien werden ständig erweitert und ergänzt. Es kommen auch immer wieder neue Mittel dazu, die erforscht wurden: Spurenelemente, Mineralstoffe, Pflanzenbestandteile, Bäume, tierische Bestandteile, radioaktive Substanzen, seltene Erden et cetera.

Aber auch Nosoden (Substanzen, die aus Erregern, Krankheitsmaterial, Sekreten oder bestimmten Stoffen wie Arzneimitteln, Impfstoffen, Hormonen hergestellt werden) kommen vermehrt in den Fokus.

Man kann aus jeder Substanz ein homöopathisches Arzneimittel herstellen und im Herstellungsprozess sowie durch Arzneimittelprüfungen die Wirksamkeit bestimmen.

Homöopathie versteht man niemals nur über die Theorie. Du brauchst die körperliche Erfahrung. Das wäre so, als würdest du versuchen, Liebe oder Sex über Bücher zu verstehen. Ich kenne auch niemanden, der über die Theorie zur Homöopathie gekommen wäre. In der Regel hat jemand einen Leidensdruck, kommt per Zufall oder Empfehlung zur Homöopathie und ist dann schlichtweg begeistert und dankbar, wenn es funktioniert.

Und dann WILLST du es verstehen!

Manchmal erscheint es wirklich wie ein Wunder.

Wenn man das auch nur einmal erlebt hat, lässt es einen nicht mehr los.

Ich erinnere mich zum Beispiel an eine akute Situation:

Ich saß nach einem Essen bei meiner Freundin auf der Toilette mit wahnsinnigen Bauchschmerzen, Übelkeit, Schweißausbrüchen und drohendem Bewusstseinsverlust. Wir hatten Verschiedenes zu uns genommen. Ich wusste nicht, was der Auslöser war.

Ich war allein zu Hause.

Mein erster Versuch: Nux vomica. Es half nicht.

Zweiter Versuch: Okoubaka, vielleicht eine Unverträglichkeit? Es half auch nicht. Mir war einfach nur hundeelend.

Dritter Versuch: Arsenicum album. Vielleicht eine Lebensmittelvergiftung?

Welch eine Wohltat und Erlösung, wenn sich so ein Zustand dann innerhalb von Sekunden (!) zurückbildet. Nach einigen Minuten ging es mir schon deutlich besser, und am nächsten Morgen war alles wieder okay.

Was und warum das passiert ist, ist mir dann auch egal, wenn es mir wieder gut geht. Meiner Freundin ging es gut, also war es etwas, was mit mir zu tun hatte und nicht mit dem Essen.

Dies ist auch nur eines von vielen Beispielen, warum das mit dem Placebo-Effekt für mich völlig unlogisch ist.

Es ist ja nicht so, dass immer gleich das erste Mittel hilft.

Warum greift da, wenn man verzweifelt auf dem Klo sitzt, ausgerechnet beim dritten Versuch ein Placebo-Effekt?

Warum nicht beim ersten Mal oder beim zweiten Mittel?

Warum hilft es bei Kindern, Tieren und sogar Pflanzen? Weil wir bei der Mittelgabe so nett gucken?

Und das ist bei Patienten auch so: Das Mittel hilft, wenn man den Mechanismus verstanden, das Thema getroffen, die Ursache gefunden hat.

Das ist nicht immer so einfach.

Aus der Placebo-Forschung ist bekannt: Ein Medikament wirkt besonders gut, wenn es groß und bunt ist, eher bitter schmeckt und von einem Arzt in einem weißen Kittel überreicht wurde.

In der Homöopathie sind die Arzneien klein, weiß, eher süßlich und völlig unscheinbar. Theoretisch greift der Placebo-Effekt hier also gar nicht besonders gut.

Ganz abgesehen davon gibt es den Placebo-Effekt immer: bei jeder Operation und Behandlung. Selbst nach »Schein-Operationen« geht es den Patienten mindestens so gut wie denen, die tatsächlich operiert wurden.

Anstatt uns über Placebo-Effekte lustig zu machen, sollten wir so schlau sein, sie noch viel intensiver und bewusster zu studieren und zu nutzen. Und vielleicht lernen wir dabei mehr über die Selbstheilungsmechanismen des Körpers.[74]

Zweites Beispiel:
Ich knickte beim Laufen um und fiel spektakulär auf die Nase. Mein Mann war beeindruckt von meiner Abrolltechnik. Der Fuß tat trotzdem weh, ich musste nach Hause gehen. Er wurde langsam dick.

Zu Hause nahm ich nicht Arnica, sondern Calcium fluoratum C 200, weil ich in letzter Zeit häufiger umgeknickt war und ich mich gerade mit dem Mittel beschäftigt hatte.

Der Fuß wurde schnell wieder gut. Nach einer Woche konnte ich wieder joggen. Was aber viel beeindruckender war: Ich hatte zu der Zeit massive Existenzängste, die ab sofort komplett verschwunden waren. Dies fiel mir erst nach einigen Tagen auf, so wie man sich wahnsinnig über Kopfschmerzen ärgern kann und gar nicht merkt, wenn sie wieder weg sind.

Calcium fluoratum ist bekannt für das Thema Existenzangst, ich hatte das aber überhaupt nicht in meinem Bewusstsein gehabt.

Kannst du dir meine Dankbarkeit und Erleichterung vorstellen, dass dieses quälende Gefühl einfach so verschwunden war, obwohl sich an meiner Situation nichts geändert hatte?

Ich könnte Tausende solcher Geschichten hier erzählen.

Und ich werde immer dankbarer, erstaunter und wissbegieriger.

Es geht in der Homöopathie darum, dass dein Organismus einen optimalen Reiz bekommt, einen, der die Selbstheilungskräfte anregt, ähnlich einem Katalysator oder Enzym.

Einige Menschen brauchen einen Kraftimpuls, andere einen Ordnungsimpuls, wieder andere einen Beruhigungsimpuls.

Entscheidend ist nicht der Reiz an sich, sondern was der Organismus dann mit diesem Reiz macht.

Dein eigener Körper macht dich wieder gesund, wenn die Rahmenbedingungen stimmen: genug Lebenskraft, ein einigermaßen gesunder Lebensrhythmus, gute Lebensmittel, sauberes Wasser, genug Ruhe und Bewegung, schöne Beziehungen et cetera.

Dass dein Körper das kann, siehst du bei jeder Erkältung, bei einem Knochenbruch, bei einfachen Kopfschmerzen oder jeder Verletzung oder Narbe, die von alleine wieder heilt.

Stimmen die äußeren Bedingungen nicht, braucht es Hilfe von außen, zum Beispiel eine ordnende oder unterstützende Arznei, eine manuelle Behandlung wie Osteopathie, eine Reflexmassage oder eine Akupunktur.

Natürlich müssen dann mittel- und langfristig auch die Bedingungen verbessert werden.

Außerdem wird häufig viel zu früh und viel zu stark in die Selbstregulation eingegriffen: mit Impfungen, die zu früh, zu häufig und in abenteuerlichen Kombinationen verabreicht werden, mit Medikamenten aller Art, Hormongaben und so weiter.

Dadurch verlernt der Körper die Selbstregulation und wir verlieren das Vertrauen. Aber beides ist wieder erlernbar, und genau das machen wir mit der Homöopathie und auch mit der Naturheilkunde insgesamt.

Du kannst dir deinen Körper wie ein Orchester vorstellen:

Das Gehirn ist der Dirigent, die einzelnen Körpersysteme sind die einzelnen Instrumentengruppen: Bläser, Streicher, Schlaginstrumente oder Piano. Nur wenn jede Gruppe an sich kraftvoll und harmonisch ist und der Dirigent in bester Verfassung und hoch konzentriert, kann sich ein wunderschöner Klang und Genuss für die Zuhörer (Gesundheit, Vitalität und Lebensfreude) ergeben.

Es reicht schon, wenn eine Gruppe oder der Teil einer Gruppe nicht in Form ist, um das Ergebnis stark zu beeinträchtigen.

So ist es beim Menschen auch. Aber meist stellt sich die Frage: Wo ist das Problem und wie kann die Gesamtharmonie wiederhergestellt werden?

Eine gute Ärztin oder Therapeutin ist wie ein geschulter Kritiker im Publikum, der mit seinem Gehör erkennt, wo das Problem ist. Wenn er das benennt, ist erst einmal Aufruhr und manchmal Widerstand, aber dann kann das Orchester sich an die Arbeit machen, die erforderliche Harmonie und gewohnte Leistung wiederherzustellen.

Das erfordert immer wieder Übung, so wie jeder Sportler, jede Sportlerin, jede Mannschaft und jedes Ensemble immer wieder Abläufe üben muss. Hunderte und Tausende Mal.

Unser Körper braucht diese Übung auch: Auseinandersetzung mit Erregern, Kälte, Hitze, Sonne, Gefühlen, Sorgen oder Stress. Manchmal klappt es gut und manchmal nicht. Das ist völlig normal und gehört zum Leben dazu.

Wir können den Organismus dann so lange unterstützen, bis er dieses Balance-Finden wieder selbst kann.

Ich bin sicher, dass Heilung auch nur über das Bewusstsein möglich wäre, was der Neurowissenschaftler Joe Dispenza zum Beispiel gerade mit seiner Arbeit und seinen Probanden beweist.[75]

Allerdings sind die wenigsten Menschen darin geschult.

Und genau da kommt die Homöopathie als helfende Hand ins Spiel!

Das Mittel ist eine energetische Information, die aus der Natur kommt und daher vom Körper auch »verstanden« wird.

So wie ein Computer eine passende Software versteht. Es geht viel um Resonanz.

So wie du auf einen Geruch, ein Lied, ein Gefühl, ein inneres Bild oder Gedanken reagierst oder eben nicht.

Wenn du in Resonanz gehst, kommt es zu körperlichen und/oder emotionalen Reaktionen.

Du weißt ja aus Erfahrung, dass schon ein Gedanke, zum Beispiel an eine bevorstehende Prüfung oder an ein altes Trauma, körperliche Reaktionen auslösen kann:

Du fängst an zu schwitzen, bekommst Durchfall, wirst zittrig, dein Herz schlägt schneller.

Oder du denkst an deine große Liebe: dir wird warm, dein Herz pulsiert, du bekommst rote Wangen oder ein angenehmes Bauchgefühl.

Ein Geruch aus deiner Kindheit vermittelt dir plötzliche Geborgenheit, du wirst ruhig und friedlich.

Joe Dispenza macht seit Jahren mit Tausenden von Menschen in aller Welt Untersuchungen, wie das Hirn und auch der Körper auf Gedanken, Meditationen und Visualisierungen reagieren. Diesen Bewusstseinssprung vermisse ich in der Medizin.

Wo ist die Quanten-, Umwelt-, Entgiftungs- Ernährungs- und Energiemedizin? Wo wird die Psychosomatik auch umgesetzt? Warum wird der Wirkung von Gedanken und Gefühlen nicht die Bedeutung beigemessen, die sie hat?

Zum Weiterlesen:

Von der Wissenschaftlerin und Homöopathin Irene Schlingensiepen-Brysch: Die Quelle spricht, Narayana-Verlag, zum Verständnis der Begriffe wie Materie, Energie, Information, Zeit und Raum

Irene Schlingensiepen-Brysch / Mark-Alexander Brysch: Homöopathie für Skeptiker, Verlag O. W. Barth: Über die Studienlage und naturwissenschaftliche Grundlagenforschung zur Homöopathie

Georgos Vithoulkas: Medizin der Zukunft, Wenderoth Verlag: Eine Einführung in das Verständnis der Homöopathie

Timothy R. Dooley: Homöopathie – der Quantensprung der Medizin, Narayana-Verlag: Einführung in die Homöopathie

Bücher und Vorträge des Entwicklungsbiologen und Stammzellenforschers Dr. Bruce Lipton zum Thema Gene und »intelligente Zellen«

Vortrag von Gabriele Hickmann und T. W. Anton Koch: Epigenetik und Miasmen, Verlag Homöopathie und Symbol über die Beeinflussbarkeit der Gene

Ben Lynch: Schmutzige Gene; Wall-Street-Journal-Bestseller von dem Zell- und Molekularbiologen und Arzt für Naturheilkunde

Joe Dispenza: Du bist das Placebo; über die Geschichte, Physiologie und den Nutzen des sogenannten Placebo-Effektes

www.carstens-stiftung.de: Förderung und Erforschung von Naturheilkunde und Homöopathie, Studien, gegründet vom ehemaligen Bundespräsidenten Karl Carstens und seiner Ehefrau Veronica

Meine Idee von der Homöopathie

»Alles, was ich sage, sei Gespräch. Nichts sei Rat. Ich hätte nicht so kühn gesprochen, wenn man mir folgen müsste.«

Erasmus von Rotterdam

Hahnemann ging ja davon aus, dass eine homöopathische Arznei eine künstliche Krankheit erzeuge und damit die eigentliche vertreibe.

Vielleicht ist das so, aber ich habe da eine andere Vorstellung bekommen, die ich dir gerne vorstellen möchte.

Der Schlüssel scheint mir das Nervensystem zu sein, denn das ist unser schnellstes System und die Arzneimittelgaben wirken manchmal unglaublich schnell.

»... denn unsere Mittel wirken einzig durch den Geist, das Gemüt, auf den Körper. Ferner muss er wissen (der Behandler), wie die Mittel die Körperfunktionen beeinflussen, denn nur über diesen Weg geht die Wirkung der Mittel auf den Körper.« Dies ist ein Zitat von James Tyler Kent.

Das Nervensystem, bestehend aus dem Gehirn mit seinen hormonausschüttenden Drüsen und den Nerven, reguliert und misst alles und ist mit allem verbunden.

Hier würde mich am meisten interessieren, welche Wirkung die homöopathischen Mittel ganz genau haben.

Um genau zu wissen, was der Körper und das Hirn nach einer Arzneimittelgabe machen, müsste man das gesamte System für einige Tage genauestens scannen: Was geschieht in der einzelnen Zelle, was im Nervensystem, im Hormonsystem, im Blut usw.

Wir haben es mit einem lebendigen, einzigartigen, dynamischen, sehr komplexen System zu tun, das in Bruchteilen von Sekunden wahnsinnig viele Abläufe gleichzeitig organisiert, misst und reguliert. Lass dir diese Zahlen mal auf der Zunge beziehungsweise im Hirn zergehen:

Der Mensch hat ca. 100 Billionen Zellen. Würde man sie aneinanderfügen, ergäbe das zweieinhalb Millionen Kilometer oder die Strecke von 60-mal um die Erde.

Jede Zelle hat ihre eigene spezifische Aufgabe. In jeder Sekunde sterben rund 50 Millionen Zellen ab und es werden fast genauso viele neu gebildet! In jeder einzelnen von ihnen laufen in Bruchteilen von Sekunden, angeblich in Lichtgeschwindigkeit, Abertausende von biochemischen Reaktionen ab.

Kaum einem Menschen ist bewusst, wie komplex, schnell und genial unser Körper ist. Glaubst du wirklich, irgendjemand könne das besser überblicken und wieder ordnen als dein eigener Organismus selbst?

In der Homöopathie ist es so, dass wir das dem eigenen Körper überlassen und zum staunenden und demütigen Beobachter werden.

Ich bin schon mal Zeugin eines solchen Wunders geworden: Meine Schwester hatte vor einigen Jahren eine massive Hirnblutung mit einer großen Operation.

Am ersten Tag auf der Intensivstation konnte sie nichts: nicht selbst atmen, essen, trinken.

Die eine Körperhälfte war nicht mehr in ihrem Bewusstsein und bewegungsunfähig. Der Arzt konnte keine Prognosen abgeben. Wir mussten abwarten. Innerhalb von Tagen (!!) hat sie selbst geatmet, getrunken, gegessen und schließlich an der Bettkante gesessen.

Noch im Krankenhaus ist sie mit ihren Therapeuten gelaufen und die Treppen gestiegen. So etwas geschieht täglich in aller Welt, und dennoch ist es ein Wunder und lässt einen berührt und sprachlos zurück.

Heute hat sie bis auf die Sprache alles »zurückerobert«. Und auch das macht langsame, aber stetige Fortschritte. Sie wird es schaffen, wenn sie es will.

Wenn wir wissen, dass täglich so viele Zellen absterben und neue gebildet werden, sollten wir dann nicht mehr Einfluss auf unsere Gesundheit und mehr Zuversicht haben? Sollte es nicht möglich sein, aus chronischen Krankheiten und Verhaltensmustern auszusteigen, wenn wir die »genetische Blaupause« für unsere Zellen verändern?

Viele Wissenschaftler sind davon überzeugt! Wie verändern wir diese Blaupause? Indem wir uns anders ernähren, neu denken, neu fühlen, neu handeln.

Indem wir für ein gesundes Umfeld und gut für uns selbst sorgen.

Indem wir alte, krankmachende Glaubens- und Verhaltensmuster und Beziehungen identifizieren und Stück für Stück verwandeln.

Ich weiß leider auch, dass es überhaupt kein Interesse gibt, dieses neue Denken und die Homöopathie zu erforschen, die Wirksamkeit zu verstehen und zu bestätigen.

Verfestigte Glaubenssysteme, Denk- und Machtstrukturen verhindern eine faire Auseinandersetzung – zu diesem Schluss bin ich leider nach fast 30 Jahren Berufserfahrung gekommen.

Es ist einfach ein kolossaler Wandel im Denken erforderlich, ein Quantensprung.

Wie schwer muss es für die Menschen in der Antike gewesen sein, zu verstehen, dass die Erde eine Kugel und keine Scheibe ist?

Wie groß war die Herausforderung für die Wissenschaftler durch Galilei oder Albert Einstein?

Wer versteht schon die heutige Kommunikationstechnologie? Und dennoch nutzen wir sie alle.

Die Praxis hat uns überzeugt! Erklären können das nur die Wenigsten …

Die Bereitschaft zu neuem Denken, auch wenn noch nicht vorstellbar, öffnet neue Türen und Möglichkeiten – ohne diese Bereitschaft komme ich nicht weiter, erfahre nichts Neues, wachse nicht, lerne nicht.

Nach Meinung des Wissenschaftsjournalisten Jürgen Schaefer lieben alle die Querdenker, »wenn sie nur lange genug tot sind«. Gehören sie hingegen zum eigenen Team oder zur eigenen Firma, machen sie uns einfach nur wahnsinnig und werden im schlechtesten Fall als Querulanten abgetan.

Denn Menschen, auch Wissenschaftler und Ingenieure, sind zwar neugierig, die neuen Ideen müssen sich aber im Bereich des bisher Denkbaren bewegen. Was nicht in unser Weltbild passt, nehmen wir gar nicht erst wahr, weshalb selbst renommierte Experten »Bestätigungsfehler« machen.

Dies geschieht jedoch nicht aus intellektuellem Unvermögen, sondern weil uns gemeinsame Auffassungen mit anderen Menschen verbinden – sie anzuzweifeln, bringt auch den Zusammenhalt mit der Gruppe in Gefahr.

Dieser Gruppenzwang ist so groß, dass wir uns sogar dann der Mehrheitsmeinung anschließen, wenn wir die Dinge zunächst anders gesehen haben. Nicht weil wir klein beigeben, sondern weil wir uns im Irrtum wähnen und sich schließlich sogar unsere Wahrnehmung ändert. Dies belegt Schaefer mit den Ergebnissen psychologischer Experimente und Erkenntnissen der Hirnforschung.

Das Anderssein und -denken erzeugt Stress und Angst. Hier geht es gefühlt ums nackte Überleben und eine abweichende Meinung zu vertreten, widerspricht der Natur des Menschen. Nützliche Routinen ermöglichen uns einen unkomplizierteren Alltag, sie geben uns Sicherheit. Das gilt auch für Wissenschaftler, die oft als Querdenker starten und später im wissenschaftlichen Establishment landen und neue Ideen nur schwer aushalten.

Am Ende zieht Schaefer ein einfaches wie überzeugendes Fazit: »Fortschritt verdanken wir der Beharrlichkeit, mit der Einzelne immer wieder gegen den Strom schwammen, etwas dachten und sagten, das noch niemand gedacht oder gesagt hatte: Etwa, dass wir mal durchs Universum fliegen werden oder man in die eine Richtung lossegeln und aus der anderen Richtung zurückkommen kann.«[76]

Dieser Artikel erklärt fantastisch, warum wir uns oft nicht mehr trauen, »quer- oder vorauszudenken«, und beschreibt letztendlich das Dilemma einer Kassandra.

Zurück zum Querdenker Hahnemann und seiner Homöopathie: Diese oben genannten Untersuchungen wären ein irrer und kostspieliger Aufwand. Ich weiß auch gar nicht, ob das technisch möglich wäre. Vielleicht würde man etwas beobachten können, vielleicht würde man bei der Datenmenge aber auch das Entscheidende übersehen.

Bei der wissenschaftlichen Nachweisbarkeit wird immer mit Vergleichsgruppen gearbeitet; zum Beispiel mit zwei Gruppen von Menschen, die Rückenbeschwerden haben: Die eine Gruppe bekommt eine homöopathische Behandlung, die andere vielleicht Schmerzmittel oder Placebo oder eine andere Methode.

Dann werden die Ergebnisse verglichen.

Man kann Rückenschmerzen aber nicht mit Rückenschmerzen vergleichen: Die Entstehungsgeschichten, Begleitumstände, der Schmerzcharakter und die Ausprägung, Gemütsverfassung, Konstitutionen sind völlig unterschiedlich.

Deswegen kann eine sehr gute Behandlung nie pauschal sein.

Wir haben es hier mit einer individuellen und ganzheitlichen Medizin zu tun. Das macht es so genial, aber auch schwierig in der Erklärung oder Nachweisbarkeit.

Deswegen ist es so wichtig, sie als Erfahrungsmedizin zu bezeichnen, zu begreifen und wertzuschätzen.

Zur Faszination von Transformationsprozessen möchte ich den Biochemiker Roger Kalbermatten zitieren. Er ist der Gründer der Ceres Heilmittel AG, die seit mehr als 25 Jahren fantastische, besondere Urtinkturen aus Pflanzen wie Löwenzahn, Brennnessel, Gänseblümchen herstellt:

»Heilpflanzen sind, wie die meisten Nahrungspflanzen, Ausgangsstoffe, die noch weiter zubereitet werden müssen. Dabei geht es nicht nur um die bloße Extraktion von Wirkstoffen, sondern durch die Zubereitung finden auch Veränderungen in der Zusammensetzung oder der Konzentration der Stoffe statt. Beim Kochen und Braten werden ja gewisse Nahrungspflanzen erst bekömmlich. [ ] Eine Heilpflanze muss im Idealfall veredelt werden. Durch die richtige Zubereitung können gewisse Inhaltsstoffe auf eine Weise transformiert werden, dass auch latent vorhandene immaterielle Wirkprinzipien aktiviert werden. Ohne transformierende Verarbeitung einer Heilpflanze bekommt man ein Präparat, bei dem nur die stofflichen Wirkfaktoren aktiv sind.«[77]

Zu diesen Erkenntnissen kam er durch vergleichendes Studieren verschiedenster Arzneimittelzubereitungen.

Nehmen wir einmal das Beispiel Johanniskraut: Man kann daraus ein wunderbares rötliches Öl für die äußerliche Anwendung bei Schmerzen, Narben oder Verbrennungen herstellen, einen hoch dosierten Spezialextrakt des Wirkstoffes Hypericin in Dragees, man kann sich einen Tee daraus brühen, eine Urtinktur herstellen oder eben das homöopathische Mittel Hypericum in jeder erwünschten Potenz, bekannt für Nervenverletzungen, Steißbeinschmerzen, Quetschungen oder Depressionen.

Die Wirkung all dieser unterschiedlichen Zubereitungsarten ist völlig unterschiedlich.

Wenn du es nicht glaubst, probiere es aus!

Die oben genannten Kapseln zum Beispiel machen bei mir gar nichts, obwohl ich eine starke Neigung zu depressiven Phasen habe.

Ein Tee ist ein nettes Ritual und hat natürlich auch eine positive Wirkung, aber ein homöopathisches Mittel in einer C 30 oder C 200 ist wie eine Rakete dagegen.

Ist es sorgsam gewählt und gut getroffen, vermag es mich innerhalb kürzester Zeit aus so einer Phase herauszuholen, weil es mich immer befreit, entlastet oder eine Erkenntnis möglich macht.

Meine Idee der Homöopathie ist die: Wenn ich ein gut passendes Mittel (ob es das beste ist, weiß man nie) gefunden habe, das viele Symptome und Besonderheiten dieses Menschen abdeckt, und ich gebe dieses als dynamische Information in den lebendigen, höchst komplexen Organismus, der in dem Moment eine große Ähnlichkeit mit dieser Energie/Information hat, kommt es zu einem »Erkennen« und zu einem »Erinnern«.

Es ist so, als ob der Körper und die Seele aus einem Dornröschenschlaf geweckt würden oder als ob das Ursprüngliche wieder freigelegt würde.

Es ist nicht ungewöhnlich, dass plötzlich Absonderungen, Wutausbrüche oder Tränen sich Bahn brechen, die jahrelang unterdrückt wurden, dass Entscheidungen mit einer Klarheit und Entschlossenheit gefällt werden, die vorher unvorstellbar waren, dass eine große Schwermut sich mit einigen Gaben Aurum, Natrium oder Causticum auflöst, als wäre sie nie da gewesen.

Rosina Sonnenschmidt sagt dazu: »Wir müssen den Organismus aus den alten krankmachenden Mustern herausholen und in die Ordnung führen. Heilung ist Ordnung.«

Und genau so scheint es mir zu sein: Als wenn das Mittel die entscheidende Störstelle findet und den Hebel bewegt, der den Körper veranlasst, etwas Neues zu tun, etwas Besseres, etwas Effektiveres.

Und das hat Auswirkungen auf das gesamte System.

Auf mentaler und emotionaler Ebene ist es tatsächlich so, dass man plötzlich wieder mehr Möglichkeiten und Wege als Probleme und Hindernisse sieht, dass von irgendwoher neue Kräfte sich entfalten. Die Wahrnehmung verändert sich. Ruhe kehrt ein. Man muss es einfach selbst erfahren.

Schon Hahnemann betonte als Ursache einer Krankheit die »dynamische Verstimmung der Lebenskraft«, die bei der Homöopathie nicht geschwächt, sondern geschont werden müsse.

Das würde ich so unterschreiben. Die Umstände wie Ernährung, Schlaf, soziale Beziehungen, berufliches Wirken, Ruhe, Bewegung, Balance, Glaubenssätze und noch vieles mehr sind entscheidend für Vitalität, Gesundheit und Glück.

Willst du, dass ein Mittel optimal wirkt, sorge für möglichst optimale Rahmenbedingungen: Schütze dich, sorge für dich, denke und handle selbstständig, übernimm Verantwortung!

Der Einfluss der Gene auf die Gesundheit ist nicht so stark wie bisher angenommen und stärker beeinflussbar als vermutet.

Auf dieses Ruhekissen können wir uns nicht mehr legen.

Die Forschung der Epigenetik und auch der Quantenmedizin zeigen, dass wir mit unserem Denken und Handeln beeinflussen können, ob Gene sich »ein- oder ausschalten«.[78]

Teil drei
Homöopathische Arzneimittelbilder

Einleitung

»Heilung ist keine rein persönliche, sondern eine weltliche Angelegenheit.«

Anodea Judith[79]

Wie die Homöopathie Kassandra helfen und heilen kann

Ich möchte betonen, dass dies meine ganz persönliche Sichtweise ist, mein erworbenes Wissen und meine Erfahrung zu diesem speziellen Thema. Andere Homöopathinnen und Anwenderinnen mögen andere Erfahrungen gemacht haben oder zu anderen Erkenntnissen gekommen sein.

Denn bei der Heilung sind zwei Dinge ganz wesentlich: das Bewusstsein und das Ziel, das ich verfolge.

Wie du siehst, bin ich noch nicht ganz geheilt: Ich sichere mich mit dieser Aussage vorsichtshalber noch mal ab. Das macht der Zweifel so. Er stapelt tief, trifft Vorkehrungen, entschuldigt sich schon im Voraus.

Ich beschreibe hier die Mittel, die in meiner Praxis am häufigsten bei dieser Thematik vorkommen oder die ich selbst als sehr hilfreich erlebt habe.

Ich habe sie alle im Rahmen dieser Studie über den Zweifel, die Minderwertigkeit und die Hemmung selbst eingenommen und intensiv studiert. In der Regel habe ich bis zu vier Wochen gebraucht, um die Botschaft der Arznei wirklich zu verstehen.

Es gibt natürlich noch viele andere, die auch infrage kommen könnten.

Wenn du aber jetzt genau dieses Buch liest, ist es sehr wahrscheinlich, dass eines von ihnen »deins« ist. Wahrscheinlich sogar mehrere.

Es muss nicht alles perfekt passen. Bei jedem Mittel gibt es Aspekte, die für einen gar nicht stimmen und welche, die eine starke Übereinstimmung aufweisen.

Aber glaube mir: Wenn du eines »deiner« Mittel gefunden hast, so wirst du das spüren. Lies aufmerksam, wie ein Spürhund!

Je mehr du ein Gefühl von »Nach-Hause-Kommen« hast, ein »Aufatmen«, eine neue Erkenntnis, Glücksgefühle aus dir selbst heraus oder eine nie erlebte Leichtigkeit, Freude oder Zustimmung, desto näher bist du an deiner Heilung dran, egal, was der Körper noch so macht. Der Körper ist immer etwas langsamer und träger auf dem Heilungsweg und braucht unter Umständen noch etwas länger als der schnelle Geist.

So habe ich zum Beispiel viel von der mütterlichen Pulsatilla und habe es auch schon öfter gebraucht. Aber ich wollte nie schwanger sein, was für Pulsatilla das größte Glück ist, und bin überhaupt kein Familienmensch. Als Frau ordne ich mich eher bei Sepia ein, sehe aber aus wie Calcium oder Pulsatilla.

Diese beiden haben mir bei meinen Beschwerden und Sorgen in meiner momentanen biografischen Phase aber selten gut geholfen. Am tief greifendsten gewirkt haben bei mir Causticum, Natrium, Psorinum und Sepia, aber früher auch schon Arsen …

Ganz so einfach ist es also nicht, und das ist auch der Grund, warum in der Homöopathie vor allem die Erfahrung und das genaue Repertorisieren eine wichtige Rolle spielen.

Viele Mittel sind eng miteinander verwandt und haben Gemeinsamkeiten oder Ähnlichkeiten, zum Beispiel Causticum und die

»Carbonicums« (Kalium carbonicum, Calcium carbonicum, Natrium carbonicum, Magnesium carbonicum) oder die Depressionen von Natrium und Sepia.

Die Übergänge sind fließend.

Entscheidend ist, wo die stärkste Resonanz zu spüren ist, die stärkste Reaktion oder Emotion beim Lesen. Damit würde ich beginnen.

Je älter du bist, desto wahrscheinlicher ist es, dass eine Serie von Mitteln erforderlich ist, vom Schweren zum Leichteren (Arsenicum album, Carcinosinum und Causticum greifen beispielsweise tiefer als Calcium, Sulfur oder Pulsatilla).

Oder du gehst vom akuten Geschehen langsam zum Kern deiner Sorgen.

Ähnlich wie bei einer Zwiebel müssen wir manchmal Schicht um Schicht unserer Pathologie, Verkrustungen und Schutzmäntel lösen. So wie ich beim Schreiben in einen echten Prozess gekommen bin, wirst auch du beim Lesen und Einnehmen der Mittel in einen ganz individuellen Prozess kommen.

Am besten wäre natürlich, du hast eine erfahrene Homöopathin an deiner Seite. Das möchte ich dir vor allem dringend raten, wenn du eine Grunderkrankung hast oder grundsätzlich sehr unsicher und instabil bist.

Ich empfehle dir, zunächst das Buch von vorne nach hinten zu lesen, damit du ein Gespür für einen Heilungsverlauf bekommst und den roten Faden nicht verlierst. Es wird dich motivieren, dranzubleiben, denn die letzten Mittel haben es in sich, was Versöhnung und Befreiung betrifft.

Und dann lass dich darauf ein, erforsche dich und gib dich diesem Prozess hin.

Danach kannst du es als »Nachschlagewerk« benutzen. Je nach Lebensphase sind andere Themen für dich wichtig.

Du kannst auch die Fläschchen mit den infrage kommenden Mitteln einzeln im direkten Vergleich (bei geschlossenen Augen) in die Hand nehmen und fühlen, welches sich am besten anfühlt. Das funktioniert bei vielen sehr gut.

Dabei besteht allerdings die Gefahr, dass du das Mittel, das dich in deinen Schatten führen würde, ablehnst.

Ein Mittel hat immer Licht- und Schattenseiten, Potenzial und Problem, einen heilen Aspekt und eine Beschreibung der Pathologie (Krankheitsgeschehen). Die Pathologie kann als Mangel, Schwäche, Überreaktion oder Extrem deutlich werden. Das Potenzial kann schon sicht- oder spürbar oder noch tief im Unbewussten versteckt sein.

Zu Beginn beschreibe ich Allgemeines und eher die Pathologie oder aus der Balance geratene Aspekte, am Ende die Heilungsmöglichkeiten mit dem Mittel. Natürlich sind die Beschreibungen zur Verdeutlichung und Abgrenzung gegeneinander etwas überzeichnet.

Ich habe versucht, bei jedem Mittel das größte Hindernis und die größte Gabe auf dem Weg zu Selbstliebe und Selbstverwirklichung herauszuarbeiten. Je intensiver und bewusster du dich mit einem Mittel beschäftigst, desto stärker sind die Erfahrungen und Heilungsmöglichkeiten.

Ich empfehle zusätzliche Lektüre und Vorträge, schau mal beim Narayana-Verlag oder dem Verlag Homöopathie und Symbol.

Bist du dir unsicher, hilft oft die Beschreibung der rein körperlichen Symptomatik:

Wenn ich erkranke, an welcher Stelle/an welchem System ist das am ehesten? Im Verdauungstrakt, an der Wirbelsäule, der Haut, der Harnblase? Der Körper zeigt uns sehr zuverlässig, was die Seele gerade zur Heilung benötigt.

Wenn du eine akute oder chronische Erkrankung hast, rate ich von einer Selbstbehandlung ab.

Das übliche Vorgehen ist, sich an das Ähnlichkeitsgesetz von Hahnemann zu halten. Das heißt: Ich wähle das Mittel, mit dem ich im Moment die stärkste Ähnlichkeit habe, wie oben beschrieben.

Du kannst aber auch einmal ein »Gegenmittel« nehmen oder eines, das du ablehnst. Stößt dich zum Beispiel die Überheblichkeit von Lycopodium sehr ab oder kannst du den Ausdruck eines Natrium-Menschen nicht ertragen, kann es ein sehr lohnendes Experiment sein, genau diese Mittel zu erforschen.

Unter Umständen entdeckst du Schattenanteile oder auch Geschenke in dir, von denen du nicht wusstest, dass du sie hast.

Dir fehlt die Hingabe oder Wärme einer Pulsatilla-Frau?

Prüfe, was Pulsatilla mit dir macht!

Du willst dich einmal genährt fühlen oder deinen Hunger und deine Bedürftigkeit erforschen?

Dann widme dich der Löwenmilch oder Calcium carbonicum.

Dich lockt das Künstlerische von Staphisagria, du hast aber Angst vor dem Zorn?

Trau dich!

Selbst wenn du mit der Homöopathie gar nichts anfangen kannst, können dir diese »Psychogramme« helfen, Klarheit und Verständnis für dich selbst zu erlangen.

Im Folgenden benutze ich die Namen der Mittel wie eine Person: »Causticum trägt die Schwere der Welt.« Das ist in der Homöopathie so üblich und macht das Schreiben und Lesen einfacher. Das bedeutet dann, »Menschen, die dem Mittelbild von Causticum entsprechen, tragen gefühlt die Schwere der Welt.«

Mögliche Reaktionen nach der Einnahme

> *»Man zündet auch nicht ein Licht an und setzt es unter einen Scheffel, sondern auf einen Leuchter. So lasst euer Licht leuchten vor den Leuten.«*
>
> *Aus der Bergpredigt Jesu*

Mögliche Reaktionen nach der Einnahme

Wenn du ein Mittel nimmst, das deinem Wesen entspricht, ist es, als ob du in den Spiegel schaust und Dinge siehst, die du vorher noch nicht gesehen hast: Schönes und Erschreckendes, aufregend Neues, vergessenes Altes und ewig Wiederkehrendes.

Wie von einer Taschenlampe werden Ecken erleuchtet, die noch nie oder selten Licht gesehen haben.

Die Energie und das Wesen des Mittels machen sich quasi in dir auf die Suche nach deinen ungeheilten Wunden, unerlösten Ängsten, ungefühlten Emotionen und deinem bis dahin nicht bewussten oder nicht genutzten Potenzial, nach all deinem Ballast und »Müll«, deinen Geschenken und leuchtenden Diamanten.

Folgende Reaktionen nach Mitteleinnahme sind möglich:

- Verbesserung oder Verschlechterung der Symptomatik
- intensive Träume
- veränderter Schlaf

Veränderung der Lebenskraft oder -lust
veränderte Wahrnehmung
emotionale Reaktionen, Gemütsbewegungen (Wutausbrüche, Tränen, Erleichterung)
Ausscheidungsreaktionen des Körpers (Haut, Schweiß, Darm, Blase, Vagina, Augen, Ohren, Nase, Rachen).

Reaktionen sind nicht immer lustig oder schön, oft auch ganz unerwartet oder ungewöhnlich. Du brauchst offene Neugierde und die Bereitschaft, Licht und Schatten anzunehmen. Das Schlimmste, was passieren kann, ist, dass nichts passiert.

Das erlebe ich sehr selten, kommt aber vor.

Werde zur neutralen Beobachterin und versuche, aus der Bewertung herauszugehen. Du wirst auch nicht alles verstehen und erklären können.

Gewöhne dich daran!

Ein homöopathisches Mittel ist eine Information, keine nennenswerte Substanz, und funktioniert nach dem Resonanzprinzip. Daher kann ein Mittel nichts mit dir machen, was nicht schon in dir war.

Wenn du nach der Einnahme zum Beispiel eine große Erschöpfung, Trauer oder Wut spürst, dann hat das Mittel quasi »wachgerüttelt«, was tief in dir ist. Das will angeschaut und akzeptiert, um dann erlöst und geheilt zu werden.

Wenn du starke Absonderungen oder ungewöhnliche Körpergerüche bekommst, hat das Mittel etwas gelöst und nach außen gebracht.

Es gibt ganz klare Heilungsgesetze, die zeigen, ob der Organismus in die »richtige Richtung« marschiert:

1. Heilung geht von innen nach außen.
Daher freue ich mich auch immer so, wenn Patientinnen von Ausscheidungen, Blutungen, Schweiß, Emotionen, Tränen, Wutausbrüchen, Träumen, Hautausschlägen oder gar Fieber berichten. Das zeigt, dass im Körper etwas in Bewegung gekommen ist und nach außen kommt oder kurz davor ist.

Es gibt keinen Grund zur Sorge, wenn so etwas passiert. Aber natürlich muss der Leidensdruck abgefragt und berücksichtigt werden.

Meine Erfahrung ist, dass die Angst meist viel größer ist als der reale Leidensdruck, und wenn man Patientinnen erklärt, was vor sich geht, kommen sie auch mit starken Reaktionen sehr gut klar.

2. Heilung geht von oben nach unten.
Das bedeutet, zuerst heilen die Symptome am Kopf, dann am Rumpf, zum Schluss an den Füßen.

Dazu muss ich sagen, dass es manchmal auch anders ist. Das erste und das dritte Heilungsgesetz scheinen mir Priorität zu haben.

3. Heilung geschieht in umgekehrter Reihenfolge des Erscheinens.
Zuerst heilen die akuten und neueren Symptome, zum Schluss die chronischen, alten Geschichten.

Oft fängt der Körper schon beim Lesen an zu »arbeiten«. Ich habe es auch schon öfter erlebt, dass Klientinnen sagen »Komisch, seit wir telefoniert haben oder den Termin ausgemacht haben, ist schon einiges in Bewegung geraten. Es geht mir schon besser.«

Der Geist arbeitet dann schon mal vor.

Am besten, du lässt mögliche Reaktionen ganz entspannt auf dich zukommen, beobachtest, anstatt zu bewerten, freust dich über das Potenzial und umarmst den Schatten.

Meine ganz wichtige Erfahrung ist:

Wo dich ein Mittel hineinführt, da führt es dich auch wieder heraus, wenn du bereit bist, anzunehmen, was sich zeigt. Du brauchst nur ein wenig Geduld.

Ich wünsche dir in diesem Kapitel eine spannende und erkenntnisreiche Reise durch die Welt der Homöopathie, ein ganz eigenes Universum der Selbsterkenntnis und Transformation.

Möge sich dein Verstecken, Vermeiden und Verzichten in Freude, Begeisterung und Leidenschaft verwandeln und dein Zweifel und Zögern in mutige Spontaneität und strahlende Präsenz.

Potenzen und Dosierungen

Kassandra kennt sich aus und vertraut ihrer Intuition.

Folgendes solltest du zu den verschiedenen Potenzen wissen:

Meine persönliche Lieblingspotenz zum Einstieg ist die C 30.

Manchmal nehme oder verordne ich auch gleich die C 200.

Das sind für mein Verständnis mittlere Potenzen, die sich auf den Körper, das Gemüt und das Unterbewusstsein auswirken.

Sie stellen ein Gleichgewicht im Nervensystem wieder her und haben einen funktionellen Schwerpunkt: Es geht nicht so sehr um die Strukturen an sich, sondern darum, dass im Körper wieder etwas in Bewegung kommt, ins Fließen und in besseres Funktionieren.

Es wird quasi eine neue Ordnung wiederhergestellt und die unterschiedlichen Abläufe untereinander harmonisiert.

Viele Menschen haben Angst vor diesen hohen Potenzen. Da ich sehr viel Erfahrung mit diesen und höheren Potenzen habe, kann ich mit großer Sicherheit sagen: Diese Angst ist nicht angebracht.

Im Gegenteil: Für mein Empfinden wird die Wirkung zwar tiefer, aber auch subtiler, weniger belastend für den Körper.

Funktioniert ein Mittel sehr gut und irgendwann nicht mehr, kann man höher gehen: C 1000 (M) und C 10 000 (XM).

Der Homöopath und Psychotherapeut Philip Bailey arbeitet sehr erfolgreich vor allem mit XM-Potenzen.

Je höher man mit den Potenzen geht, desto stärker gibt es eine Wirkung im psychischen und energetischen Erleben. Je älter das auslösende Ereignis zurückliegt und je mehr die Problematik im gesamten Familiensystem steckt, desto eher benötige ich höhere Potenzen.

Diese eignen sich aber wegen möglicher verborgener Traumata nicht gut für die Selbstbehandlung.

Bei D-Potenzen habe ich persönlich immer den Eindruck, dass der Impuls für die Psyche nicht stark genug ist. Diese tiefen Potenzen wirken vor allem auf den körperlichen Bereich.

Aber das kann man natürlich ausprobieren. Jede reagiert da anders.

C-Potenz heißt, dass die Ausgangssubstanz im Verhältnis 1 zu 100 verdünnt ist (zum Beispiel ein Tropfen Urtinktur mit 99 Tropfen einer Alkohol-Wasser-Lösung).

Bei einer C 30 fand dieser Vorgang 30-mal statt. Dazwischen wird kräftig verschüttelt, wodurch das Mittel eine Dynamisierung, eine andere, höhere Energie bekommt.

Eine D-Potenz hat das Verhältnis 1 zu 10. Bei einer D 6 wurde 6-mal in diesem Verhältnis dynamisiert.

Typischerweise werden hier eine D 6, D 12 oder D 30 eingesetzt. Diese Potenzen haben sich für die Hausapotheken bewährt.

Das »Zuckerkügelchen« ist nur die Trägersubstanz für die so hergestellte Arznei. Das Verdünnen war damals nicht neu, wohl aber das Potenzieren. Hahnemann hat dies intuitiv so gemacht und die Wirkung war einfach überzeugend.

Ich habe aber grundsätzlich die Erfahrung gemacht, dass die Potenz anfangs nicht so entscheidend ist, sondern das Mittel und die Häufigkeit und Dauer der Gabe.

Man spürt sehr schnell, ob ein Mittel gut zu einem passt oder eher nicht.

Außerdem ist es sehr wichtig, mit welcher Achtsamkeit, Absicht und Bewusstheit ich das Mittel nehme.

»So nebenbei« findet Heilung nicht statt. Man sollte dem Körper und dem Gemüt Zeit und Raum geben.

Manchmal reicht es bei mir schon aus, ein Mittel intensiv zu studieren in einem Seminar, einem Buch oder Audio-Vortrag.

Einige tragen das Mittel auch zunächst nur bei sich, stellen es sich auf den Nachttisch oder legen es unter das Kopfkissen.

Man kann ein Kügelchen auch in Wasser auflösen und es schluckweise nehmen.

Nutze deine Kreativität!

Wenn es sich um ein grundsätzliches Thema handelt wie hier um einen Aspekt der Persönlichkeit, braucht man das Mittel nicht häufig einzunehmen, sondern eher über einen längeren Zeitraum.

Man kann zum Beispiel 1–3 Tage hintereinander eine Gabe = ein Kügelchen (das reicht!) nehmen und dann abwarten, was im Leben, am Körper, im Denken und Fühlen, Schlafen und Träumen passiert.

Am besten führt man dazu ein Tagebuch.

Dies wird dann bei Bedarf wiederholt.

Eine andere Möglichkeit wäre, das Mittel 1- bis 2-mal pro Woche zu nehmen, je nachdem, wie stark man auf solche energetischen Impulse reagiert.

Man kann eine Arznei auch nur bei Bedarf nehmen, zum Beispiel in einer Krise, bei neuen Herausforderungen oder in einer Phase des Zweifels.

Eine einzige Gabe reicht meiner Erfahrung nach nicht aus, zu sehr stecken wir in unseren alten Mustern fest, als dass das ausreichen würde.

Wir können unsere »Festplatte« nicht mit einem Klick löschen. Dort hat sich einfach zu viel angesammelt.

Wir sollten uns eher an der Natur orientieren: Das Wachstum eines Embryos oder Baumes, die Reifung einer Frucht, die Metamorphose von der Raupe zum Schmetterling, all das benötigt Zeit. Und genau so ist es mit der Heilung. Es ist ein schöner, spannender und auch schmerzhafter Prozess, in dem Altes geht und sich Neues entfaltet.

Die Dauer richtet sich danach, wie lange es einem gut tut oder man das Gefühl hat, dass sich etwas verändert, dass man lernt, heilt, wächst oder loslässt.

Wenn Reaktionen unangenehm werden, heißt das nicht, dass das Mittel dann nicht mehr passt. Es kann auch sein, dass du dann deinem »Schatten« begegnest, also alten Gefühlen, Verletzungen oder Anteilen von dir, die du selbst ablehnst oder nicht fühlen möchtest.

Ziehe diese Möglichkeit immer in Betracht und studiere die Wirkung des Mittels noch eine Weile mit der Bereitschaft, auch das zuzulassen.

Es hat sich gezeigt, dass 4–6 Wochen eine gute Zeitspanne ist, um ein Mittel wirklich zu verstehen und zu verdauen.

So lange dauert auch der Zyklus der Frau oder eine Mondphase. Es ist also ein sehr natürlicher Rhythmus, wenn du empfänglich für so etwas bist.

Einige Themen brauchen aber auch Monate oder Jahre.

Sepia officinalis

Sepia officinalis: Die entwürdigte, verletzte Kassandra

Potenzial: Die selbstbestimmte Kriegerin

Substanz:
Tintenfisch, getrocknetes Sekret der Tintendrüse

Sepia gehört zum Tierreich und dort zu den Meeresmitteln. Das Tierreich ist gekennzeichnet durch Konkurrenz, Wettbewerb, Hierarchie, Überlebenskampf und Dominanz. Bei den Meeresmitteln geht es um Gefühle, vor allem Verlassenheitsgefühle.

Da die Tinte, die früher von Kunstmalern verwendet wurde, unter anderem Kalium, Kalzium, Natrium, Eisen und Magnesium enthält, gibt es eine Ähnlichkeit zu den Mineralien.

Das Drama von Kassandra finden wir wohl am ehesten bei Sepia wieder.

Es gibt eine tiefe, alte Kränkung. Der Zweifel rührt von einem Gefühl, nicht gesehen, gehört, verstanden, respektiert, ernst genommen oder wertgeschätzt zu werden.

Dies erlebt Sepia in der Familie, in der Partnerschaft, bei der Arbeit oder in einer sozialen Gruppe. Sie fühlt sich oft nicht dazugehörig, irgendwie »anders«.

Bei ihr geht es viel um verletzte Würde. Die ist ihr sehr wichtig.

Sylvia Hiener beschreibt ein Beispiel in ihrem Buch »Der homöopathische Seelenspiegel«.

»Genau darin erleben wir die Sepia-Tragödie: Ihre subjektive Wahrnehmung wird vom Tisch gewischt, als verrückt abgestempelt, nur weil man sie nicht mit den üblichen wissenschaftlichen Methoden nachweisen kann. Viele dieser Frauen haben daraufhin entschieden, zu keinem Mann mehr in die Therapie zu gehen, weil sie es leid waren, sich ständig verteidigen oder beweisen zu müssen. Diese Entwürdigung des Weiblichen in uns beginnt nicht erst bei der Vergewaltigung.«[80]

Oft begegnet ihr Arroganz, Willkür, Selbstgefälligkeit und Unverständnis.

Immer noch höre ich oft von Frauen, dass sie unhöflich bis herablassend behandelt werden, wenn sie eine eigene (andere) Meinung haben, unbequeme Fragen stellen oder den Dingen auf den Grund gehen wollen. Das erleben sie beim Arzt, bei Vorgesetzten, auf Behörden.

Dies aber ist das Lebensgefühl einer Sepia-Frau, der »Amazone«: Sie muss sich ständig beweisen, verteidigen oder verleugnen. Und sie leidet darunter. Es ist nicht so, dass sie irgendein erhabenes Gefühl dabei hätte. Es ist eher ein Reflex, eine Notwendigkeit.

Sie ist selten entspannt, oft im Kampfmodus. Es ist ein inneres Programm. Darunter verbirgt sich natürlich eine starke Wunde und die Sorge vor einer erneuten.

Irgendwann gab es eine tiefe Verletzung des Seins, des gesunden Exhibitionismus, der freien Entfaltung oder sogar der Würde. Vielleicht wurde ihr zu häufig das Wort verboten, sie wurde beschämt, ausgelacht, zurückgewiesen, einige sogar verprügelt. Sie war zu laut, zu frech, zu klug.

Vielleicht hat sie auch einfach nur gespürt, dass sie besser den Mund hält, sich anpasst, sich klein macht.

Entweder geht sie Situationen einer möglichen Verletzung, Entwürdigung, Erniedrigung oder Beschämung zukünftig aus dem Weg oder sie wappnet sich: Sie bereitet sich vor, hat ein Konzept, einen »Schlachtplan«.

Sie ist überaus clever.

Sie ist bekannt für überschießende Verteidigungsreaktionen.

»Sie hütet ihre Gefühle, aber nicht ihre Zunge«, schreibt Willibald Gawlik in seinem Buch »Arzneimittelbild und Persönlichkeitsporträt«[81].

Sie nebelt sich dann unter Umständen mit ihrer »Tinte« ein und wird unnahbar. »Mich verletzt keiner mehr.«

Oder sie zieht ihr Schwert. Verbal und wenn es sein muss, auch körperlich.

Sie ist wie Pulsatilla ein Archetyp des Weiblichen. Sie ist die »Kriegerin«, Pulsatilla die »Mutter«.

Es ist wichtig zu verstehen, dass es sich um eine wirklich dramatische Verletzung handelt, um einen tiefen Schmerz der Persönlichkeit. Manchmal ist es auch einfach das Wissen um die Aussichtslosigkeit. Und dann fühlt sie sich ohnmächtig.

Diese Angst oder Ohnmacht macht Sepia auch so empfindlich gegen Kritik. Sie versucht, sie zu verhindern, oder weist sie zurück.

Wenn ein Mensch sowieso schon selbst an seinem Sein zweifelt, ist jede Form von äußerer Kritik einfach unerträglich.

Ihre Selbstzweifel gehen so weit, dass sie oft den eigenen Körper verachtet, ihn als hässlich oder entstellt empfindet.

Dies projiziert sie häufig auf andere Frauen, indem sie diese intensiv begutachtet und bewertet und sich mit ihnen vergleicht. Dann arbeitet sie härter an sich, teilweise verbissen.

In diesem Fall von Selbstentwertung hat sie in der Regel auch Abneigung gegen eine Beziehung und Sexualität.

Ist die Sepia-Frau dagegen in Balance, hat sie ein tolles Körpergefühl und ein friedliches Verhältnis zu ihrem »Tempel«. Sie macht kein großes Thema daraus, pflegt sich, treibt gerne Sport und genießt ihren Körper einfach, auch erotisch.

Sie mag grundsätzlich Bewegung, Sport und Tanz, gerne auch intensiv und kraftvoll.

Sie ist häufig in Pferde-Communitys zu finden.

Sie hat ein extrem großes Verlangen nach Unabhängigkeit, Freiheit und Selbstbestimmung. Ihre eigene Identität ist ihr sehr wichtig.

Ich soll als Kind oft gesagt haben »Ich kann leine!«, wenn mir jemand etwas abnehmen oder mir helfen wollte. Ich war lieber für mich, wollte alles unbedingt alleine schaffen und habe mich eigentlich nur auf mich selbst verlassen. Erwachsenen habe ich nicht wirklich getraut.

Sepia hat einen starken Forschungs- und Vorwärtsdrang. Sie macht sich zum Beispiel selbstständig, hat eine Führungsrolle, verdient ihr eigenes Geld. Sie hat viel »männliche Energie«, viel Yang, Tatendrang und Abenteuergeist. Sie sucht ihre Bestimmung. Sich unterzuordnen oder Dinge zu tun, die ihr falsch, sinnlos oder überflüssig erscheinen, fällt ihr extrem schwer. Oft sind Sepia-Frauen kinderlos oder bekommen spät Kinder oder ziehen sie »so nebenbei« groß.

Sie gibt sich nicht zufrieden mit einer Rolle, die sie nicht selbst bestimmt hat. Sie weiß in der Regel, was sie will, und lässt sich nicht bevormunden. So mag eine Sepia-Frau zum Beispiel durchaus auch Familie und Hausarbeit, aber wenn sie nur noch Hausfrau oder Mutter sein muss, wird sie früher oder später missmutig und gereizt. Ein gewisser Spielraum muss vorhanden sein.

Diese Gereiztheit kommt besonders vor der Menstruation zum Ausdruck.

Es kann zu einer Abneigung gegen den Partner oder die eigene Familie kommen. Dann ist ihr schnell alles zu viel und zu eng.

Die »Hysterie« zu Freud'schen Zeiten ist wohl am ehesten eine Sepia-Pathologie:

Frauen, die aufgrund von Kränkung oder Verletzung Symptome entwickelt hatten, wurden mit dieser Form der Neurose betitelt.

Es gab abenteuerliche Erklärungsversuche zur Ursache, bis zur wandernden Gebärmutter, die am Gehirn klebe.

Der Neurologe und Tiefenpsychologe Sigmund Freud konnte vielen mit seiner Form der Hypnose und Redekur helfen und fand immer »zurückliegende peinliche oder kränkende Erlebnisse, woraufhin bestimmte Symptome verschwanden«.[82]

Zudem war die Rolle der Frau damals klar fremdbestimmt: Kinder, Küche, Kirche. Diese für Amazonen unerträgliche Situation führte viele Frauen direkt auf die Couch von Freud.

Die Sepia-Frau kann viel über Bewegung kompensieren, aber irgendwann braucht sie auch wieder ihre geliebte Freiheit und Selbstbestimmung.

Solange sie diesen Raum hat, ist alles gut.

Man kann sie mit einem Wildpferd vergleichen: Sie braucht die weite Ebene. Wird sie gefangen gehalten und eingesperrt, schlägt sie aus, bockt und wiehert. Sie ist dann regelrecht verwirrt und hat ein großes Potenzial für explosive Aggressivität und Zerstörung.

Sie ist stolz im gesunden Sinne und hat ganz klare Werte und Prioritäten. Verletze nicht ihre Würde! Dann wirst du früher oder später ihre Kriegerin kennenlernen. Sepia sinnt auf Rache, sie vergisst nicht.

Oft sind Partner/Partnerinnen verstört und wissen nicht, wie ihnen geschieht, wenn sie das erleben. Denn sie finden den Bezug zum auslösenden Ereignis nicht, das in der Regel eine Weile zurückliegt.

Manchmal weiß sie es selbst zunächst nicht, warum sie jetzt wegen der Socke auf dem Boden oder einer harmlosen Bemerkung ausflippt.

In der Tiefe hat sie eine große, oft nicht bewusste Angst vor Zurückweisung. Sepia traut sich nicht, sich zuzumuten. Sie kann alles alleine, sie braucht niemanden. Sie ist selbstständig und unabhängig. Aber manchmal braucht selbst eine Sepia-Frau jemanden, und das kann ihr dann sehr zu schaffen machen. Ihre Erfahrungen und Verletzungen haben dazu geführt, dass sie nicht loslassen kann. Dieses Lebensgefühl und die daraus resultierende Lebensgestaltung kosten ungeheuer viel Kraft.

Das kann durchaus die Form einer Depression annehmen.

Sepia hat zwar viel Feuer-/Schütze-Energie, da sie aber viel gegen etwas oder jemanden kämpft, ist sie irgendwann erschöpft und reizbar.

Sie verachtet Schwäche, vor allem bei Männern. Sie sieht sich meist in Konkurrenz zu Männern.

Grundsätzlich gibt es häufig eine Dysbalance zwischen Anima und Animus, zwischen ihren weiblichen und männlichen Anteilen. Ist sie stark verletzt, schaut sie verächtlich auf den Animus und lässt das die Männer spüren.

Vielleicht war ihr Vater schwach. Vielleicht gab es zu viele (Kriegs-)geschwächte Männer in ihrem Familiensystem und die Frauen mussten alles alleine schaffen. Eventuell war aber auch ihre Mutter zu schwach gegenüber einem mächtigen oder tyrannisierenden Vater und dann will sie auf jeden Fall vermeiden, in eine ähnliche Situation zu geraten, und ist gegenüber Männern misstrauisch.

Hatte sie auf diese Weise schlechte Vorbilder in Sachen Männlichkeit, entwickelt sie ihren Animus zu sehr oder hält ihn zurück.

Oft haben Sepia-Frauen auch ein besonders enges Verhältnis zum

Vater. Dann teilen sie vielleicht eine Leidenschaft für Pferde, Sport oder eine politische oder philosophische Überzeugung.

Sehr häufig gibt es im gesamten System Geschichten von Missbrauch, Vergewaltigung, Gewalt oder Ahnungen davon. Denn hierüber wird ja oft nichts erzählt. Erschreckend viele Frauen berichten mir, dass ihre Mutter oder Oma vergewaltigt worden sei, meist zu Kriegszeiten.

Auch dies kann ein Grund für Ablehnung oder Verachtung von Männern sein, der natürlich oft ganz unbewusst ist und sich bis in eine Beziehung zieht und dort zu Konflikten führen kann.

Häufig gibt es auch einen Konflikt mit der Mutter. Es erscheint so, als wenn Mutter und Tochter eher in Distanz oder sogar Konkurrenz zueinander stehen und als wenn beide nicht zugeben könnten, dass sie einander brauchen und lieben.

Sepia ist nicht unbedingt diejenige, die Nähe, Kontakt und Berührung sucht. Manchmal ist die gesamte weibliche Ahnenreihe hart zu sich selbst oder sogar verbittert.

Vor allem aber verachtet sie Schwäche bei sich selbst. Sie kann es nicht ertragen, nicht in ihrer Kraft zu sein. Sie geht natürlich krank zur Arbeit und hat wenig Verständnis, wenn andere das nicht tun.

Sie urteilt dann schnell, hat nicht allzu viel Toleranz und extrem wenig Geduld.

Dies ist sicherlich ein großes Heil- und Entwicklungsfeld für sie.

Sepia legt wie Kassandra gerne den Finger in die Wunde, kann sehr analytisch und zynisch sein. Sie hat ein gutes Gespür für Wahrhaftigkeit und mag nichts unter den Teppich kehren. Da viele Menschen gerade das gerne tun, wird sie auch in solchen Momenten nicht gerne gehört. Hat sie einen diplomatischen Moment, kann sie damit wertvolle Beiträge leisten. Ist sie unausgeglichen, kann daraus eine heftige Auseinandersetzung entstehen.

Sie ist entsetzt über diese Welt, über Rücksichtslosigkeit, Egoismus, Willkür, Ungerechtigkeit, Unfreiheit, Oberflächlichkeit und Ausbeutung. Und sie ist nicht gewillt, das hinzunehmen oder zu ignorieren.

Sie engagiert sich so gut sie kann, hat dabei aber ein besseres Gespür für ihre Grenzen und Möglichkeiten als Causticum. Sie ist sehr realistisch und kann auch besser bei sich bleiben.

Sie liebt Herausforderungen, aber keine Überforderung.

Ist sie dagegen weitgehend gesund und erlöst, hast du eine wundervolle, verlässliche und treue Begleiterin, Freundin, Partnerin oder Chefin, mit der du Abenteuer erleben, kichern, schweigen, etwas bewegen und tiefsinnige Gespräche führen kannst.

Je mehr du sie in ihrem ganz individuellen Sein wertschätzt, desto mehr darfst du miterleben, wie sie in ihre Kraft kommt.

Mit Sepia wird aus der verletzten Kassandra die unabhängige Kriegerin oder Amazone, die ihren Platz einnimmt und keine Probleme hat, Verantwortung und Führung zu übernehmen.

Philip Bailey, der wie kein anderer Sepia verstanden und beschrieben hat, unterteilt Sepia in fünf Untertypen: die Hexe, die Tänzerin, die Kurtisane, die Xanthippe und die Abgestumpfte, wobei die letzten beiden vor allem das Ergebnis von Unterdrückung, Opferung und Verleugnung sind.[83]

Schließen möchte ich mit seinen ermutigenden, zauberhaften Worten: »Sepia-Frauen, die den Weg der Selbstentdeckung (oder Selbsterinnerung) bis ans Ende gehen, finden als Belohnung den Frieden und das Verständnis der Weisen Frau, die Freude der Tänzerin und die Befriedigung einer liebevollen Beziehung, in der die Partner nicht gebunden oder geschwächt sind.«[84]

Zentrale Themen bei der Sepia-Heilung sind für mich radikale Versöhnungsarbeit mit sich selbst und den Geschichten der Vorfahren, Mitgefühl und die Herstellung inneren Friedens.

Sepia hilft, wieder in die Mitte zu kommen, in die Balance: Die Mitte zwischen männlich und weiblich, Tun und Sein, Aktionismus und Hingabe. Die Arznei hilft, gnädig zu werden mit anderen und vor allem mit sich selbst, Anforderungen herunterzuschrauben, Druck und Strenge herauszunehmen. Die größten Herausforderungen sind, Schwäche, Bedürftigkeit und Verletzlichkeit willkommen zu heißen, zunächst bei sich selbst und dann auch bei anderen. Wenn sie vom Verurteilen zum reinen Beobachten kommen kann, Männern Schwäche, Hilflosigkeit oder Erschöpfung zugestehen kann, wird das für sie selbst eine große Erlösung sein. Die eigene Weiblichkeit und Männlichkeit gleichermaßen zu ehren, männlich und weiblich vielleicht auch neu oder überhaupt erst einmal zu definieren, ist ein sehr wichtiger Schritt.

Fragen, die du dir stellen kannst:

Wie sehe ich mich als Frau? Wie möchte ich mich als Frau sehen und erleben? Traue ich mich, meine eigene Definition zu leben? Habe ich den Mut oder die Motivation, aus der Rolle zu fallen, meine Masken abzulegen?

Wer sich auf einen intensiven Sepia-Prozess einlässt, sieht sich unter Umständen mit einem tiefen Einsamkeitsgefühl konfrontiert:

Denn das andere Ende der Freiheit ist Einsamkeit oder gar Isolation, wenn sie es zu toll treibt.

Ein Einsamkeitsgefühl, das von außen durch eine Beziehung nicht zu heilen ist, sondern nur von innen durch eine neue Verbindung mit sich selbst, der weisen Frau, dem eigenen Animus und dem Inneren Kind.

Sepia gibt dafür Verständnis, weicht auf. Sie erinnert uns daran, für und nicht gegen etwas zu kämpfen. Und vor allem für sich selbst zu kämpfen. Sie ist eine Unterstützung, den ureigenen Weg zu finden und zu gehen.

Natürlich machen das alle Mittel, aber bei Sepia ist das Thema besonders ausgeprägt und wichtig. Ihre Intuition ist sehr stark. Es braucht nur wieder eine bessere Verbindung mit ihr.

Sepia gibt Mut, sich zuzumuten. So wie sie ist.

Gibt es im Familiensystem dramatische oder traumatische Erlebnisse, empfehle ich unbedingt eine erfahrene Trauma-Therapeutin oder Aufstellungsarbeit in einem sicheren Raum. Ansonsten kann man Versöhnungsarbeit für sich selbst oder das Familiensystem wunderbar alleine praktizieren, aber es braucht Zeit und Übung.

Was Sepia mag: Sport, Pferde, Reiten, Tanzen, die Farbe Lila, bei zunehmender Heilung auch Rosa, Frauenbewegungen, Frauenbücher, Reisen, Natur, geistige Bewegung, niveauvolle Unterhaltung, kraftvolle, dynamische Musik, abwechslungsreiche Erotik.

Hinweise auf das Mittel:
Körperlich manifestiert sich die Sepia-Pathologie oft an der intimen Grenze: am Genital, am Mund, an der Haut und den Schleimhäuten: Ekzeme, Herpes, Ausfluss, Entzündungen, Juckreiz

Außerdem:
Menstruationsbeschwerden, prämenstruelles Syndrom
Wechseljahresbeschwerden
Leberthemen
Gefäßprobleme, gestaute Venen, Hämorrhoiden
Verstopfung
Harnwegserkrankungen
Gereiztheit
Erschöpfung
depressive Phasen
Abneigung gegen die Familie oder den Partner
Schwangerschaftsbeschwerden wie Erbrechen

Ähnlich sind:
Nux vomica (Reizbarkeit, Geschäftigkeit, Leberthemen), Causticum (Kämpferin und Gerechtigkeit, Erschöpfung, Depression), Natrium (Trauer, Depression, nicht erwiderte Liebe, Selbstbild), Lac felinum (Katzenmilch: Unabhängigkeit, Selbstbestimmung), Staphisagria (Verletzlichkeit, Demütigung)

Heilungssätze:

Ich darf mich zumuten.
Ich mute mich zu.
Ich übe, mich hinzugeben.
Ich gebe mich hin.
Ich darf hilflos sein.
Ich bin richtig, wie ich bin.
Mein Wert ist unabhängig von einer Leistung.
Ich bin am richtigen Platz, zur richtigen Zeit.
Ich bin bereit zu verzeihen.
Ich verzeihe mir und … aus tiefstem Herzen.
Ich kämpfe für …
Ich lasse den Widerstand los.
Ich achte und wertschätze meine weiblichen und männlichen Anteile gleichermaßen.
Ich heiße Schwäche willkommen. Bei mir und bei anderen.
Meine Wut und meine Verletzung sind alt. Ich kann sie jetzt gehen lassen.
Ich sehe mich.
Ich ehre mich.
Ich nehme jetzt mit Stolz und Freude meinen Platz ein.

Suche dir einen oder mehrere Sätze aus, die du fühlen kannst, und mache sie zu deinem Mantra. Sprich sie mehrmals täglich laut und leise. Verinnerliche das, was dir wichtig ist.

Benutze die Ich-Form, übe auch vor dem Spiegel und beginne mit

»Du«. Schaue dir dabei in die Augen.

Probiere auch es auch in der dritten Person: » … (dein Name) ist jetzt auf dem Weg zu sich selbst.«

Wie fühlt sich das an?

Carcinosinum

Carcinosinum: Kassandra hat sich geopfert

Potenzial: Selbstlosigkeit und Belastbarkeit

Substanz:
Nosode aus Brustkrebsgewebe

Carcinosinum ist wie Psorinum eine sogenannte Nosode. Das ist eine Substanz, die aus Erregern, Krankheitsmaterial, Sekreten oder bestimmten Stoffen wie Arzneimitteln, Impfstoffen oder Hormonen hergestellt wird.

Bei den Nosoden geht es um Verzweiflung. Wann immer eine Erkrankung oder Krise von einer Verzweiflung begleitet ist und von einem Gefühl von »es geht nicht vor und nicht zurück«, wenn es sich anfühlt wie ein unheimlicher Stillstand oder Teufelskreis, sollte man an eine Nosode denken.

Auch wenn im Leben alles schief und gegen einen zu laufen scheint, kann eine Nosode eine Wende herbeiführen oder ein Thema offen und klar darlegen.

Dies habe ich bei Carcinosinum, Medorrhinum, Tuberkulinum und Psorinum jeweils so erlebt.

Da diese etwas aufbrechen können, »aus dem Keller holen«, ist es empfehlenswert, eine Homöopathin oder kompetente Therapeutin an seiner Seite zu haben.

Es kann starke körperliche oder emotionale Reaktionen bewirken.

Es gibt überhaupt keinen Grund, Angst vor einer Nosode zu haben, im Gegenteil: Mit ihnen habe ich bei mir und in der Praxis die größten Durchbrüche erlebt.

Sie sind das magische Erfolgsgeheimnis in der Homöopathie.

Man könnte sagen, der »Schleier von Carcinosinum« entsteht durch Unterdrückung: von Potenzial, Persönlichkeit, Ausdruck, Gedanken, Gefühlen, Erotik, dem Immunsystem und körperlichen Sekretionen durch zum Beispiel Missbrauch von Medikamenten, Antibiotika, Cortison, Hormonen, Schlafmitteln, Antidepressiva.

Vieles wird nicht gelebt, nicht gefühlt, nicht erlaubt.

Carcinosinum spürt sich selbst oft gar nicht wirklich, und das wird meist erst durch die Gabe des Mittels deutlich. Zu sehr hat sie sich daran gewöhnt, beim anderen zu sein, Erwartungen zu erfühlen, zu erraten und zu erfüllen.

Sie spielt eine Rolle, in die sie hineingewachsen ist und wahrscheinlich auch musste, die sich aber schon wie eine eigene Persönlichkeit anfühlt. Mit Glück wird ihr das irgendwann klar: durch eine Erkrankung, durch einen Konflikt, durch wachsende Unzufriedenheit oder das drängende Spüren von eigenen Bedürfnissen.

Für sie ist es wichtig, sich selbst mehr zu spüren: durch Sport, Massagen, Berührung, Erotik und Sexualität oder durch ein Hobby wie Kochen, Handwerk, Handarbeit, Basteln oder Gartenarbeit.

Außerdem ist es sinnvoll, den eigenen Ausdruck zu üben durch Sprechen, Singen, Schreiben, Musizieren, Malen, Schauspielkurse. Carcinosin-Persönlichkeiten sind oft von Natur aus kreativ, künstlerisch, eher fein und sehr intelligent und begabt.

Also eine typische Kassandra.

Mit Carcinosinum kann sich die innere Blockade lösen: langsam wie ein Knoten, manchmal auch heftig mit einem Knall.

So wie bei einer Patientin, die sich das erste Mal traute, ihrem Chef gegenüber klar und deutlich ihre Meinung zu sagen. Sie wurde dabei sogar laut, was ihren Chef aber nicht irritierte, im Gegenteil:

Er fand das gut! Für sie war das lehrreich und ermutigend.

Dies ist ein sicheres Zeichen für Heilung: du traust dich, Neues zu tun und im Außen begegnet dir nicht mehr so viel Widerstand.

Manchmal ist es allerdings nötig, neue Verhaltensweisen etwas länger zu üben.

Entscheidend ist dabei, sich nicht entmutigen zu lassen und die Reaktionen der anderen auszuhalten. Das ist dann eine Weile ungemütlich und ungewohnt für alle Beteiligten, legt sich aber irgendwann mit zunehmender Übung und Entschlossenheit.

Denn darum geht es ja gerade: Die Meinung der anderen nicht zu deiner Angelegenheit zu machen, dich davon zu lösen, dich zu trauen, du zu sein mit allen Konsequenzen.

Wieder sicht- und hörbar zu werden, respektvoll aufzutreten und Respekt einzufordern.

Carcinosinum schluckt normalerweise viel, aus Angst, Resignation oder Gewohnheit.

Nun geht es darum, mehr zu »spucken als zu schlucken« und die eigene Wahrhaftigkeit auszudrücken und eine neue Lebendigkeit zu kreieren.

Viele merken auch nach der Einnahme, dass sie beruflich oder persönlich gar nicht an der richtigen Stelle stehen, dass sie keine Lust mehr haben, das zu machen, was sie immer gemacht haben, dass etwas Neues ruft, etwas, das lebendiger ist, aufrichtiger und ihnen mehr entspricht.

Manchmal entsteht ein richtiger innerer Aufruhr und es wird einem bewusst, was alles nicht gelebt wurde.

Es ist wie ein Befreiungsschlag oder ein Aufwachen, ein Erwachen nach langem Schlaf. Der Körper wird lebendiger, manchmal entstehen Hitze oder Absonderungen, wilde Träume. Es kann sich ein gewaltiger Schwall an Wut lösen. Oder ein lange schwelender Konflikt kommt an die Oberfläche. Carcinosinum ist harmoniesüchtig und hofft bei Konflikten auf die Zeit.

Sie gibt meistens nach, geht dem Problem aus dem Weg. Sie hat einen Mangel an Aggression und Wehrhaftigkeit und daher die typische Vermeidungstaktik. Im schlechtesten Falle ist sie auto-aggressiv und neigt zu selbstverletzendem Verhalten, bewusst oder unbewusst. All diese unterdrückten Gefühle, Worte oder Handlungen werden jetzt offensichtlich.

Kommt es dann zu den oben genannten Reaktionen, gilt es, sie in Ruhe anzuschauen und Schritt für Schritt aufzuräumen.

Überfordere dich dabei nicht!

Viele wagen eine Trennung, einen Umzug oder irgendeinen Neuanfang.

Kürzlich träumte ich nach einer Gabe C 200:

Eine mir bekannte Frau und ich stehen abends im Dunkeln vor meiner Tür.

Sie sieht mich eindringlich an, kommt mir ganz nah und sagt:

»Verwurzle dich mal wieder.«

Dann küsst sie mich und geht.

Etwas verwirrt bleibe ich zurück.

Zu dem Zeitpunkt war ganz wichtig, dass ich wieder im Hier und Jetzt ankomme und mich vollständig auf mich und meine neuen Bedürfnisse, Ideen und Pläne konzentriere.

Zu sehr ließ ich mich im Internet von anderen Konzepten, Inspirationen, Lehrern und Kursen ablenken. Das waren sehr gute und spannende Sachen, aber eben nicht meine. Es war Zeit, meine eigenen Quellen zu entdecken und anzuzapfen. Und das liebevoll und klar.

Außerdem hatte ich einen starken Mangel an Sinn und Freude. Ganz einfache Dinge wie kraftvolles Yoga und das Weitermachen an meinem Buch halfen mir schnell wieder auf die Beine. Brot backen und Marmelade kochen sind für mich auch immer erdende, heilende oder tröstende Tätigkeiten.

Bei Carcinosinum gibt es unter Umständen auch erotische Träume, schreckliche oder verwirrende, vom Reisen, Kofferpacken und Nicht-fertig-Werden, vom Suchen und Nicht-Finden.

Wie oft habe ich so etwas geträumt: Mein Koffer ist zu klein, ich bin zu spät, ich verpasse den Zug oder Flug, der Koffer kommt nicht mit, irgendwie ist alles chaotisch. Ich habe meine Begleiter oder die Orientierung verloren. Ich finde keine Toilette.

Kommt dir das bekannt vor?

»Diese Suche nach etwas, was sie nicht gehabt haben, könnte in der Rubrik ›Träume – Suchen jemanden; nach – ohne ihn zu finden‹ zum Ausdruck kommen«.[85] (Ja, das Repertorium ist sprachlich etwas »abgehackt«, man gewöhnt sich daran.)

Nicht Verarbeitetes, nicht Gelebtes wird hier geträumt.

Im Carcinosinum-Zustand fühlen wir uns abgeschnitten von der Welt, spirituell gesehen abgeschnitten von der Liebe oder Präsenz Gottes. Es ist das ständige Gefühl des »Getrenntseins«.

Das kann sich dann unter Umständen in einem Beziehungsproblem darstellen oder sich als Einsamkeits- und Verlassenheitsgefühl bemerkbar machen oder in die Sucht führen.

Es fehlen der Antrieb, die Freude, der Sinn.

Das kann eine tiefe Krise sein, zum Beispiel in der Pubertät mit der Frage »Wer bin ich?«. In der sogenannten Midlife-Crisis mit der Frage »Wozu bin ich hier? Was ist mein Sinn? Wo ist die Freude?« oder im Alter, wenn die Frage auftaucht »War es das jetzt wirklich? Soll das mein Leben gewesen sein? Was erwartet mich jetzt noch?«

Mit Carcinosin kommen wir an die Wurzel unseres Mangels und der Verunsicherung.

Es kann dich wieder tief mit dir selbst verbinden, in eine neue, vielleicht nie gefühlte, bedingungslose Selbstliebe hinein.

Dieses Gefühl kann sehr überwältigend sein. Du kommst dir selbst nah, sehr nah!

Viele dieser Persönlichkeiten haben Todessehnsucht, eine Art »romantische Todessehnsucht«, als wäre der Tod die ultimative Vermählung, eine Erlösung. Diese Sehnsucht kann bewusst oder auch gänzlich unbewusst sein.

Ich war früher zutiefst überzeugt: Wenn ich tot bin, ist alles gut. Bis dahin muss ich dieses komische Leben, das irgendwie ein großer Irrtum ist, durchhalten. Mir ging es genau so, wie Schiller es in seiner Ballade über Kassandra schreibt:

»Nur der Irrtum ist das Leben / Und das Wissen ist der Tod [...] Mir erscheint der Lenz vergebens / Der die Erde festlich schmückt / Wer erfreute sich des Lebens / Der in seine Tiefen blickt!«

Heute weiß ich, dass auch schon vor dem Tod alles gut sein darf. Ich muss mich nicht bis dahin quälen, aber ich muss meine Hausaufgaben machen. Sonst ist nämlich mit dem Tod auch nichts gut.

Ich beschreibe dieses Thema und dieses Mittelbild mit sehr viel Respekt, denn es sind oft alte, weise, verletzliche Seelen, die mich sehr berühren und die viel durchgemacht haben.

Da sie in der Regel sehr feinfühlig sind, wundert man sich häufig, wie gut sie Schicksalsschläge verarbeiten. Tief drinnen sind sie zäh. Oder sie haben sich damit abgefunden, dass es für sie in diesem Leben nichts Gutes zu erwarten gibt.

Sie opfern sich.

Es gibt die einen, die sofort kampflos aufgeben und schnell sterben: an ihrem Krebs oder an der Chemotherapie.

Es gibt die, die einen langen, harten Kampf führen und dann sterben, und es gibt die, die erkennen, dass es eine Lösung gibt, einen Heilungsweg, eine Umkehr.

Diese krempeln in der Regel ihr Leben völlig um und es ist spannend, dabei zuzusehen, wie viel Energie und Lebenslust frei werden können, wenn sich der Korken gelöst hat.

Natürlich bekommt nicht jede Carcinosinum-Persönlichkeit Krebs. Aber sie ist dafür anfälliger als andere.

Einige Patientinnen verschwinden nach der Diagnose Krebs oder wenn es schwierig wird von der Bildfläche, andere werden plötzlich munter, aktiv und selbstbestimmter. Sie recherchieren dann intensiv, fällen ihre Entscheidungen selbst und nehmen das Heft wieder in die Hand. Sie verlassen die Opferrolle.

Bei Carcinosinum und Krebs muss man auch immer an Krieg und Kriegsfolgen denken. Häufig gibt es in der Familiengeschichte dramatische Schicksale, die mit dem Krieg zu tun haben und noch nicht erlöst sind: erlebte Verbrechen, Schuld, Hunger, Flucht.

Dort gibt es noch Heilarbeit zu leisten. Dazu empfehle ich unbedingt die Bücher von Sabine Bode: »Kriegsenkel sind in ihrer Mehrzahl geprägt von einer außergewöhnlichen Loyalität gegenüber Mutter und Vater, nicht selten eine Loyalität, der sie ihre eigene Weiterentwicklung und ihre Wünsche nach Unabhängigkeit unterordnen.«[86] Nichts passt besser zu der Dynamik von Carcinosinum.

Viele dieser Menschen übernehmen heute immer noch zum Beispiel den Beruf, die Firma, die Praxis, den Hof oder die Pflege der Eltern völlig automatisiert, ohne eine Sekunde darüber nachzudenken, was sie selbst wollen und können.

Sie heiraten, bekommen Kinder, bauen ein Haus, weil die Eltern es auch genauso gemacht haben oder weil sie denken, dass es so von ihnen erwartet wird.

Viele Jahre später stehen sie oft fassungslos da, begreifen ihren eigenen Werdegang nicht, landen im Burn-out, in der Krise oder einer schweren Erkrankung.

Als Schlusswort steht bei Sabine Bode: »Viele Kriegsenkel werden lernen müssen, sich selbst wichtig zu nehmen und notwendigen heftigen Auseinandersetzungen mit den Älteren nicht länger aus dem Weg zu gehen. Grenzziehungen verlaufen selten ohne Konflikte. Aber sie schaffen eindeutige Verhältnisse und einen klaren Blick auf Prioritäten.«

Dies kann ich aus Gesprächen in der Praxis wirklich genau so bestätigen. Dieser Prozess ist meistens sehr schwierig und mühsam, aber notwendig und sehr befreiend.

Mein Mann zum Beispiel findet seine Ruhe in der Ahnenforschung, dem Aufsuchen von Orten seiner Vorfahren und dem »Zusammenweben von Lebensfäden«.

Auch sehr zu empfehlen ist der homöopathische Vortrag von Dr. Beate Latour und Andreas Krüger »Das Kriegsenkel-Trauma«.[87]

Als Schutzmechanismus entwickelt Carcinosinum häufig im Laufe des Lebens einen Perfektionismus, so wie Arsen, Silicea oder Natrium auch. Sie sind sehr genau, ordentlich, strukturiert, pünktlich und verlässlich.

Bei ihnen denkt man eher »Mach doch mal Blödsinn, sei doch mal leichtsinnig, hab doch mal Spaß.«

Sie empfinden das aber selbst gar nicht so. Sie wollen einfach ihre Sache gut machen.

Dafür wägen sie Handlungen und Worte sehr genau ab.

Der indische Homöopath Rajan Sankaran drückt es drastischer aus: »[...] dass das Überleben davon abhängt, dass man Aufgaben vollbringen muss, die man gar nicht vollbringen kann. Die Patienten strecken sich bis zum Äußersten in ihrer Hoffnung auf Erfolg, weil Versagen für sie Tod und Zerstörung bedeutet.«[88]

Versagen kann für jeden etwas anderes bedeuten: Scham, Angst oder eben auch existenzielle Bedrohung. In diesem starken Verlangen nach Kontrolle und Vollkommenheit sind die Carcinosinum-Persönlichkeiten natürlich sehr empfindlich für Tadel und Kritik. Ist man sich doch selbst schon der größte und strengste Kritiker.

Es ist ein von Ernsthaftigkeit und Verantwortung geprägtes Leben.

Erst nach der Einnahme der Arznei wird deutlich, wie sehr die Leichtigkeit und die Unbeschwertheit gefehlt haben. Dieses Erleben macht unter Umständen sehr dünnhäutig.

Es löst das Pflaster, das wir auf unsere Wunden geklebt haben: Es hat nie wirklich geheilt, nur alles zugeklebt.

Es kann ein tiefer Trauerprozess entstehen, in dem es darum geht, zu beklagen, was alles nicht sein durfte.

»Carcinosinum-Klienten fehlt die unbeschwerte Kindheit, in der eine freie individuelle Entwicklung stattfand.«[89] Das geht leider ganz vielen Menschen so. In jeder Generation aus anderen Gründen. Früher waren es Strenge, Gehorsam oder Kriegsnotwendigkeit, heute sind es Ehrgeiz und der Druck einer Leistungsgesellschaft und irgendwie bei erstaunlich vielen auch das Bedürfnis, sich »normgerecht« zu verhalten. Ich frage mich: Wann dürfen Kinder wieder Kinder sein? Kriegen wir das je hin?

Da ist dann Mitgefühl gefordert, von sich selbst und im besten Fall auch von anderen. Und Ermutigung, dass es nie zu spät ist.

Ich habe 60-, 70- und 80-jährige Patienten, die noch etwas nachzuholen haben und das anpacken. Die sich wieder verlieben, sich endlich von den Dogmen des Elternhauses lösen, verreisen, Träume leben.

Und das finde ich großartig!

Louise Hay hat mit 60 ihren Hay-House-Verlag gegründet und mit über 80 noch Bücher geschrieben und Kurse im Internet angeboten.

Sie hatte eine sehr traumatische Kindheit und überwand eine Krebserkrankung. Sie hat wie so viele große Persönlichkeiten aus der Not eine Tugend gemacht und mit ihrem Potenzial Tausende von Menschen unterstützt, und ihr Verlag tut das heute noch, mit ganz viel Liebe, Achtsamkeit und Respekt.

Bei Carcinosinum geht es also weniger um den Zweifel als mehr um eine Selbstverleugnung: Sie ist irgendwie gar nicht da. Zumindest ist sie nicht sie selbst. Und das ist ihr oft nicht bewusst.

Und sie wird auch tatsächlich nicht richtig wahrgenommen. Aber gleichzeitig geht man immer davon aus, dass sie da ist und ihre Aufgaben erledigt.

Man merkt es erst, wenn sie fehlt. Dann ist da ein großes Loch.

Es ist also klar, wie sie die Schleier lüften kann: zunächst durch wertfreie, radikale Bestandsaufnahme, mehr Bewusstheit für das eigene Denken und Fühlen. Im zweiten Schritt dann durch intensives Verzeihen und schließlich durch behutsames, beständiges Entdecken, Zulassen und Weglassen.

Es kann auch sein, dass du nach der Einnahme einen Putz-, Aufräum- oder Entsorgungswahn bekommst.

»Was bin ich? Was bin ich nicht? Was bleibt bei mir? Was kann weg?«

Ich habe nach der letzten Einnahme doch tatsächlich Fenster geputzt. Das passiert mir sonst höchst selten. Da fehlte wohl der klare Blick Sehr häufig geht es auch dem Keller, Kleiderschrank, Dachboden, den Aktenordnern, Schubladen, der Garage an den Kragen. Es ist wirklich faszinierend, wie häufig mir Patienten dann erzählen: »Ich räume auf, ich schmeiße weg.« Plötzlich, radikal und gründlich.

Das alte, starre, künstliche Gerüst stürzt ein, es entsteht eine neue, natürliche innere Ordnung mit größerer Freiheit.

Tanja Vieten und Michael Knorr schreiben in ihrem bereits erwähnten fantastischen Buch »Systemische Homöopathie mit Familienaufstellung«:

»Carcinosinum ist unabhängig von einer Tumorerkrankung eine Arznei, die zunächst den Menschen wieder zu sich selbst kommen lässt. Stellvertretern in der Aufstellung, denen Carcinosinum hilfreich zur Seite gestellt wurde, sagten: »Huch, mich gibt es ja auch noch. Ich habe das erste Mal das Gefühl, auch wer zu sein« oder »Es ist, als ob ein Schleier von mir genommen ist, und ich nehme mich wieder wahr. Ich glaube, ich will doch noch etwas vom Leben.«[90]

Das ist ein sehr intensiver, manchmal langjähriger Prozess, der sich aber lohnt, weil das Potenzial in der Regel sehr groß ist und der Weg dahin sehr spannend und aufregend.

Langweilig ist dann nichts mehr.

Du tust Dinge, die du noch nie getan hast. Du traust dich.

Am Ende wird eine schillernde Persönlichkeit aus dir herauskommen, die unterhalten, gestalten, führen, provozieren oder berühren kann.

Eine Patienten nannte das kürzlich »Ich bin gerade die beste Version meiner Selbst.«

Und einige Tage später: »Ich bin auf einem guten Weg, wieder zu fühlen. Das ist richtig cool. Danke!«

Oft beginnt dann auch ein spiritueller Weg, ein Weg nach innen mit völlig neuen Werten und Aufgaben.

Einer anderen Patientin, die sich das Rauchen abgewöhnen will, kann ich es im Gesicht ansehen. Nach zwei Wochen mit Carcinosinum, einer kleinen Atemübung und einigen Tipps für den Alltag sieht sie klarer aus, frischer, wacher.

Wo vorher Müdigkeit zu sehen war, kann ich jetzt Zuversicht entdecken. Und sie bestätigt es, indem sie sagt: »Es geht mir besser, ich schlafe besser, ich rauche weniger. Manchmal vergesse ich das Rauchen sogar.«

Es scheint so zu sein, dass solche »Anhaftungen« an Personen, Dinge oder Substanzen mit Carcinosinum nicht mehr erforderlich sind, weil die eigene Präsenz stärker wird.

Kinder fallen auf durch besondere Begabungen und eine eher stille, in sich gekehrte, erwachsene, kluge Persönlichkeit. Sie sind sehr reif und übernehmen früh Verantwortung, oft zu früh oder zu viel. Da fragt man sich dann immer, wo das Kind in diesem kleinen Erwachsenen geblieben ist.

Sie sind schon früh sehr mitfühlend und zuverlässig.

Sie stellen wache Fragen.

Sie wirken manchmal altklug.

Sie sind oft Leseratten und Geheimniskrämer, meist gut bis sehr gut und eher unauffällig in der Schule. Sie wissen, wie man sich anpasst oder unsichtbar macht.

Sie sind brav.

Da heißt es achtsam sein, dass sie nicht zu brav sind und sich nicht alles gefallen lassen und ihre Gefühle »auffressen«.

Hinweise auf das Mittel:

viele Erkältungen oder »nie krank«
verminderte Körpertemperatur
Mangel an Fieber
Infektionskrankheiten, schwache Immunabwehr, Autoimmunkrankheiten
chronische Verstopfung
viele Muttermale
abgekaute Fingernägel
Blauschimmer in den Skleren
Depression, Erschöpfung
Häufung von Krebs oder Autoimmunerkrankungen in der Familie

Todessehnsucht
Verlangen zu essen, vor allem Schokolade
häufig Bauchschläfer
Appetitlosigkeit
Gewichtszunahme- oder Abnahme
Schlafstörungen
Albträume
Angst vor Krankheiten, vor allem vor Krebs
Starre – egal, was man macht: Nichts wird besser

Ähnlichkeit:
Natrium (Wertlosigkeit, Mangel an Liebe, Depression), Causticum (Verantwortung, Loyalität, Abgrenzung, Schuld)

Heilungshilfen:
Vergebungsarbeit
Familienaufstellungen
Ahnenforschung[91]
Arbeit mit dem Inneren Kind
Kunst, Musik, Tanz, Gesang
Literatur, Schreiben, Tagebuch
Ausdruck jeder Art
Therapeuten
Berührung aller Art
Selbstfürsorge
Selbstmitgefühl
Arbeit in Gruppen
für einen eigenen Raum im Haus sorgen
ein eigenes Hobby pflegen

Heilungssätze:
Alles darf jetzt sein.
Ich vergebe mir vollständig.

Ich übe Vergebung.
Ich bin nur für mich verantwortlich.
Ich löse mich von allen Anhaftungen.
Ich ehre das Schicksal meiner Vorfahren und löse mich jetzt davon.
Ich schaue auf mich, ich sorge für mich, ich nähre mich.
Ich löse mich von allem, was ich nicht bin.
Ich bin neugierig auf mich.
Ich entdecke, wer ich bin.
Ich freue mich über mich.
Meine Gefühle und Bedürfnisse sind wichtig.
Heute bin ich sicher genug, ich zu sein.
Ich bin auf dem Weg zu mir selbst.
Von Tag zu Tag lerne ich besser, mich zu lieben und zu wertschätzen.
Ich bin des Lebens und der Liebe würdig.

Causticum

Causticum: Die erschöpfte Kassandra

Potenzial: Das Mitgefühl und die Gerechtigkeit

Substanz:
»Hahnemanns Ätzkalk«, das Destillat einer Lauge.

Die Arznei gehört zu den Mineralien. Bei diesen geht es um Struktur und Funktion, Leistung, Ordnung, Auftreten, Anstrengung. Charakteristisch ist außerdem der Mangel oder die Angst vor Verlust von etwas.

Die Causticum-Frau trägt die Schwere der Welt.

Und ihr fehlt die Erlaubnis: zum Glücklichsein, zum »Selbst«sein, zur Leichtigkeit, zum Ausruhen.

Es ist viel unterdrückt oder feurig überaktiv: Emotionen, Meinungen, Lust, Kreativität, Ausdruck, Sensibilität, Eifer.

Causticum ist erschöpft, »ausgelaugt«: körperlich, emotional oder beides, von inneren oder äußeren Kämpfen oder von Sorgen. Der Kummer sitzt tief und ist alt. Es kann bis zu einer Lebensmüdigkeit oder dem Erleben von Sinnlosigkeit gehen.

Es ist ein hervorragendes Mittel bei Depressionen aufgrund von Ohnmachtsgefühlen, Frustrationen, nicht gehört, gesehen oder verstanden zu werden, sich aufgerieben zu haben.

Causticum möchte gerne die Welt retten, SOS-Kinderdorfmutter werden, ein Tierheim gründen, Außenseitern juristisch beistehen, in Flüchtlingslagern helfen, für Gerechtigkeit kämpfen. Die täglichen Nachrichten werden aufgrund der eigenen Hilflosigkeit, etwas daran zu ändern, nicht ertragen.

»[…] wenn also die Wucht der Inhumanität für sie relevant wird, muss sie einsehen, dass sie machtlos ist, das globale Unrecht abzustellen.«[92]

Und darunter leidet sie, im schlimmsten Fall verurteilt sie sich dafür still.

Wenn du manchmal die Nachrichten nicht aushalten kannst, hast du wahrscheinlich auch einen Causticum-Anteil. Ich lese schon seit Jahren keine Zeitung mehr und verzichte so weit wie möglich auf die »öffentliche Meinung« und das tut mir sehr gut. Ich wähle sehr bewusst, woher ich meine Informationen nehme.

Die Medien zeigen uns immer nur einen kleinen Ausschnitt der Welt, den, der genug Aufmerksamkeit erzeugen kann, und sie hinterlassen oft ein Gefühl von Angst und Trennung. »Die Welt ist schlecht« ist das gefühlte Ergebnis. Dabei ist das gar nicht wahr. Die Menschheit hat schon viel erreicht in Sachen Gleichberechtigung, Demokratie, Lebenserwartung und Bildung. Selbst die Statistiken über Gewalt in der Welt im Laufe der Geschichte zeigen einen deutlichen stetigen Rückgang. Aber unser Eindruck ist ein anderer.

Wenn mein Mann Nachrichten schaut, muss ich oft etwas anderes tun, weil ich diese Einseitigkeit nicht aushalten kann.

Das ist kein Wegschauen und keine Naivität, sondern Selbstschutz und Fokus. Konzentriere dich in einem Causticum-Zustand auf das, was in deinem Einflussbereich liegt.

Viele Menschen schauen sich das Unglück der Welt an und machen dann doch so weiter wie bisher. Wem dient das?

Eine Causticum-Konstitution kann es zum Beispiel auch nicht ertragen, eine Holocaust-Gedenkstätte zu besichtigen. Sie fühlt dabei zu viel. Sie ist ohnmächtig und gelähmt vor Mitgefühl.

Da fährt jetzt gerade – während ich diese Zeilen schreibe – ein Schiff mit geretteten Flüchtlingen im Mittelmeer herum und kein europäisches Land erklärt sich bereit, diese Handvoll Menschen aufzunehmen.

Sie dürfen in keinen Hafen einlaufen.

Wirklich?

Diese Retter sind höchstwahrscheinlich Causticum-Konstitutionen.

Und sie sind jetzt selbst hilflos. Hilflose Helfer.

Wie ungewollt und abgestoßen fühlen diese Menschen an Bord sich wohl? Hält man das überhaupt aus oder werden dieses Gefühle abgespalten? Was kann man Menschen eigentlich alles zumuten? Erschöpften Menschen, traumatisierten Menschen wohlgemerkt.

Mich macht das sprachlos und ohnmächtig. Lebe ich wirklich in dieser Welt? Das größtenteils reiche Europa verweigert sich? Wir gewähren keine Hilfe, es gibt kein Konzept? Immer noch nicht?

Ich möchte jetzt kein politisches Fass aufmachen, dazu fehlt mir die Kompetenz. Aber für mich ist das in erster Linie keine politische Frage, sondern eine Frage von Nächstenliebe und Mitgefühl.

Dafür muss ich noch nicht mal ein christlicher Mensch sein. Aber einem Menschen mit einem halbwegs gesunden und offenen Herzen kann das doch nicht egal sein.

Wie geht das?

Sehr eindrucksvoll und brutal ist dies in dem Film »Styx«[93] zu erleben, in dem eine Ärztin mit ihrer Segeljacht allein auf ein Flüchtlingsschiff in Seenot trifft. Sie erlebt, dass diese Aufgabe für sie zu groß ist, sie buchstäblich nicht gehört wird und ihr und den Flüchtlingen keine Hilfe gewährt wird. Sie versucht es aber dennoch und endet traumatisiert, erfolglos und völlig erschöpft. Die letzten Worte in dem fast sprachlosen Film sind die, dass sie zudem mit einer Klage rechnen muss. Dies ist eine typische Causticum-Geschichte.

Ein Jahr später erleben wir genau so eine Geschichte tatsächlich mit der jungen Kapitänin Carola Rackete, die eigenständig in den

Hafen von Lampedusa eingefahren ist, obwohl ihr die Konsequenzen bewusst waren.

Im gesunden Zustand ist Causticum eine echte Kämpferin, die viel erreicht. Sie kämpft leidenschaftlich und mit vollem Herzen für die »gute Sache«. Sie möchte gehört und gesehen werden, damit sie etwas erreicht, nicht für ihr Ego.

Im unerlösten Zustand ist sie unsicher bis verzweifelt, ob sie genug tut, ob sie das Richtige tut. Im Grunde sucht sie nach Erlösung von ihrer sich selbst auferlegten übergroßen Aufgabe und Verpflichtung. Schon Kinder geraten oft in diesen Zustand, wenn sie sich zu viel Sorgen um ihre Eltern oder Geschwister machen und viel zu früh Verantwortung übernehmen.

Die Causticum-Frau ist extrem mitfühlend und einfühlsam und neigt dazu, Verantwortung für andere zu übernehmen (Partner, Kinder, Kollegen …). Diese kann sie lange tragen, ohne zu merken, dass sie weder sich noch dem anderen einen Gefallen tut. Sie raubt sich selbst die Kraft und nimmt dem anderen die Möglichkeit, überhaupt erst in seine/ihre Kraft zu kommen.

Dies tun Mütter gerne und häufig mit ihren Kindern und Omas mit ihren Enkeln.

Männer können erfahrungsgemäß ihre »Brut« eher sich selbst überlassen und ihnen etwas zutrauen.

Causticum nimmt die Dinge schnell in die Hand, weil sie es sowieso am besten und schnellsten kann. Ihr fehlt oft die Toleranz und Gelassenheit, dass Dinge auch ganz anders oder später erledigt werden könnten.

Wer kümmert sich um die Haustiere, die Kinder einst unbedingt wollten? Natürlich kann sie auf dem Weg zum Bäcker ja auch gleich den Hund mitnehmen und Löwenzahnblätter für das Kaninchen pflücken. Vorher ist schon die Waschmaschine angeworfen und der

Frühstückstisch für alle gedeckt ...

Wenn ich solche Alltagsbeschreibungen von Klientinnen höre, wird mir immer schon beim Zuhören schwindelig und ich freue mich insgeheim auf meine Siesta auf dem Sofa, was sie natürlich nicht macht.

Es gibt doch so viel zu tun!

Sie wird außerdem schnell von schlechtem Gewissen oder Schuldgefühlen geplagt, sodass sie lieber versucht, allen gerecht zu werden, als mit diesen Gefühlen zu leben.

Sie will Probleme lösen, die gar nicht ihre sind, weil sie glaubt, dass sie das könne und dass das ginge.

Sie macht sich zu viele Gedanken über ihr Gegenüber und was sie bei ihm oder ihr anrichtet, wenn sie dies oder jenes sagt oder tut.

Die innere Frage, die sie mit sich herumträgt, geht in die Richtung »Darf ich einfach nur ICH sein? Und reicht das?«

Aus Selbstschutz ist sie schon sehr früh darin geübt, zu spüren, wie es dem Gegenüber geht. Dies wird in der Regel in der Kindheit trainiert, denn das Kind möchte immer, dass es Mama und Papa gut geht und verhält sich entsprechend: nicht stören, nicht belasten, nicht herausfordern. Geht es der Bezugsperson nicht gut, möchte Causticum das gerne ändern.

In der Regel geht es um Personen aus dem eigenen Familienkreis.

Das läuft oft subtil ab, ohne dass man sich dessen bewusst ist. Es ist ein automatisches Muster.

Es kann auch sein, dass ein Leid aus einer anderen Generation getragen wird.

Kinder sind wie Schwämme, die alles in sich aufsaugen. Leider oft auch das Leid und die Gefühle der Eltern oder Großeltern.

Zu dieser Thematik empfehle ich wieder die Bücher von Sabine Bode über die Kriegskinder und Kriegsenkel.[94]

Bei dieser Thematik sind sich Causticum und Carcinosinum sehr ähnlich. Zur Unterscheidung würde ich sagen, dass Causticum eher erschöpft und kummervoll ist, Carcinosinum eher verschlossen, unbewusst, nicht fühlend.

Beide Mittel sind erste Wahl, wenn es darum geht, sich von Leid und Last aus vorherigen Generationen zu lösen.

Causticum orientiert sich leider am Grad ihrer Erschöpfung, ob sie genug getan hat. Durchschnittsergebnisse reichen ihr nicht.

Da sie diesen hohen Anspruch an sich selbst hat, tut sie sich natürlich sehr schwer damit, sich ganz authentisch zu zeigen. Die anderen könnten ja merken, dass es gar nicht genug ist, was sie kann oder tut. Gar kein Leben gerettet heute?

Viele Ärzte und Ärztinnen, Therapeuten und engagierte Lehrerinnen haben einen starken (oft unerlösten) Causticum-Anteil.

Es gibt den Begriff des »hilflosen Helfers«[95]. Denn natürlich ist das eine ungesunde Spirale, solange man sich dessen nicht bewusst ist, was da vor sich geht. Eigentlich bräuchte die Helferin selbst Hilfe. Doch sie hat die Überzeugung, dass das Helfen und Retten ihre Lebensaufgabe ist. Dadurch spürt sie ihre eigene Bedürftigkeit und Hilflosigkeit nicht.

Die Loyalität Familie, Freunden oder Kollegen gegenüber ist oft so groß, dass Causticum über ihre Grenzen hinausgeht, eigene Bedürfnisse und Fähigkeiten ignoriert oder unterdrückt.

»Geht schon irgendwie« »Muss gehen« »Das ist jetzt wichtiger« sind typische Aussagen. Klassische Einsatzbereiche sind auch Frauen, die Angehörige zu Hause pflegen und sich dabei massiv überfordern.

So kann sie natürlich ihr eigenes Potenzial nicht entfalten.

Es kann auch sein, dass es da ein inneres »Ich darf nicht leuchten« gibt, eine moralische oder soziale Bescheidenheit quasi.

Manchmal gibt es auch religiöse Gründe für Zurückhaltung oder Übereifer.

Gerade für Frauen, die aus Familien mit einem starken christlichen Kontext kommen, kann Causticum eine Hilfe sein, sich von diesen alten einengenden und kleinmachenden Dogmen und Glaubenssätzen zu befreien, gerade auch was die Stellung der Frau und den Begriff der Schuld betrifft.

Die Causticum-Kämpferin ist feurig. Die Vehemenz, Begeisterung und Leidenschaft, mit der ich dieses Buch gerade schreibe, ist sehr »caustisch«. Es ist eine große Wucht, die mich treibt.

Es kann sein, dass sich mein Schreibstil oder meine Ausdrucksweise bei den anderen Mitteln verändern, wenn ich mich dann intensiv mit ihnen beschäftige und verbinde.

Phosphorus ist ähnlich mitfühlend, feurig und leidenschaftlich, aber viel schneller erschöpft. Bei ihr ist es mehr eine Begeisterung, die plötzlich kommt und auch wieder geht.

Causticum kann das jahrelang durchhalten, wenn es ihr um wichtige Werte und Angelegenheiten geht. Sie kann sich in etwas hineinverbeißen und lässt wie ein Terrier so schnell nicht wieder los.

Causticum geht es vor allem um Gerechtigkeit. Sie kann bei Ungerechtigkeiten sehr zornig werden.

Wenn du dich hier erkennst und einen starken Feueranteil hast, sorge für das Element Wasser: Gehe schwimmen, fahre ans Meer, trinke ausreichend, mache Dinge, bei denen du ins Fließen kommst: schreiben, musizieren, tanzen, malen ...

Wenn dich vor allem die Schwere drückt, mache Dinge, die dich in die Leichtigkeit bringen: Erdbeeren pflücken, nackt baden gehen, mit Kindern spielen, mit Tieren schmusen, tanzen, singen, Pippi Langstrumpf schauen ...

Mit der Einnahme von Causticum wird es leichter, heller, entspannter. Als ob sich endlich ein unsichtbarer Knoten lösen würde. Der Schleier wird weggezogen. Der Druck in der Herzgegend lässt nach.

Viele lösen sich von ihren Schuld- und Verantwortungsgefühlen. Es gibt die Fähigkeit zur Abgrenzung, zum Loslassen von Erwartungen und Ansprüchen. Man muss nicht mehr die ganze Welt retten, die halbe reicht auch erst mal. Lasten, die nicht zu einem gehören, können losgelassen werden. Dadurch kehren Kräfte zu einem zurück. Und der klare Blick für die eigenen realistischen Aufgaben. Mit Causticum wird es leichter, bei sich zu bleiben. Der Prozess hilft, das »Ich« frei zu schälen von all den Verkrustungen, von dem, was du nicht bist und nie warst. Übergroße Loyalität wird bewusst und es öffnet sich häufig der Blick für neue Lösungen. Bei Konflikten und Dramen im Familiensystem kann es zu einer Heilung kommen. Es geschieht einfach, ohne dass du begreifst, warum und wie. Ein Thema wird klar, eine Lösung taucht auf.

Es ist ein hervorragendes Kummer-Mittel für alten, schweren Kummer, der wie Blei auf den Gliedern liegt oder den Atem nimmt. Tatsächlich haben Patienten überdurchschnittlich häufig Gefühle von Atemnot oder Enge. Sie haben zu viel »auf dem Herzen«, was den Atem nimmt. Der Brustkorb wiegt tonnenschwer. Die alten Chinesen sagen »Die Trauer wohnt in der Lunge.« Sie muss durchfühlt und durchatmet werden, bevor sie losgelassen werden kann. Lege in so einem Fall einfach deine Hand auf dein Herz, spüre, was da ist, schenke dir selbst Mitgefühl und atme so lange bewusst, bis die Last weniger wird.

Manchmal fühlt man nach der Einnahme auch erst mal nur Erschöpfung, als ob der Stecker gezogen worden wäre.

Dann ist da ein großes Nichts, eine Erschöpfung, die schon lange da war, aber nicht gefühlt wurde. Dieses »Nichts« auszuhalten ist eine große Aufgabe, die zu einer wesentlichen Wandlung führen kann. Dann ist zu unterscheiden zwischen Aufgeben und Einsicht.

Zwangsläufig ergibt sich eine Ruhe, Langsamkeit oder Gelassenheit, weil die Kraft oder der Sinn für den Kampf gar nicht mehr da ist. Das ist oft im Alter zwischen 40 und 60 der Fall, meist so um die 50. Es ist keine Resignation, sondern eher ein Frieden, der sich dann mit Causticum einstellt. Genug getan, genug gekämpft.

Jetzt können mal die Jüngeren ran.

Wenn dann die Bereitschaft und vielleicht sogar Freude da ist, das Wissen, die Verantwortung und die Erfahrung weiterzugeben, im Beruf, in der Familie, beim sozialen Engagement, dann ist das eine fantastische Win-win-Situation.

Leider tun sich viele schwer mit diesem Wechsel und demotivieren damit die Jungen, die eigentlich in den Startlöchern stehen, aber auch die Ermutigung und das Zutrauen brauchen. Die Ermutigung, dass sie es auf ihre Weise tun dürfen, dass sie es nicht nachmachen müssen. Das ist entscheidend. Dann entsteht auch gar nicht erst der Zweifel.

Denn hinter dem Zweifel steht oft nicht die Frage, ob ich es gut genug oder richtig mache, sondern die Unsicherheit, ob ich es auf meine ureigene Weise machen darf, auch wenn es vorher ganz anders praktiziert wurde.

Zu sehr hängen wir in Deutschland an dem Alten, das sich bewährt hat, und verschließen uns vor neuen Wegen und Lösungen, die es aber häufig einfacher oder besser machen.

Das ist in den skandinavischen Ländern zum Beispiel anders. Da geht es in vielen Bereichen flexibler und innovativer zu.

In der Praxis verordne ich Causticum auch häufig für Kinder, körperlich meist in Verbindung mit Warzen.

Emotional steht bei diesen Kindern oft ein Gefühl von Ungerechtigkeit im Vordergrund, sie fühlen sich zu Hause oder in der Schule ungerecht behandelt.

Oder sie übernehmen für ihr Alter schon viel zu viel Verantwortung oder machen sich zu viele Sorgen um andere, sind sehr mitfühlend und tierlieb, wollen gerne Tierärzte werden.

Auffallend häufig gibt es bei ihnen allerdings Angst vor Hunden.

Bei Erwachsenen steht eher die Erschöpfung im Vordergrund, chronische Muskelschmerzen, Hautprobleme, Atemwegserkrankungen und Kummer.

Ich vermute, die berühmte Patientin von Josef Breuer (ein Freund Freuds) Anna O.[96] war in einem Causticum-Zustand, überfordert mit der Pflege ihres Vaters: »Sie war damals 21 Jahre alt und litt an einer steifen Lähmung der rechten Körperhälfte, teilweiser oder völliger Blindheit, heftigem nervösen Husten, und einmal war sie wochenlang unfähig, trotz quälenden Durstes zu trinken. Sie konnte ihre Muttersprache eine Zeit lang weder sprechen noch verstehen und verfiel häufig in einen Zustand der Verworrenheit.«[97]

»Breuer beschreibt sie dort als eine Frau von bedeutender Intelligenz, erstaunlich scharfsinniger Kombination und scharfsichtiger Intuition.«[98]

Während der Pflege ihres Vaters geriet sie in diesen Krankheitszustand.

Die Gesamtheit der Symptome, vor allem die steife Lähmung der rechten Körperhälfte, weisen auf Causticum hin.

Später war sie eine kämpferische Vertreterin der Frauenemanzipation.

Ähnlichkeit mit anderen Arzneien:
Sepia (Kämpfergeist, feurige Energie), Natrium muriaticum (Kummer), Carcinosinum (Verantwortung, Loyalität), Calcium carbonicum (Erschöpfung durch Überarbeitung)

Hinweise auf das Mittel:

chronische Beschwerden
schwerwiegende Erkrankungen
alter, schwerer Kummer

rheumatische Beschwerden, Fibromyalgie
Morbus Dupuytren (Verkürzung der Finger-Handsehnen)
Ekzeme
Bronchitis, hartnäckiger Husten
Warzen
Lähmungen, Lähmungsgefühle
Schweregefühle
starke Erschöpfung
Kiefergelenksprobleme, Blockaden, Kaumuskelspannung, nächtliches Zähneknirschen
Stottern
Atemnot bei Einatmung, Belastung oder Kummer
akute oder alte Verbrennungen, starke Verbrennungen
Wunden, die schlecht heilen (auf körperlicher oder seelischer Ebene)

Heilungshilfen:

Der erste Schritt zur Heilung ist die Einsicht »Ich mache unter meinen Umständen das zurzeit für mich Bestmögliche.«
Außerdem:
Urlaub oder Kur
Ruhen, Schlafen, Nichtstun
Langsamkeit
selber um Hilfe bitten
abgeben und loslassen lernen
Nein-Sagen
Selbstmitgefühl

Heilungssätze:

Ich gebe mir selbst und meiner Heilung Zeit.
Ich bin am richtigen Platz.
Ich bin und tue genug.
Ich bin ein wertvoller Mensch, unabhängig davon, was ich tue.

Ich darf »Nein« sagen.
Ich darf leuchten.
Ich lasse das Leid los und wende mich dem Licht (der Hoffnung, der Zuversicht, dem Vertrauen, der Freude, den Möglichkeiten …) zu.
Ich verdiene es, glücklich zu sein.
Ich traue den anderen zu, für sich selbst zu kämpfen und zu sorgen.
Ich bin ein Ausdruck Gottes (der Natur) und daher vollkommen.
Ich nehme meine Gaben dankbar an. Ich nutze meine Gaben für mich und die anderen.
Jeder hat die Freiheit, Hilfe anzunehmen oder abzulehnen.
Ich gebe nur aus vollem Herzen.
Ich hole meine Kräfte und Energien zu mir zurück.
Ich lasse Heilung und Erholung zu.
Ich lasse los, was nicht zu mir gehört.
Ich ehre das Schicksal anderer Menschen, aber ich lasse es bei ihnen.
Ich achte auf Balance zwischen Nehmen und Geben, zwischen Einatmen und Ausatmen.

Lycopodium

Lycopodium: Die minderwertige Kassandra

Potenzial: Die Tatkraft

Substanz:
Lycopodium gehört zu den pflanzlichen Mitteln. Hier geht es immer um Gefühle, Ausdruck, Einwirkungen von außen und das Gefühl, darauf reagieren zu müssen. Eine Pflanze kann sich nicht wegbewegen. Sie muss damit umgehen, wie die äußeren Bedingungen sind.

Es handelt sich um die Sporen des Keulenbärlapp, dem Wolfsfuß oder Schlangenmoos, einer sehr grün leuchtenden Pflanze, die schlecht verwurzelt über den Boden kriecht. Vor Millionen von Jahren war sie ein stattlicher Baum. Es lohnt sich, einmal Bilder von Lycopodium im Internet anzuschauen. Ich finde, sie hat eine verkannte Schönheit. Und damit sind wir auch schon beim Thema:

Lycopodium fühlt sich stark minderwertig. Sie hat echte Angst, nicht gut genug, nicht groß genug, nicht souverän genug und vor allem nicht bedeutend genug zu sein.

Sie ist zutiefst verunsichert über ihren Wert und ihre Größe.

Sie sieht ihr Überleben darin, das verändern zu müssen. Sie MUSS besser werden, MUSS Bedeutung erlangen, MUSS überlegen sein, um nicht unterzugehen.

Aus ihrer Hilflosigkeit heraus neigt sie dabei zur Belehrung und zur Rechthaberei oder hat Angst vor Auseinandersetzungen mit

Menschen, die rechthaberisch sind. Denn dann hat sie Angst vor dem Gefühl der Unterlegenheit. Das ist nämlich etwas, das sie gar nicht gerne fühlt. Dieses über-den-Boden-kriechen ist ihr zuwider. Sie will ein großer stattlicher Baum sein. Doch dazu fehlen ihr die Wurzeln.

Wolfgang Schmidbauer hält diese Neigung zu Belehrung und Rechthaberei übrigens für typisch deutsch. Anstatt Angst, Minderwertigkeit oder Ohnmacht zu fühlen, ist es einfacher, sich durch belehrendes Verhalten zu »erhöhen«.[99]

Noch schlimmer ist die Angst vor Verspottung oder Bloßstellung und Versagen, erst recht in der Öffentlichkeit.

Daher ist bei Lycopodium die Angst vor Auftritten, Reden, Referaten, Prüfungen oder Präsentationen besonders groß. Ein inneres »Ich kann das nicht« kann richtiggehend lähmend wirken. Dabei ist es nicht so. Lycopodium kann!

Ihr fehlt nur das Zutrauen und das Lob.

Körperlich spürt sie diese Ängste in der Regel im Bauch, als Kopfschmerz oder durch vermehrten Harndrang.

Sie träumt auch häufig von Schule, Prüfungen oder Prüfungsvorbereitungen.

Ihr fehlt einfach die Leichtigkeit und das Vertrauen in den eigenen Standpunkt und die eigene Kompetenz.

Stattdessen fühlt sie meist die Notwendigkeit, sich zu verteidigen und zu rechtfertigen oder gar zu verstecken.

Häufig ist bei der Lycopodium-Frau keine freie Meinungsäußerung oder Entwicklung in der Kindheit/Jugend möglich gewesen.

Es sind Glaubenssätze entstanden wie »das macht man so«, »das darf man nicht«, »das tut man nicht«, »das gehört sich nicht«, »das kannst du besser« oder »das kannst du nicht«.

Das kann verbal geäußert oder auch nur vorgelebt worden sein.

Unter Umständen hatte das Mädchen keine Vorbilder, keine Menschen um sich, die sich etwas zugetraut oder etwas Neues gewagt hätten. Niemanden, der IHR etwas zugetraut und sie unterstützt hat.

Zu viel Orientierung an gesellschaftlichen Normen, zu enge Leitlinien, vielleicht sogar Mundverbot oder Gewalt, wenn sie es gewagt hat, ihre eigene Meinung auszusprechen, haben sie verunsichert.

Wahrscheinlich findet man in ihrer Biografie Phasen von extremer Einschüchterung. Oft war es ein strenger Vater, eine strenge Mutter oder eine andere Autoritätsperson.

Sie hat kein Gefühl für ihren Wert bekommen. Liebe und Zugehörigkeit waren zu sehr abhängig von ihrem Verhalten. So konnte sie sich nicht frei entwickeln, weil sie immer ausloten musste, welches Verhalten gerade verlangt wurde.

So versucht sie als Erwachsene noch den Spagat zwischen Wachstum und Anpassung und erlebt sich dabei selbst als scheiternd, weil das eine nicht genügend gelingt und das andere frustriert.

Lycopodium hat daher häufig ein Problem mit Autoritäten oder Menschen, die sich für eine halten und es gar nicht sind. Sie durchschaut das mit Verachtung, traut sich aber nicht, das direkt zu sagen oder sich zu wehren. Wo Sepia sich vielleicht zynisch äußern würde, fühlt Lycopodium sich eher machtlos, weil sie in ihr altes Muster der gefühlten Abhängigkeit oder Auslieferung fällt. Das macht sie wütend und traurig zugleich.

Ganz sicher hat sie nicht genug bedingungslose Liebe, Zustimmung, Unterstützung oder Wertschätzung bekommen. Für Gefühle war kein Platz. Der verspätete Wunsch, gesehen und gehört oder gar bewundert zu werden, ist allerdings nur ein Versuch der Kompensation für diese Mangelgefühle.

Dies ist eine Kompensation, die immer wieder in die Leere führt, weil sie die eigentlichen Bedürfnisse nicht erfüllt.

Häufig sind diese Erfahrungen mit einer großen Wut verbunden, einem Gefühl von Ungerechtigkeit, Benachteiligung oder gar Auslieferung.

Das ist, als hätte man ein kleines Rumpelstilzchen im Bauch, das tobt und tobt und umso weniger erreicht, je mehr es das tut.

Die Lebenskraft verliert sich in aufreibenden inneren Kämpfen.

Ist diese Wut vollständig unterdrückt, weil sie nie sein durfte, kann es zur Depression kommen, und das geschieht auch in der Tat sehr oft.

Dadurch gibt es häufig ein Gefühl von Gereiztheit und Misstrauen anderen gegenüber. Lycopodium rechnet immer mit Konkurrenz, Kritik oder Bewertung.

Sie vergleicht sich ständig mit anderen und meint, sich stets beweisen zu müssen.

Sie kann sich schwer vorstellen, dass es jemand gut oder gar liebevoll mit ihr meint und dass sie ausreicht, so wie sie ist. Hier gibt es natürlich eine große Nähe zu Natrium oder Sepia.

Die kollektive Heilung dieser Lycopodium-Anteile wäre ein Segen in der heutigen (Berufs-)welt. All die Ego- und Machtspielchen, verdeckten Aggressionen, Neid und Missgunst könnten einem konstruktiven Miteinander für eine Sache weichen.

Lycopodium hat starke Angst, dass irgendeine Form von Schwäche oder Nichtwissen offenbar werden könnte und versucht, das zu verbergen. Es darf einfach nicht sein.

Pulsatilla kann dazu stehen, Sepia kann sich wehren, anderen ist es nicht wichtig oder zu anstrengend. Aber sie muss die Fassade wahren und funktionieren.

Da andere das spüren, ist sie leider ein geeignetes Mobbing-Opfer oder wird, wenn sie sich in die Enge getrieben fühlt oder Angst um ihre Position hat, selbst zur Mobbing-Zicke.

Lycopodium versucht, stärker zu sein, als sie ist. Das ist ihr in der Regel nicht bewusst. Sie übernimmt Verantwortung am falschen Platz.

Das hat sie vermutlich schon früh getan.

Sie mutet sich sehr viel zu und hat daher zu Recht oft ein Gefühl von Überforderung.

»Mir ist alles zu viel« ist ein Satz, den man bei ihr typischerweise hört. Sie kann sich aber auch selbst nicht gut von Aufgaben lösen, die vielleicht gar nicht ihre sind, oder gar um Hilfe bitten.

Dann sind selbst Kleinigkeiten wie ein Software-Update, ein Arztbesuch, eine Angelegenheit mit einer Behörde oder ein unangenehmes Gespräch eine Überforderung, die sie dann am liebsten vermeiden würde.

Da sie naturgemäß nicht so viel Zutrauen in sich selbst und die Welt hat, strengt sie sich bei allem sehr an, sie ist eher verkrampft und kann erst nach der Herausforderung entspannen: beim Sport, der Zigarette oder »einem Gläschen«. Diese Dinge tun ihr gut, weil das ihre Anspannung löst.

Alles ist irgendwie gestaut, zäh, mühsam.

Lycopodium ist das erste Arzneimittelbild, bei dem es beim Schreiben nicht »flutscht«. Es ist irgendwie holprig und hölzern. Es fließt nicht von selbst, es fühlt sich eher nach »Arbeit« an.

Es fehlen die Leichtigkeit und die Freude.

Es ist wirklich gar kein schöner Zustand und in der Regel will niemand Lycopodium sein.

Wird das Unbehagen zu groß, neigt sie dazu, die Fehler und Schwächen bei anderen zu suchen, zu finden und auch zu kommunizieren. Das gibt ihr kurzzeitige Entlastung.

Mein Mann lacht mittlerweile nur noch, wenn ich ihm in solchen Situationen die Schuld zuschieben will: »Wo hast du das schon wieder hingelegt? »Wieso ist das kaputt?« »Wieso hast du das vergessen?« Natürlich ist mir in dem Moment klar, dass diese Selbsttäuschung mich nicht wirklich entlastet, aber Lycopodium hat einfach zu viel Spaß daran, anderen die Schuld in die Schuhe zu schieben.

Mein Mann nimmt es gelassen und gönnt mir dieses kurze Vergnügen.

Treffen aber zwei Lycopodium-Menschen aufeinander, kann es sehr ungemütlich werden.

Viele entzünden sich an diesen Persönlichkeiten, die wir übrigens häufig bei Lehrern, in Chefetagen, in Politik und im Beamtentum finden, aber eigentlich muss man ganz viel Mitgefühl mit ihnen haben.

Sie fühlen sich so klein, unscheinbar und ungenügend und können das verständlicherweise nicht aushalten.

Deswegen sind sie auch gerne in Gruppen oder Vereinen, weil sie da ein Zusammengehörigkeitsgefühl erleben. Wenn es dann noch um gemeinsames Gewinnen geht, um Wettkampf, fühlen sie sich kraftvoll und gut. Diese Erfolgserlebnisse sollte man ihnen unbedingt lassen.

Lycopodium ist in der Homöopathie ein männlicher Archetyp (dem Yang zugeordnet). Ihre Kompensationsmechanismen sind durch den Intellekt geprägt: Erfolg, Leistung, Disziplin, aber auch Prahlerei, Kontrolle, Aktionismus, Unterdrückung von Gefühlen und Zartheit. Ich würde sie die tatkräftige, aber emotional instabile Analystin nennen. Sie versucht, mit Verstand und Tat ihre Unsicherheit zu kompensieren und ihre Gefühle zu kontrollieren. Ihre Gefühle dürfen nicht offenbar werden, was immer mehr Druck erzeugt.

Sie hat einen Bezug zu den Themen Männlichkeit und Vaterkraft. Oft gibt es einen Konflikt mit dem Vater oder eine schwache männliche Ahnenreihe.

Das ist in vielen Familien so, weil zwei furchtbare Kriege hintereinander bei den Männern viel zerstört und emotional Kräfte geraubt haben. Wo keine Kraft oder Vitalität ist, kann auch keine weitergegeben werden. Weitergegeben wurden dagegen Schuld, Angst, Trauma und pure Überlebensmechanismen.

Heute zehren eher die Verantwortung im Beruf und für die Familie, das Haus und den hohen Lebensstandard, bei dem Lycopodium mithalten will. Sie kann diese Verantwortung übernehmen, lässt dabei aber auch viel Kraft.

Oft erfahre ich in den Erstgesprächen auch von Süchten (vor allem Alkoholismus), Konkurs, Suizid oder Depression bei den Männern im Familiensystem.

Eine andere Variante für die Entstehung von innerer Schwäche ist ein abwesender Vater, sodass die unterstützende männliche Kraft im Rücken komplett gefehlt hat. Abwesend kann physisch bedeuten durch Arbeitsbelastung, Trennung der Eltern, Krankheit oder Tod des Vaters. Im psychischen Sinn ist eine Abwesenheit durch eigenen Kummer, Trauma oder Überforderung gemeint, sodass keine Hinwendung zum Kind möglich war.

Um uns gemeinsam zu entspannen, werfen wir mal einen Blick auf Lycopodiums Stärken:

Sie kann aufgrund ihrer Erfahrungen so einiges aushalten und immer wieder Überlebensstrategien finden.

Sie ist ehrgeizig, bereit zu wachsen, kann sich Ziele setzen und ist bereit, dafür so einiges zu tun. Sie ist tatkräftig und in der Regel in guter körperlicher Verfassung.

Sie ist anpassungsfähig, kann Regeln aufstellen und einhalten und kontinuierlich und ausdauernd bei einer Sache bleiben.

Sie hat einen wachen Geist, rationales Denken und Beständigkeit.

Sie setzt sich für Gerechtigkeit und Verantwortung ein.

Bekommt sie genügend Anerkennung, ist sie ein sehr guter Teamplayer.

Wenn man sich das anschaut, wird klar, warum wir sie so häufig bei Lehrern und Beamten finden. Da ist sie mit diesen Gaben durchaus richtig.

Man muss nicht unbedingt eine Lycopodium-Konstitution sein, um von der Arznei zu profitieren.

Wann immer es eine Phase im Leben gibt, in der es gilt, einen neuen Schritt zu machen, sich Kritik zu stellen, mehr Verantwortung zu übernehmen oder mehr im Vordergrund zu stehen, kann das Mittel dir helfen, deinen inneren Ruhepol zu finden und deine Persönlichkeit reifer und kraftvoller werden zu lassen. Lycopodium ist ein »Wachstumsdünger«.

Daher ist es auch häufig ein gutes Mittel für Heranwachsende beiden Geschlechts in schwierigen Phasen. Es unterstützt den Individualisierungsprozess.

Auch wenn die ganz Kleinen sich im Kindergarten gegenseitig die Schaufel oder Bauklötze »auf den Kopf hauen«, ist an Lycopodium zu denken: damit der »Täter«, die »Täterin« sich in der Wut oder Ohnmacht auch anders zu helfen weiß.

Sehr hilfreich ist es, mit einer Verletzung des so sensiblen Egos klarzukommen. Jede Form von Zurückweisung beruflicher oder auch privater Natur kann mit dieser unscheinbaren Pflanze heilen und mittel- und langfristig dafür sorgen, Zurückweisungen nicht mehr persönlich zu nehmen. Sie können dann besser als Gelegenheit zur Neuorientierung, Selbstreflexion und Schulung des Selbstmitgefühls gesehen und genutzt werden.

Muss man im Leben einen Schritt rückwärts machen wie beim Eintritt in den Ruhestand, einer Betriebsaufgabe oder -abgabe an Jüngere, weniger Verantwortung, weniger Macht, Ansehen oder Geld, Abgabe von Aufgaben, Projekten oder Führungsaufgaben, schenkt Lycopodium mit etwas Übung Abstand und Gelassenheit.

Die eigenen Werte und neuen Aufgaben können dann einmal in Ruhe überdacht werden.

Die Einnahme dieser Arznei hilft dir, wieder an dich selbst zu glauben, dich auf das Wesentliche zu fokussieren und dich von der Bewertung durch andere zu befreien.

Kritik kann dann als Kritik erlebt werden und nicht als Angriff auf die Persönlichkeit.

Die Pflanze stärkt deine Mitte, das Zentrum, den Solarplexus: Sitz des Selbstbewusstseins.

Sie vermittelt zudem einen kräftigen Leberimpuls. Die Leber ist Sitz der Wut, aber auch der eigenen Autorität und Tatkraft. All das kann sich zeigen und in Fluss kommen.

Geschieht das, ist das ein sehr gutes Zeichen, denn damit einher geht oft das Bedürfnis, etwas zu ändern, die Dinge in die Hand zu nehmen, zu regeln und zu klären. Wut ist eine starke heilsame Lebenskraft.

Es kann sein, dass du das erste Mal überhaupt deine ureigene Kraft und Kompetenz spüren kannst.

Ob du nur um sie theoretisch weißt oder sie einmal so richtig gespürt hast, ist ein riesiger Unterschied. Dieses Spüren kann zu echter Gelassenheit führen.

Viele Lycopodium-Menschen haben das noch nie gefühlt, weil es dazu Sicherheit über einen selbst braucht.

Erfahrungsbericht einer Patientin: »Ich stand mitten im Streit meiner Eltern und habe das alles abbekommen. Aber ich war seltsam gelassen und wusste, dass ich ja nicht gemeint bin. Normalerweise hätte ich hinterher geweint. Dieses Mal blieb ich ganz ruhig und ausgeglichen.«

Eine andere Klientin berichtet von einem Konflikt mit ihren Vorgesetzten: »Ich war ganz ruhig, weil ich wusste, ich habe ja gar nichts zu verlieren. Ich war nicht mehr unter Druck, sondern selbstbewusst und sicher, ohne überheblich zu sein.«

Aus der Traditionellen Chinesischen Medizin (TCM) wissen wir, dass die Leber auch über die Augen und die Muskeln regiert. Insofern kann es sein, dass du endlich mal klar siehst (auch im übertragenen Sinn) oder Lust hast, deine Muskeln zu fordern und zu spüren: im Garten, beim Sport oder Wettkampf.

Wenn ich Lycopodium genommen habe und im Garten arbeite, habe ich richtig Lust und viel Kraft, den »Kampf« mit den »Gegnern« aufzunehmen: Wurzeln, die sich tief eingegraben haben und gerne in der Erde bleiben wollen, haben dann keine Chance. Siegessicher und voller Tatkraft gehe ich zu Werke und feiere fast schon überheblich meine Erfolge.

Viele Leistungssportler haben das von Natur aus in sich. Wer das vermisst, sollte dringend »Lycopodium-Doping« ausprobieren: Dann steht nämlich weniger der Wettkampf und der Gegner im Vordergrund, sondern die Freude an der eigenen Kraft und Leistungsfähigkeit. Und das ist wesentlich motivierender und leistungsfördernder.

Wenn die »minderwertige Kassandra« bereit ist, kann Lycopodium ihr starke Wurzeln und damit Halt geben, und auf dieser Basis kann sie sich Fehler, Kleinheit und Schwächen eingestehen und auch mal loslassen: die Anstrengung und die Idee, dass das Leben ein Wettkampf ist.

Das ist oft ein langer Weg, bei dem es hauptsächlich darauf ankommt, Vertrauen und Miteinander statt Gegeneinander zu lernen.

Der Wolfsfuß gehört zu den Baumarzneien: Diese unterstützen gesundes Wachstum und schaffen eine Verbindung zwischen Himmel und Erde. »Sie schaffen sich ihr eigenes Klima.«[100]

Das könnte für Lycopodium-Konstitutionen heißen: Abgabe von

Verantwortung an der falschen Stelle und Konzentration auf die eigene, das Abbauen der selbst errichteten Fassade, das Festlegen der eigenen Wahrheit und wichtiger Werte und auch, wer eine echte Autorität ist und wer nicht.

Manchmal gilt es, im Freundes- und Bekanntenkreis »aufzuräumen«: Wer passt eigentlich noch zu mir, wem geht es wirklich um mich, bei wem kann ich sein, wie ich bin?

Werde dir auch bewusst, in welchen Bereichen du dich sicher fühlst: bei welchen Tätigkeiten, auf welchen Gebieten, mit welchen Menschen, an welchen Orten? Mache mehr davon!

Hilft Lycopodium nicht gut genug, ist an Arsenicum album zu denken, weil Lycopodium so viel Angst hat. Arsenicum album geht bei Angst noch tiefer an die Wurzeln.

In Akutsituationen für Angst und Panik hat sich Aconitum sehr bewährt.

Ich habe festgestellt, dass Lycopodium ein sehr gutes Folgemittel von Carcinosinum ist. Nachdem die Krebsnosode meist einen ordentlichen Wirbel veranstaltet und aufgeräumt hat, gibt der »Wolfsfuß« die Kraft und Stärke, den eigenen Weg konsequent weiterzugehen.

Thuja kann ein gutes Ergänzungsmittel zu Lycopodium sein, wenn es um das Anpassen, Vermeiden und Verstecken geht. Der Lebensbaum gehört auch zu den Baumarzneien und ist ein hervorragendes »Schattenmittel«: Thuja deckt Verborgenes auf.

Wie du siehst, gibt es bei Lycopodium einen großen inneren Druck, eine dauernde Spannung, die sich körperlich, mental und emotional äußert:

Hinweise auf das Mittel:

Bauchschmerzen

Appetitstörungen, »Fresssucht«

Verdauungsbeschwerden, Stoffwechselstörungen
Blähungen
Hämorrhoiden, Krampfadern
Probleme mit den Harnorganen und -wegen
Ablagerungen im Gewebe
Leberstau, Entgiftungsschwierigkeiten, Unverträglichkeit von Alkohol
Kopfschmerz, Migräne
übel riechende Absonderungen
Nasen-Rachen-Katarrh, auch chronisch, Nase eher verstopft, gelblicher zäher Schleim
Muskelbeschwerden, Übersäuerung, viel Muskelkater
Menstruationsbeschwerden
Schwäche, Trägheit
Depression, Melancholie
Ungeduld, Gereiztheit, Jähzorn
Augenprobleme, Sehschwäche
Nachtblindheit, Kurzsichtigkeit
Gedächtnisschwäche, Verwirrung, Fehler beim Schreiben/Sprechen
rechte Seite des Körpers
trockene Haut und Schleimhäute, rissige Fersen
Ekzeme, Hautprobleme
Verlangen nach Süßigkeiten, Zucker, Alkohol
Unverträglichkeit von Zwiebeln
Beschwerden zur Leberzeit nachts und morgens, wenn der Tag »wie ein Berg vor ihr liegt«
Angst vor dem Zahnarzt und Herausforderungen
Träume von Abitur, Examen, Prüfungen, Zuspätkommen, unvorbereitet zu sein, den Ort/Raum nicht zu finden
Träume von Wasser
Träume vom Vater oder Vaterfiguren

Ähnlich sind:
die »Carbonicums« (Natrium carbonicum, Kalium carbonicum, Calcium carbonicum) und das bekannte »Stressmittel« Nux vomica, das Wut-Thema finden wir auch bei Staphisagria

Heilungshilfen:
Leberstau lösen
kraftvolle Bewegungen
Muskelarbeit
Stampfen, Boxen
Übungen für Vertrauen, Sicherheit und Stabilität
Entspannungstechniken wie Yoga, Tai Chi, Waldspaziergänge, »Baumbaden«
Humor, Freude
echte Freunde und Gemeinschaften
Gestaltung, Kreativität

Heilungssätze:
Ich darf klein sein.
Ich darf schwach sein.
Ich darf überfordert sein.
Ich darf wütend sein.
Ich finde einen Weg, meine Wut auszudrücken.
Das Leben darf lustig sein.
Ich darf lustig sein.
Ich spüre mit Freude meine Kraft.
Es reicht, wie ich bin.
Ich bin genug.
Ich bekomme genug.
Meine Gefühle sind wichtig.
Ich darf meine Gefühle zeigen.
Ich ehre das Zarte wie das Starke in mir.
Ich habe Mitgefühl mit meinem verletzten Ego.

Wer bin ich neben meinem Ego noch?
Wo und wie fühle ich mich sicher?
Ich verwurzle mich.
Ich bin gehalten.
Ich bin sicher.
Ich wachse in meine Größe hinein.
Ich kann leuchten.

Staphisagria

Staphisagria: Die empfindliche und wütende Kassandra

Das Potenzial: Temperament und Ausdruck

Substanz:
Die (giftigen) Samen von Delphinium staphisagria

Es handelt sich um eine Pflanze, und zwar den Rittersporn, auch Stephanskraut genannt.

Es ist wie Pulsatilla ein Hahnenfußgewächs (Ranunculaceae).

Man könnte sie »die zornige Pulsatilla« nennen.

Staphisagria hat von Natur aus eine starke Energie und Dynamik, gleichzeitig aber auch eine große Empfindsamkeit.

Betrachte einmal in Ruhe den Rittersporn: Die Pflanze sieht sehr kraftvoll aus, prächtig in Farbe und Gestalt. Sie ist ein Anziehungspunkt in jedem Park oder Garten.

Aus eigener Gärtnerinnen-Erfahrung weiß ich aber auch: Sie ist sehr empfindlich. Sie verträgt keinen Wind und ist ein ideales Opfer von Schnecken oder Ameisen, als wenn ihr jede Wehrhaftigkeit fehlt.

Sie braucht viel Schutz um sich herum und aufmerksame Pflege und Würdigung.

Diese Verletzlichkeit der Staphisagria-Frau kann einen gesunden, kraftvollen Ausdruck verhindern. Es kommt bei mangelnder Unterstützung oder zu viel negativer Erfahrung allmählich zu einem

Muster von Unterdrückung und Zurückhaltung, ähnlich wie bei Carcinosinum.

Unterdrückt wird vor allem das eigene ursprüngliche Temperament, das irgendwann nicht erwünscht war oder eine verletzende Reaktion ausgelöst hat.

Entweder als Kind in der Erziehung, in der »wilden« Pubertät oder durch einen Partner. Sie hat viel Zurückweisung, Kränkung oder gar Gewalt oder Demütigung erlebt. Das hat bei ihr so viel Angst erzeugt, dass sie selbst jede Form von Aggression vermeidet.

Sie hat daher sehr viel Zorn gespeichert, den sie vor allem gegen sich selbst richtet, denn irgendwo muss die Energie ja hin. Ihr Wissen, was Wut und Gewalt anrichten können, verbietet jegliche aggressive Handlung oder Äußerung.

Das Zornthema finden wir auch bei Lycopodium, dort aber eher gegen andere gerichtet. Lycopodium sucht eine Schuldige oder einen Schuldigen und kann sich auch deutlich schlechter zurückhalten.

Bei Staphisagria dagegen kann man schon von Selbsthass sprechen, sie hat sehr autoaggressive Züge.

Die andere Variante ist die, dass sie diese Gefühle gar nicht mehr zulässt und völlig wehrlos wird oder körperliche Symptome produziert. Egal wie sie mit der Problematik umgeht: »Alle haben Probleme, ihre Wut oder ihren Ärger auszudrücken, und infolge ihres schwelenden Ärgers haben viele generelle Schwierigkeiten mit ihrem Selbstausdruck.«[101]

Sie zweifelt gar nicht mal so an ihren eigenen Fähigkeiten wie einige der anderen Mittel, sie hat eher Angst aufgrund ihrer schlechten Erfahrungen, sich so frei zu zeigen, auszudrücken und darzustellen, wie sie ist.

Letztendlich hat sie Angst vor ihrer eigenen Moral und Bewertungen.

Druck tut ihr gar nicht gut, dabei macht sie sich den hauptsächlich selbst.

Es gibt ja durchaus Persönlichkeiten, die unter einem gewissen Druck besser arbeiten können. Staphisagria gehört meiner Meinung nach nicht dazu, sie ist eher feinsinnig, künstlerisch, braucht ihren eigenen Rahmen, ihr eigenes Tempo und Umfeld. Sie muss sich frei fühlen und »spielen« können. Es geht ihr weniger um das Ergebnis als vielmehr um den Moment und den Ausdruck.

Rosina Sonnenschmidt schreibt dazu in ihrem Buch »Homöopathie fürs Rampenlicht«[102]: »[…] eines der wichtigsten Künstlermittel, um auf begrenztem Raum ein Maximum an Selbstverwirklichung zu erreichen […]. Da diese Arznei auch einen organischen Bezug zu den schöpferischen Organen bei Mann und Frau hat, liegt es auf der Hand, dass durch moralische Vorstellungen, was sein darf und was nicht, die schöpferische Kraft gelähmt wird […] diese Vermischung von Wille, sich auszudrücken und dabei auch Grenzen zu überschreiten einerseits und Moral (das darf man nicht) oder Eitelkeit (dafür bin ich nicht schön/jung genug) andererseits die Ausdrucksstärke des künstlerischen Talents [blockiert].«

Zu dem »Raum«, den man dafür braucht, gehören Möglichkeiten, geistige Freiheiten, äußere Umstände, das Umfeld, aber auch die Glaubenssätze, Traditionen und Gesetze.

Staphisagria hat leider viele Moralvorstellungen und Tabus in sich oder um sich herum, was ihren freien Ausdruck stark einschränkt.

Da sie selber sehr kreativ und kraftvoll ist, gleichzeitig aber sehr empfindsam für das, was die anderen denken und fühlen, hält sie sich lieber zurück. Es könnte ja zu ungewöhnlich, zu unanständig, zu wild oder sonst etwas sein.

Wenn du dich hier wiedererkennst, sorge für möglichst viel Frei- und Spielraum, experimentiere, erlaube dir Versuche, die auch fehlschlagen dürfen.

Geeignet sind Improvisationstheater, Ausdruckstanz oder Laienschauspielgruppen.

Der Rittersporn ist bekannt als heilendes Mittel nach Verletzungen der Grenze: Schnittverletzungen, Operationen, sexueller Missbrauch.

Wann immer die Grenzen der Intimität überschritten wurden, körperlich oder psychisch, braucht es dieses Mittel. Solche Verletzungen geschehen auch mannigfach verbal. Hier gibt es eine Ähnlichkeit zu Sepia, die aber von der Grundvoraussetzung viel wehrhafter und kampfbereiter ist.

Es ist klar, dass nach solchen Erfahrungen die Außendarstellung, das »Sich-öffentlich-Zeigen« ein großes, teils unüberwindbares Problem sein kann.

Staphisagria und Sepia haben beide oft einen ungeheilten »Animus«: die Gesamtheit der Erfahrungen mit dem Männlichen. Das betrifft individuelle, aber auch kollektive Erfahrungen. Je unerfreulicher das ist, desto eher ist die Frau davon wie »besetzt« und hat große Schwierigkeiten, sich mit ihrem wahren Selbst zu verbinden und ihren Platz in der Welt zu finden. Der Schmerz und der Zorn stehen ihr dann immer irgendwie im Weg. Diese beiden Arzneien leiden am stärksten an der patriarchalen Unterdrückung.[103]

Es ist auch eine Kummer-Arznei (Repertorium: Kummer, Beschwerden durch Sorgen, Angst über ihren Zustand), und ich würde sagen, dass der Kummer, den die Arznei aus den entferntesten Winkeln des Körpers hervorholt, noch älter ist als der von Natrium.

Man muss für die Heilung nicht wissen, woher dieses Kummergefühl stammt oder wie es entstanden ist. Es reicht, ihn zu fühlen und zuzulassen. Dann kann daraus ein Gefühl von Stärke und Weisheit werden: so viele schmerzhafte Erfahrungen überlebt!

Eine Staphisagria-Seele ist eine alte Seele.

Im gesunden Zustand hat die Staphisagria-Frau viel sexuelle Kraft und Dynamik, Sinnlichkeit sowie Spontaneität und Lust an der Darstellung. Wir erinnern uns: Das ist Leberkraft! Kann Leberkraft nicht frei fließen, kommt es wie bei Lycopodium zum Beispiel auch zu Frust, Zorn oder Depression.

Staphisagria bringt diese Energie wieder zum Fließen, und zwar sprudelnd und prickelnd wie eine Sektflasche! Die eigentlich natürliche Lebendigkeit erwacht.

Nach zwei Gaben C 200 kam das Schreiben geradezu euphorisch wieder in Fluss, nach dem zähen Ringen mit Lycopodium, wo sich das Schreiben eher eckig anfühlte.

Kein Mittel hat meine Kreativität und Lust an Kreativität so angeregt.

Wenn man sonst eher analytisch unterwegs ist, ist das sehr ungewöhnlich und schön, denn man ist sehr produktiv, ohne dass es sich anstrengend anfühlt.

Mir fällt während der Einnahme und Beschreibung auf, dass ich starke Leistungsschwankungen erlebe: An einem Tag bin ich kreativ, tatkräftig und froh gestimmt, fast wie von etwas getragen; am nächsten Tag müde, erschöpft, leer oder sogar kummervoll.

Hahnemann würde das »Schwanken der Dynamis« nennen.

In beiden Fällen bin ich sehr berührbar und fühlend.

Und es taucht die gleichermaßen schmerzhafte wie befreiende Frage auf:

»Wie konnte ich nur jemals so viel Zweifel und Zögern zulassen?
Wie konnte ich mir selbst so viel Schmerz bereiten?«

Diese Berührbarkeit von Staphisagria kann leicht zu Tränen führen. Sie weint eher aus Rührung als aus Trauer. Pulsatilla ist in diesen Stimmungsschwankungen, der Empfindsamkeit und Rührung sehr ähnlich.

Was können wir von Staphisagria vor allem lernen?

Zunächst einmal erleben wir das Aufspüren von innerer Anspannung und alten »geschluckten« Verletzungen. Dann erinnert sie uns, sanft, geduldig und liebevoll mit uns selbst umzugehen, dem Zorn zuzustimmen und in Tatkraft umzuwandeln, Mut zu spontanen Reaktionen und Gefühlsregungen zu entwickeln, der eigenen Dynamik und dem eigenen Temperament freien Lauf zu lassen.

Daraus kann dann ein gesunder authentischer Selbstausdruck werden. Es kann sogar das Gefühl von Freude über sich selbst entstehen, vor allem Freude am eigenen Sein. Das ist für viele ganz neu!

In der Tat scheinen mir diese Lebens- und eine gewisse Spielfreude das größte Geschenk von Staphisagria zu sein. Auch beim Thema Anerkennung geht es ihr mehr um Freude und Ausdruck als um Befriedigung.

Es erhebt sie, geschätzt zu sein und selbst Wertschätzung zu geben.

Mit dem Rittersporn können wir »den Geist aus der Flasche« befreien. Der Druck entweicht, aus Enge wird Weite und plötzlich sind neue Möglichkeiten da. Sorge dafür, dass der Druck, der sich lösen wird, entweichen kann: Treib Sport, atme, tanze, wirf Kissen gegen die Wand … sei dabei kreativ!

Susanne Dinkelmann beschreibt den möglichen Wandel so: »Die Frau erkennt nun den Unterschied zwischen ihrer natürlichen Veranlagung und dem, was das Außen von ihr fordert. Sie gibt ihre Passivität auf und nimmt Unterdrückung nicht länger hin […] Die gesunde Frau […] ist stolz auf ihre direkte und kraftvolle Energie und gestaltet mit Staphisagrias Hilfe selbständig und aktiv ihre ganz individuellen Lebensumstände.«[104]

Ähnlichkeiten:
Carcinosinum (Unterdrückung, Wehrlosigkeit), Lycopodium (Wut),

Sepia (Verletzung/Kränkung/Würde), Natrium (enttäuschte Liebe, in der Regel zornlos)

Zusätzliche Hilfen können die Trauma-Arzneien sein:
Aconitum, Arnica, Opium, Hypericum, Rosa damascena
Bachblüten: Rescue, Wild Rose
(siehe Kapitel Prüfungsangst und Notfallsituationen)

Hinweise auf das Mittel:
Karies, Schwarzwerden der Zähne, Zahnschmerzen
»Honeymoon-Cystitis«: Blasenentzündung nach Geschlechtsverkehr, vor allem bei jungen Frauen
Harnwegsbeschwerden
Schnittverletzungen, zum Beispiel Operationen
genitale Probleme
Beschwerden nach Geschlechtsverkehr/Intimverletzung
Haut als Grenze und Schutzorgan: Ekzeme, Psoriasis, Neurodermitis
Beschwerden durch Zurückweisung, Liebeskummer, Demütigung, Kränkung
alter Kummer
Kopfschmerzen, Migräne
Gerstenkörner
Folgen von innerem Druck: Entzündungen, Bluthochdruck, Schmerzen
Verdauungsbeschwerden

Heilungshilfen:
Selbstverteidigungskurse
Coaching/Therapie in Kommunikation und Ausdruck
Umgang mit Zorn lernen
Traumatherapie,
Aufstellungsarbeit

Schauspiel- oder Tanzgruppen, Gesang
Ausdruck für die sensitive, künstlerische Seite finden

Heilungssätze:
Ich bin jetzt sicher genug, mich frei zu äußern.
Ich entdecke meine Spielfreude wieder.
Ich genieße meine Spontaneität.
Ich erlaube mir heilsamen Zorn.
Ich fühle die Erleichterung, wenn ich nichts mehr verstecken und unterdrücken muss.
Ich bin achtsam für meine Grenzen.
Ich kann mich schützen.
Ich darf mich wehren.
Ich spüre meine Verletzungen und stimme ihnen zu. Es darf (gewesen) sein. Ab heute heile ich.
Ich verzeihe mir meine Wehrlosigkeit, Ohnmacht und Sprachlosigkeit.
Ich erfreue mich an meinem kraftvollen Temperament.
Verletzungen gehören zum Leben und zur Liebe dazu.

Arsenicum album

Arsenicum album: Die ängstliche Kassandra

Potenzial: Die Präzision und der Anspruch

Substanz:
Das Gift Arsen
Auch das weiße Arsenik gehört zum Mineralreich.

Arsen homöopathisch ist ein Segen für die Menschheit.

Wer jemals mit einer Lebensmittelvergiftung oder schweren Übelkeit auf oder vor der Toilette gesessen hat und um die Heilkraft dieser Arznei in so einem Falle weiß, wird mir da zustimmen. Wenn der Verlust des Bewusstseins droht und alle Kräfte von einem weichen, ist Arsen häufig die Rettung in der Not.

Auch bei nächtlicher Unruhe oder Angst kann Arsen einen in Windeseile beruhigen und tiefen Schlaf ermöglichen.

Auf Arsenicum album möchte ich in der Praxis am wenigsten verzichten.

Oft ist es meine erste Verordnung, um zunächst Nieren, Lebenskraft und Urvertrauen zu stärken.

Ich verordne es oft bei Schulkindern und Studenten, die sehr ehrgeizig sind und schon längere Zeit unter starkem Druck stehen und für die es eine Frage der Existenz ist, unbedingt bestehen zu müssen.

Dann gibt Arsen eine erste Beruhigung, Stress kann sich lösen, der Schlaf besser werden und eine »Erdung« stattfinden.

Arsenicum album steht die Angst im Weg, es fehlt in erster Linie an Urvertrauen.

Daraus entstehen Ängste aller Art, Verlangen nach Kontrolle, Perfektionismus oder Zwänge.

Urvertrauen entsteht erstmals in der Schwangerschaft und in den ersten sechs Lebensmonaten. In dieser Zeit kann ein Trauma geschehen sein oder eine latente Gefahrensituation, die Eltern können schon eine schwache Lebenskraft gehabt haben oder selbst traumatisiert gewesen sein.

Das Gefühl der Angst kann auch von einer oder zwei Generationen vorher stammen.

Mögliche Ursachen sind sehr vielseitig. Man muss sie auch nicht unbedingt wissen. Wichtig ist, die Angst zuzulassen, sie sogar zu ehren. Denn sie will uns immer schützen.

Jeder Mensch hat Ängste! Welche sind deine? Kennst du sie alle?

In der Traditionellen Chinesischen Medizin wird Angst den Nieren zugeordnet. Ängste können die Nierenenergie schwächen oder umgekehrt eine schwache Nierenenergie Ängste entstehen lassen. Nieren- bzw. Lebensenergie wird außerdem geschwächt durch zum Beispiel stärkere Auskühlung oder langen Schlafmangel, zehrende Schwangerschaften, Geburten, Stillzeiten oder anhaltenden Stress.

Die Nierenzeit ist abends zwischen 17 und 19 Uhr. Das ist eine gute Zeit für die Mitteleinnahme und um etwas für die Nierenenergie zu tun: Übungen für Beine und Rücken, Fußbäder, Schwimmen, Meditationen, Entspannungstechniken oder einfach eine Wärmflasche auf der Nierengegend.

Die Unsicherheit sitzt tief und ist oft nicht benennbar oder zu erklären, wird manchmal sogar nicht einmal bewusst wahrgenommen.

Man reagiert einfach anders oder vermeidet unbewusst bestimmte Situationen.

Auf jeden Fall ist die Angst in der Regel auf die Vergangenheit bezogen. Sie ist da aufgrund von Erfahrungen sehr großer Unsicherheit oder existenzieller Gefahr.

Lycopodium oder Calcium als Mittel mit ebenfalls großer Angst sind eher auf das Kommende, Bevorstehende fokussiert. Sie fürchten, Situationen der nahen Zukunft nicht zu bewältigen.

Bei Arsen ist die Furcht meist von einer starken Unruhe begleitet und oft unspezifisch und unerklärlich, vermutlich, weil sie in sehr früher Zeit entstanden ist, an die wir uns nicht erinnern können. Außerdem leben wir kollektiv in einer Angstgesellschaft, und für einige Menschen ist es schwer, sich dem zu entziehen und im Vertrauen zu bleiben.

Typisch bei Arsen sind Ängste vor Fehlern, Krankheiten, dem Unbekannten und dem Tod. Mit der Endlichkeit mag sie sich nicht auseinandersetzen.

Angst kann ein guter Hinweis darauf sein, genau hinzusehen. Brauche ich mehr Informationen zu etwas, andere Informationen oder eine komplett neue Perspektive?

Sind meine Werte veraltet, braucht meine Seele eine neue Definition, was ein gutes Leben ausmacht?

Übernehme ich zu viel von dem, was andere denken und was anderen Angst macht? Bin ich zu sehr im Außen und zu wenig bei mir?

Das kann eine sehr spannende Reise sein, der Angst einmal zu folgen, anstatt ihr aus dem Weg zu gehen.

Hygiene, Gesetz, Ordnung und Gesundheit sind für Arsenicum album sehr wichtig, und es kann zu Zwangshandlungen wie häufigem Händewaschen, Putzen oder Desinfizieren kommen. Jeder Besuch bei Ärzten und Behörden wird peinlich genau eingehalten, oft auch alles akkurat notiert und in einer ordentlichen Mappe aufbewahrt.

Die Corona-Zeit ist eine Arsen-Zeit: Krankheit und Tod dürfen nicht sein. Aus der Angst heraus kommt es sogar wieder zu Überwachung und Kontrolle – Verhaltensweisen, die wir hinter uns glaubten.

Arsen selbst ist oft »wie aus dem Ei gepellt«: ihre Frisur, Kleidung, Make-up.

Sie ekelt sich vor Schmutz und menschlichen Absonderungen und Ausdünstungen.

Alles, was nicht unter Kontrolle zu halten ist, macht ihr riesige Angst. Sie geht absolut keine Risiken ein und spielt alles vorher haarklein durch, selbst Urlaubsvorbereitungen oder einen Kindergeburtstag.

Es gibt einen Mangel an Lebenswärme, ihr ist immer kalt. Sie hat kalte Füße, Hände, eine kalte Nasenspitze, vielleicht sogar blaue Lippen. Auch der Schweiß ist kalt.

Es gibt Frauen, die nehmen mehrere Wärmflaschen mit ins Bett und tragen auch im Sommer stets eine Jacke oder einen Pullover.

Wenn der Partner schon halb nackt im Wohnzimmer sitzt und schwitzt, sitzt sie unter der Wolldecke.

Zum Potenzial von Arsen gehören Genauigkeit, Gewissenhaftigkeit und Pflichtbewusstsein. Man kann bei einigen fast von »preußischem Gehorsam« sprechen, sich selbst, aber auch Vorgesetzten gegenüber.

Sie ist in der Regel sehr streng mit sich, neigt zur Askese und hat höchste Ansprüche, vor allem an sich selbst.

Sie ist gut aufgehoben in einer Behörde, einem Archiv, Museum, Labor, bei einer Bank, beim Steuerberater oder in der Medizin, nämlich überall da, wo Genauigkeit gefragt ist. Da kann sie zur Höchstform auflaufen.

Größte Chance zur Heilung sind Vertrauen und Gelassenheit.

Daher sollte sie in ihrer Freizeit darauf achten, sich zu entspannen,

Freude zu haben, Spontaneität zuzulassen und öfter einmal etwas ganz Neues zu wagen.

Arsen hat im Gegenzug zu den anderen Konstitutionen nicht so sehr die Angst vor dem Scheitern oder der Blamage. Sie vergleicht sich auch nicht so sehr mit anderen.

Ihr Ziel ist die Perfektion an sich.

Sie ist eher von Natur aus ehrgeizig und sie genügt ihren Ansprüchen in der Regel. Sie ist oft zu großen Leistungen fähig, zahlt aber einen hohen Preis.

Arsenicum album brauchen wir alle hin und wieder, denn Angst gehört zum Leben dazu. Sie sollte uns aber nicht an unserem Sein, Tun oder Ausdruck hindern. Wenn sie also überhandnimmt, diffus ist, uns die Luft zum Atmen nimmt und wir merken, dass wir zu kontrolliert oder verkrampft perfektionistisch sind, dann kann uns die Besinnung auf die Nierenkraft, ein wenig Erdung und die eine oder andere Gabe Arsenicum album wieder zu Ruhe und Schlaf verhelfen.

Aus dieser Quelle des Friedens finden wir dann wieder die Kraft und den Mut, unseren Lebensweg in die Hand zu nehmen. Dann vielleicht mit ein bisschen mehr Vertrauen und Lust auf Lebendigkeit und ein gesundes Chaos.

Aconitum, Magnesium phosphoricum von den Schüsslersalzen und die Notfalltropfen von Dr. Bach (siehe »Prüfungsangst und Notfallsituationen« sowie »Biochemie«) sind eine gute Ergänzung für Ängste, Panik- und Notfallsituationen.

Hinweise auf das Mittel:

Haut: trocken, weiße Schuppen
Durchfälle
Kontakt mit giftigen Substanzen
Lebensmittelvergiftung

Angst vor dem Tod
Ruhelosigkeit
Kälteempfindlichkeit
Nierenschmerzen
Asthma, Atemnot
Blasenbeschwerden
Rückenschmerzen im unteren Bereich
nächtliche Beschwerden oder Verschlimmerungen
starker Durst
brennende Empfindungen
Gewichtsverlust, Abmagerung

Übungen:
bewusst ein kleines Risiko eingehen
Veränderungen vornehmen
mal »Fünfe gerade sein lassen«
sich Schutzräume suchen und schaffen, wie zum Beispiel in der Wohnung oder der Natur. Wo fühlst du dich absolut sicher und kannst dich wirklich fallenlassen?
Übungen zur Erdung und für das Wurzelchakra (Füße, Beine, Becken)
Yoga, Meditationen
Atemübungen
Körperliche Übungen für Flexibilität und Koordination
Die Freude in den Dingen finden
Ahnenforschung, Familienaufstellung

Heilungssätze:
Ich bin jetzt sicher genug, ich zu sein.
Ich vertraue.
Ich lerne zu vertrauen.
Ich vertraue dem Leben.
Ich vertraue der Ordnung des Kosmos.

Ich bin fest verwurzelt.
Ich spüre meine Wurzeln.
Ordnung ist in mir.
Die Welt ist freundlich.
Es darf perfekt sein, muss aber nicht.
Aus Fehlern lerne ich am besten. Ich beabsichtige, noch ganz viele zu machen!
Ich finde die Ruhe in mir.
Ich spüre meine Angst. Ich lasse sie zu.
Atmen beruhigt. Ich achte auf meinen Atem.
Angst ist nur ein Gefühl, das kommt und geht. Ich konzentriere mich mehr auf meinen Körper oder meinen Atem.
Ich ehre meine Angst.
Ich bin so viel mehr als meine Angst.

Natrium muriaticum

Natrium: Die traurige, verschlossene Kassandra

Potenzial: Das Bewahren

Substanz:
Natrium muriaticum oder chloratum ist Kochsalz.

Es gehört zu den Mineralien. Das Mineralienthema »Mangel« ist hier besonders stark, und zwar bezogen auf die Liebe und innige Verbindungen.

Salz kommt aus dem Berg oder aus dem Meer und hat einen starken Bezug zu Wasser.

Körperlich kann Natrium chloratum Wasser speichern und wieder abgeben.

Seelisch speichert es Kummer und Verletzungen.

Nur mit dem Loslassen derselben tut es sich so schwer. Es fließt nicht mehr. Körper und Seele sind in Stagnation.

Körperlich äußert sich das zum Beispiel in Verstopfung, Ödemen (Wasseransammlungen) oder Blasenfunktions- und Menstruationsstörungen.

Natrium ist oft gar nicht so einfach zu erkennen, denn sie versteht es, sich und ihre wahren Gefühle hinter Schutzmauern zu verbergen.

Ihr fehlt in erster Linie und ganz dringend Liebe oder die Sicherheit, geliebt und willkommen zu sein. Daraus resultiert eine große Verunsicherung.

Ihre Reaktion darauf ist in der Regel Rückzug. Sie lebt häufig allein oder fühlt sich zumindest so. Sie wird oft verlassen oder lebt eine unerfüllte Liebe: eine Beziehung auf Distanz oder zu einem verheirateten Partner.

Bei ihr ist das Wort Zweifel schon fast zu schwach. Natrium ist sehr traurig, still, unsicher, kritisch, vor allem mit sich selbst, und misstrauisch!

Sie ist extrem ehrgeizig und macht sich selbst immensen Druck. Das merkt sie selbst aber meist gar nicht. Das ist für sie ganz normal.

Das sagt sie auch oft in der Anamnese: »Ganz normal eigentlich«. Sie lässt sich nicht in die Karten schauen oder empfindet das auch tatsächlich so.

Hätte man mich in der Pubertät nach Gedanken, Gefühlen oder Problemen befragt, hätte ich wahrscheinlich auch gesagt: »Alles ganz normal.« Dabei war nichts normal. Ich war zutiefst verzweifelt und in mir eingeschlossen. Das war aber irgendwie »normal«. Ich hätte in erster Linie Natrium muriaticum oder Carcinosinum gebraucht.

Ich habe vor allem melancholische Musik gehört, das fühlte sich vertraut an. Da war ich zu Hause: Tracy Chapman, Sting, Sade, Spandau Ballett, Terence Trent D'Arby.

Ich habe keine Liebesromane gelesen, sondern »Wir Kinder vom Bahnhof Zoo«, »Die grüne Wolke«, »Die letzten Kinder von Schewenborn«, »Momo«, »Das Tagebuch der Anne Frank«, »Herr der Fliegen«, Bücher über Marie Curie und Martin Luther King.

Ich fand die Welt bedrohlich und fühlte mich in diesen Büchern bestätigt, in denen es um atomare Bedrohung, Krieg, Macht, Ungerechtigkeit und Drogen ging.

Ich habe mir Sorgen gemacht und konnte mich in dieser komischen Welt nicht zurechtfinden, verstand nicht, wie man einfach so sinn- oder sorglos vor sich hin leben konnte. Aber ich habe das auch niemandem erzählt, sah keine Chance, dass mich jemand verstehen würde. Es waren ja doch alle mit sich beschäftigt. Natrium ist da gnadenlos klar und realistisch. Sie hat resigniert.

Das Natrium-Mädchen, die Natrium-Frau ist eher distanziert, zurückhaltend, verschlossen.

Sie ist der tiefen Überzeugung, dass sie sowieso nicht gesehen, gefühlt oder beachtet wird, sie fühlt sich unwichtig und unscheinbar.

Das Leben ist halt schwer und mühsam.

Sie kleidet sich meist auch dezent, unauffällig. Oft in grau, dunkelblau oder schwarz.

Und tatsächlich wird sie auch häufig übersehen. Man kann sich an ihren Namen oder eine Begegnung mit ihr nicht erinnern. Sie kennt das schon, aber es betrübt sie auch. Es macht sie nicht wütend, sondern traurig.

Es wundert sie eher, wenn das nicht passiert.

Ich ertappe mich heute noch dabei, dass ich mich eher wundere, wenn sich jemand noch an meinen Namen erinnert.

Es ist wie Causticum eine Kummer-Arznei, angezeigt bei Traurigkeit, Melancholie, depressiven Verstimmungen, Schlaflosigkeit, Liebeskummer, Verlust eines Menschen.

Natrium trägt eine tiefe Traurigkeit in sich, die sie sehr beschwert, regelrecht nach unten zieht. Sie lebt in ihrer eigenen Welt wie in einer Blase, zu der niemand Zutritt hat.

In gesunden oder Heilungsphasen lässt sie ihren Tränen freien Lauf, und es entlastet sie.

Es kann aber auch sein, dass sie sich das Weinen abgewöhnt, weil es ja »sowieso nichts bringt«. Dann gewöhnt sie sich eine kühle Härte an.

Ihre Trauer, Schwere, Resignation oder Depression kann sich über Jahre, sogar über das ganze Leben ziehen. Es ist eine Hoffnungs- und Sinnlosigkeit oder pures Funktionieren, eher ein Überleben als Leben.

Die Ursachen findet man in der Regel in der Pubertät, Kindheit oder vorherigen Generationen: Schicksalsschläge, harte Lebensläufe, Lieblosigkeit im Elternhaus, Aufwachsen im Internat, Strenge,

Härte, Leistungsdruck in der Schule, beim Sport oder Musizieren.

Heutzutage ist dieser Leistungsdruck fest in der Gesellschaft etabliert, vor allem bei Mädchen.

Laut dem Homöopathen und Psychotherapeuten Philip Bailey benötigt ein Drittel aller Menschen Natrium muriaticum. Es ist der vorherrschende Konstitutionstyp, weil wir in einer Welt der Unterdrückung leben. Wir wollen gefallen, dazugehören, erfolgreich sein. Die äußere Fassade ist wichtiger als die individuelle Persönlichkeit, Ecken und Kanten sind nicht gern gesehen, Bedürfnisse, Schwächen und Empfindungen sind »peinlich«.

Natrium wird häufig in der Pubertät bei Mädchen benötigt. Das zeigt sich zum Beispiel an chronischen Kopfschmerzen, Ekzemen, Neurodermitis, Blasenentzündung, Pickel im sichtbaren Bereich oder Zurückgezogenheit. In dieser Zeit wird das äußere Erscheinungsbild und die Wirkung auf andere immens wichtig.

Dabei geht es nicht nur um Liebesbeziehungen. Gerade Mädchen sind treue Freundschaften jetzt sehr wichtig und hier erleben sie oft große Enttäuschungen. Die beste Freundin interessiert sich plötzlich viel mehr für etwas oder jemand anderes. Es entstehen Konkurrenzdenken und nicht selten Gehässigkeiten.

Für viele Probleme, Sorgen, Gedanken fehlt ein Ansprechpartner. Stress entsteht, wenn die anderen schon wissen, was sie beruflich machen oder wen sie heiraten wollen, und sie selbst hat noch keinen Schimmer.

Eine Natrium-Persönlichkeit beschäftigt sich mit all diesen Dingen sehr emotional und intensiv, wo andere vielleicht nur einen kurzen Gedanken darüber verschwenden und einfach ihr Leben leben.

Und natürlich geschieht in dieser Zeit auch meist der erste große, schmerzhafte Liebeskummer, der – hakt man dort mal genauer nach – oft Jahrzehnte danach noch gespeichert ist und sich auf die Gegenwart auswirkt.

Tief liegende Minderwertigkeitsgefühle lassen nicht selten Beziehungen aus einer Not entstehen. Frauen geben sich Männern hin, heiraten, bekommen Kinder oder nehmen Jobs an, weil sie Angst haben, dass sie »nichts Besseres« bekommen. Sie binden sich aus Angst, nicht aus Überzeugung oder Glück.

Wenn du dir das jetzt nicht vorstellen kannst, weil das bei dir zum Glück anders war, muss ich leider sagen, dass ich das schon sehr häufig so erzählt bekommen habe.

Es gehört sehr viel Mut dazu, sich das einzugestehen. Natrium hat diesen Mut, denn sie ist wie Psorinum sehr leidensfähig und im Leiden geübt.

Mich macht das immer sehr traurig und es erfordert sehr viel Geduld und Hartnäckigkeit, diesen Mädchen und Frauen zu einem neuen Bild über sich selbst zu verhelfen.

Das zweite Problem in der Pubertät ist die Beziehung zu den Eltern. Diese sind häufig verunsichert, wie nah sie ihren Kindern jetzt noch kommen dürfen, wie sehr sie sich einmischen oder zurückhalten sollen. Brauchen ihre Kinder jetzt noch Halt, Unterstützung, Ermutigung oder vor allem Freiheit und Verantwortung? Meist brauchen die Kinder in dieser Zeit doch noch viel mehr Unterstützung, Ermutigung und Nähe, als die Eltern glauben.

Ich erlebe das so, dass die Heranwachsenden vor allem aufmerksame Zuhörer brauchen. Sie brauchen Raum für ihre Ideen und Überlegungen und Erlaubnis zum Experimentieren, ohne dass sie gleich einen Rat oder eine Bewertung bekommen.

Häufig kommen Jugendliche zu mir, weil sie einfach nur erzählen wollen, etwas loswerden. Durch echtes Interesse kann man ihnen vor allem durch Fragen weiterhelfen, Fragen, die sie sich selbst noch nicht gestellt haben, zum Beispiel über ihre Stärken, Erkenntnisse, Wünsche, Bedürfnisse und Träume.

Wenn du Kinder in diesem Alter hast und unsicher bist: Frage einfach ganz direkt und konkret, was sie brauchen. Sie werden es dir dann zu gegebener Zeit sagen. Signalisiere ihnen, dass jeder Gedanke zunächst erlaubt und willkommen ist, dass es Bereitschaft gibt, Dinge offen zu diskutieren.

Natrium schaut viel in die Vergangenheit und hadert mit ihr. Sie bleibt dort immer wieder hängen. Sie kann regelrecht verbittert sein. Sie erinnert sich sehr genau und die Gefühle sind noch sehr präsent. Sie ist äußerst nachtragend und vorwurfsvoll.

Im Natrium-Zustand wird oft schmerzlich bewusst, was alles NICHT gelebt und gesagt wurde, ähnlich wie bei Carcinosinum.

Es fällt ihr sehr schwer, zu verzeihen, vor allem sich selbst, sie merkt sich ALLES!

Sie fühlt sich nicht nur ungeliebt, sondern sogar der Liebe nicht wert, nicht würdig.

Sie kann ihren Wert nicht fühlen, braucht unglaublich viel Unterstützung und Bestätigung von außen, oft über Jahre.

Oftmals fühlt sie sich sogar hässlich, abstoßend oder stellt die Sinnhaftigkeit oder Berechtigung ihrer Existenz infrage.

Der psychische Schmerz ist ein ständiger Begleiter, tief bohrend und quälend, an den sie sich aber auch schon gewöhnt hat. Oder dieser Schmerz wird auf den Körper übertragen, der dann mit den üblichen Methoden nicht beeinflussbar ist.

Sie hat eine typische Opferhaltung und identifiziert sich mit Opfern, zum Beispiel mit gequälten Tieren und Außenseitern. Laut den Erfahrungen von Vieten und Knorr[105] gilt es, das eigentliche Opfer im Familiensystem zu finden, damit die Klientin aus ihrer Rolle erlöst werden kann.[106]

Dazu kann man eine Familienaufstellung machen.

Oft findet man in der gesamten Mutterlinie starke Mangelgefühle: Mangel an Geborgenheit, Körperkontakt, Liebe und Wärme. Diese Frauen haben sich aufgrund der Lebensumstände Härte und Kälte angeeignet oder haben es gar nicht anders kennengelernt.

Manche behaupten, Natrium »suhle« sich im Schmerz.

Das sehe ich nicht ganz so. Kein Mensch fühlt sich im Leid wohl. Es ist nur so, dass sie nichts anderes kennt als genau diesen Hormon-Cocktail, der bei diesen Gefühlen gemixt wird.

Sie ahnt nicht, dass es einen Weg heraus gibt. Für die anderen vielleicht, aber für sie doch nicht … Sie ist das Aschenputtel, das hässliche Entlein.

Schlägt man ihr etwas zur Veränderung vor, kommt häufig reflexartig ein »Ja, aber …«

Sie findet immer Gründe, warum dies oder jenes nicht funktionieren wird. Sie wird dann regelrecht trotzig.

Die Dauer und Intensität an Unterstützung, die sie bräuchte, ist kaum jemand bereit, ihr zu geben.

In der Tat ist es wohl so, dass wir irgendwann geradezu süchtig nach den Gefühlen sind, die wir so gut kennen. Sie sind dann wie gute Freunde. Sie sind uns vertraut.

Wir hinterfragen sie nicht mehr, leben lieber mit dem Bekannten als mit etwas Neuem.

Daher sollten wir uns in Situationen und Begegnungen öfter fragen »Fühlt sich das jetzt wirklich gut und richtig an oder fühlt es sich nur gewohnt an?« »Macht es mich weit oder eng?« »Bin ich bereit für etwas Neues?«

Natrium kompensiert ihren ständigen Zweifel über Leistung, entweder im Sport oder im Beruf.

Das beginnt meist schon früh in der Schule.

Sie will am liebsten immer die Erste sein, die Schnellste, die Beste, die Dünnste.

Verbissen arbeitet sie an sich.

Damit macht sie sich selbst einen ungeheuren Druck.

Sie zweifelt immer zuerst an sich, wenn etwas nicht so läuft.

Wo andere die Verantwortung gerne schnell an andere abschieben, wie Lycopodium das zum Beispiel gerne macht, hat sie keine Probleme damit, die Verantwortung voll zu übernehmen und Selbstkritik zu üben, zumindest im Stillen für sich.

Nächstes Mal muss es besser werden!

Das treibt sie an.

Abhärtung, Disziplin, Strenge und Askese sind kein Problem für sie. Alles, was sie besser werden lässt, ist gut.

An diesem Punkt können Magersucht und Bulimie oder Sportsucht entstehen.

Natrium hat von allen die größte Angst vor persönlicher Zurückweisung, weil sie auch alles immer sehr persönlich nimmt, auch wenn sie gar nicht gemeint war.

Sie kennt den Unterschied zwischen Kritik am Tun und am Sein nicht. Sie hat in ihrem Leben zu viel Ablehnung, Zurückweisung oder Nichtbeachtung erfahren.

Kritik wird daher immer auch als Fehlbarkeit der Persönlichkeit erlebt und bereitet großen Schmerz.

Was einige Patienten mir berichten, was die eigenen Eltern über sie und zu ihnen gesagt haben, lässt mich erschaudern.

Das ist häufig bei denen der Fall, die heute 50 und älter sind.

Das sind die Kriegskinder und Kriegsenkel. Da empfehle ich wieder die Bücher von Sabine Bode, um dieses Verhalten zu verstehen.

In den 50er- und 60er-Jahren gab es Erziehungsratgeber, die aus heutiger Sicht kalt und grausam waren. Strenge und Abhärtung waren die Leitlinien, man sollte Kinder auf keinen Fall mit zu viel Liebe und Zärtlichkeit verwöhnen. Viele Menschen haben diese Erfahrungen in sich »eingeschlossen«, aber die Verletzung der Würde ist geblieben und wirkt, solange sie nicht geheilt ist. Verständnis über die damalige Zeit und viel Selbstmitgefühl helfen auf diesem Weg.

Im Umgang mit Natrium-Menschen ist das sehr wichtig zu wissen, als Therapeutin, Arbeitgeberin oder Kollegin.

Ihr wird dann gerne vorgeworfen, »sie sei so empfindlich«.

Das hilft ihr gar nicht. Im Gegenteil: schon wieder etwas Schlechtes an ihr.

Das führt dazu, dass sie sich immer besser vorbereitet, ja keine Fehler machen, ja nichts übersehen oder vergessen.

Sie versucht, über alles die Kontrolle zu gewinnen. Sie ist die »Leiterin der Qualitätskontrolle«, wie eine Patientin es selbst formuliert hat.

Und das gelingt ihr sogar ganz gut. Sie hat alles im Blick und sieht so einiges voraus.

Dadurch ist und wirkt sie auch immer sehr angestrengt und verkrampft.

Sie ist nicht gerade die Ulknudel im Team, aber auf sie kann man sich verlassen!

Natrium ist eine treue Seele. Sie ist loyal gegenüber ihren Mitmenschen, Aufgaben und eigenen Ansprüchen. Diese Loyalität kann ihr zum Verhängnis werden, wenn sie dabei sich selbst, Lebensfreude und Spontaneität opfert.

Sie wünscht sich nichts mehr, als emotional verstanden zu werden, aufrichtig geliebt und gesehen.

Sie glaubt, dass das nur über Leistung und Bedingungen möglich ist.

Bedingungslose Liebe hat sie nie oder kaum erlebt.

Da sie so wenig Selbstvertrauen hat, gibt es wenig Möglichkeiten für sie, sich zu beweisen, Wertschätzung zu bekommen, denn dazu müsste sie sich ja trauen.

Wird sie aber ins kalte Wasser geworfen, macht sie ihre Sache in der Regel gut bis sehr gut, denn sie ist natürlich perfekt vorbereitet. Bei ihr gibt es ein Skript, wahrscheinlich in einem schönen Ordner, denn auch Ästhetik ist ihr ein wichtiger Wert.

Wenn sie dann Lob und Anerkennung bekommt, fällt es ihr sehr schwer, das anzunehmen. Komplimente sind ihr unangenehm, weil sie keine Übung damit hat.

Da alle wissen, dass man von ihr regelmäßig und selbstverständlich Leistung bekommt, wird das aber auch häufig nicht mehr erwähnt oder gedankt.

An der Stelle ist es wichtig, achtsam zu sein und zu lernen, sich selbst wertzuschätzen, damit dieser Teufelskreis unterbrochen wird.

Nach einem Prozess mit Natrium muriaticum schaffen Frauen es häufig, sich aus einer unheilvollen Lebenssituation oder Beziehung zu lösen oder eine neue, erfüllende zu finden. Sie lernen ihren Wert kennen und gewinnen ihre Würde zurück.

Sie entdecken sich selbst.

Es sind plötzlich der Mut, die Zuversicht, der Glaube an sich selbst und das Vertrauen da oder entwickeln sich langsam.

Bei ihr geht alles eher langsam und behutsam, vorsichtig. Ein Natrium-Prozess kann Monate oder Jahre dauern und erfordert sehr viel Achtsamkeit.

Natrium schafft Klarheit, so wie man nach einem heftigen Schnupfen oder Kopfschmerzen endlich wieder einen klaren Kopf bekommt.

Die Arznei hilft, sich aus der Vergangenheit zu lösen, in der Gegenwart anzukommen und wieder mehr und zuversichtlich nach vorn zu schauen und nicht nach hinten.

Sie hilft beim Verzeihen und lässt wieder an das Glück glauben.

Und es ist eine wunderbare Arznei bei Liebeskummer. Er löst sich einfach auf wie Salz in Wasser, wenn es gelingt, wieder mehr auf sich und sein eigenes Leben zu schauen als auf den anderen/die andere.

Der größte Schmerz und die größte Stärke liegen immer ganz eng beieinander, sind zwei Seiten einer Medaille. Es gilt, diesen Schmerz und die Verletzlichkeit zu ehren, damit die Stärke sichtbar werden kann. Solange Natrium sich selbst für diese Verwundbarkeit verurteilt, sind die Kräfte gebunden. Sobald der Weg zu mehr Verständnis und Mitgefühl für sie selbst führt, werden ihre eigenen Kräfte wieder frei.

Ihre größten Gaben sind ihre Treue, Loyalität, Disziplin, Analysefähigkeit, Genauigkeit und Zuverlässigkeit. Weil sie den Schmerz so kennt, ist sie fähig zu Hingabe, Mitgefühl und Trost. Nicht umsonst gibt es unter Natrium-Menschen viele Helfer- und Heilerinnen.

Sie weiß, was das Gegenüber braucht.

Heilungsmöglichkeiten finden sich im Selbstmitgefühl, dem Verzeihen und dem Entwickeln von Milde und Sanftmut.

Je weicher sie werden kann, desto mehr Liebe, Verständnis und Freude werden zu ihr fließen.

Je öfter sie einfach mal ins kalte Wasser springt, Neues tut, Ungewöhnliches erprobt, auf Menschen zugeht, desto häufiger wird sie Funken von Lebensfreude erleben und Feedback bekommen, die als Motor dienen können, so weiterzumachen.

Nur Mut, Natrium, nur Mut!!

Philip Bailey hat ein sehr ausführliches Kapitel über Natrium muriaticum und ihre Untertypen geschrieben[107]. Das empfehle ich zum Verständnis sehr. Er geht dort intensiv auf die Entwicklung der Pathologie in früher Kindheit ein.

Hinweise auf das Mittel:

klarer, wässriger Fließschnupfen, Erkältungsneigung
Kopfschmerzen, Schulkopfschmerz, Migräne
Unverträglichkeit von Sonne
Neurodermitis, Hautprobleme, vor allem in Gelenkbeugen
Ödeme (Schwellungen)
Trockenheit von Haut und Schleimhaut
Verdauungsprobleme
Harnblase, Urinieren, Einnässen
Schlafstörungen
Menstruationsbeschwerden
Schwächezustände
funktionelle Herzbeschwerden
Fibromyalgie, chronische Schmerzzustände
Probleme mit den Augen/mit dem Sehen
Verlangen nach Salz, nach Meer oder Verschlimmerung am Meer
Probleme in der Pubertät
Neigung zum Erröten
Liebeskummer, Verlust von Menschen
Unterdrückung von Gefühlen

Ähnlichkeiten:

Arsen (Perfektionismus und Ehrgeiz, Askese, Angst), Causticum (Schwere, Trauer, Kummer), Sepia (Verletzung, Würde, Wertschätzung, Depression), Carcinosinum (Verschlossenheit, Unterdrückung, Selbstaufgabe), Rosengewächse (Liebe, Beziehungen, Verletzungen, Herzschmerz)

Heilungshilfen:

Verzeihungsübungen
Bücher zum Thema Verzeihen
den Moment entdecken, Achtsamkeit für das Jetzt
neue Verhaltensweisen entwickeln

gut zuhören. Was wird genau gesagt? Was habe ich verstanden?
über Gefühle schreiben und sprechen
ins Fließen kommen: über Bewegung, Hobbys, Musik, Kreativität
Hilfe, Lob und Komplimente annehmen, einfach nur »Danke« sagen!
Sport mit Freude betreiben, die Leistung in den Hintergrund rücken
neue Werte definieren
Familienaufstellung

Heilsätze:

Ich bin der Liebe würdig. Das war ich immer und das bin ich immer.
Ich liebe mich mit meinem Schmerz und meiner Verletzlichkeit.
Ich verzeihe mir jeden Tag aufs Neue.
Ich kann verzeihen, will verzeihen, bin bereit dazu.
Verzeihen befreit mich, erlöst mich.
Ich schaue nach vorn.
Ich lasse jetzt das Alte hinter mir.
Ich lasse Heilung geschehen.
Ich lerne zu lieben und Liebe anzunehmen.
Langsam und behutsam öffne ich mein Herz wieder.
Ich vertraue dem Leben und Lieben.
Die Mauern, die ich gebaut habe, haben mich beschützt. Jetzt kann ich sie langsam eine nach der anderen einreißen.
Ich entscheide mich zu vertrauen.
Ich entscheide mich für die Leichtigkeit und Freude.
Das Glück ist auch für mich.
Ich freue mich über Komplimente, Lob und Hilfe. Ich nehme sie dankbar an.
Ich kann unterscheiden zwischen Kritik an meiner Persönlichkeit und an meinem Tun.
Ich nehme nur konstruktive Kritik an, die nichts mit meiner Persönlichkeit zu tun hat.

Ich darf und kann mich wehren.
Ich löse mich von meiner Vergangenheit und konzentriere mich auf das Hier und Jetzt. Jeden Tag ein bisschen mehr.
Ich bin vollkommen. Jetzt schon.
Ich bin willkommen.
Es ist wunderbar, dass es mich gibt.
Ich lasse meinen Kummer fließen.
Die Verantwortung für eine gelingende Beziehung liegt nicht nur bei mir. Dazu gehören zwei.
Ich gebe die Verantwortung für die Gefühle meines Gegenübers ab.

Apis mellifica

Apis: Die verlassene Kassandra

Potenzial: Der Fleiß

Substanz:
Die Honigbiene

Wir sind im Tierreich (siehe Sepia), hier bei den Insekten.

Apis scheint zunächst gar nicht zu diesem Thema zu passen, taucht aber während dieses Prozesses bei mehreren Patientinnen und zweimal bei mir selbst auf.

Einmal auf einer Urlaubsreise mit dem Motorrad in Form einer großen Rastlosigkeit und Suche nach DEM perfekten Platz, nach einem Ankommensgefühl.

Ein zweites Mal in der Gestalt eines tiefen, unerklärlichen Verlasssenheitsgefühls, das ich vielleicht von meinen Großeltern übernommen habe: Beide Opas mussten in den Krieg und kehrten erschöpft, krank und traumatisiert zurück.

Meine Opas starben deutlich früher als meine Omas.

Meine Omas wurden quasi verlassen und waren gezwungen, ihr Leben früh alleine zu bewältigen. Sie wussten nicht, ob und wie ihre Männer zurückkehren würden. Wie viele Frauen hatten dieses Schicksal, einige sogar mehrfach, mit Vätern, Männern und Söhnen.

Einmal träumte ich sogar, dass ich in einem Luftschutzbunker bin: Es ist Krieg. Mit mir sind ein kleines Mädchen und andere Erwachsene. Soldaten kommen herein und sprechen russisch. Danach wache ich auf. Kurz nach diesem Traum fuhren mein Mann und ich auf einer Reise nach Lettland und Litauen an Orte, wo meine Großväter im Zweiten Weltkrieg im Einsatz waren. Diese Reise bewegte, berührte und heilte mich sehr.

Mithilfe der Arznei Causticum gelang es mir, mich von dem übernommenen Kummer zu lösen. Und wieder zeigte mir mein Körper den Weg: Ich hatte nämlich vom Auspuff des Motorrads eine heftige Brandwunde, die erst mit Causticum anfing zu heilen.

Später brauchte ich für diesen Kummer noch viel Natrium muriaticum.

Das ist das »chronische Apis«.

(2020 kam ein Film von Sebastian Heinzel dazu in die Kinos: »Der Krieg in mir.« Dort geht es um das Thema der übernommenen oder ererbten Traumatisierungen aus dem Krieg.)

Dieses Thema meiner Großmütter ist eine typische Apis-Thematik: Es ist bekannt als »Witwenmittel.«

Ich habe es einmal einer Witwe verordnet, die ein oder zwei Jahre nach dem Verlust ihres Mannes eine starke Allergie entwickelt hatte. Apis half schnell, gut und nachhaltig, körperlich und psychisch. Es gehört eher zu den Akutmitteln.

Manchmal liegt der Verlust aber auch schon viel länger zurück.

Es kann die Jugendliebe gewesen sein, die beste Freundin, die Mama oder der Papa.

Apis kann dann helfen, sich für eine neue Liebe zu öffnen, zu vertrauen, dass es dieses Mal gut ausgehen darf oder eine mögliche Verletzung nicht das Ende der Welt bedeuten muss.

Auch als Mittel nach oder bei Neigung zu Fehlgeburten und nach einer Entfernung der Gebärmutter hat es sich als heilsam erwiesen.

Ausdruck eines Verlassenheitskonflikts sind zum Beispiel Ödeme oder Übergewicht.

Klassische Bereiche von Wassereinlagerungen sind bei Frauen die Beine und das Gebiet um die Augen herum, vor allem unter den Augen.

Es wird zurückgehalten und gespeichert, weil Loslassen mit einer großen Angst verbunden ist. Wer keine Sicherheit in sich hat, kann auch nicht loslassen. Dann müssen zuerst die Verlustwunden einigermaßen geheilt und Vertrauen aufgebaut werden.

Nach dem Heilen meines Konflikts durch Bewusstheit und durch Ehrung des Schicksals meiner Großeltern verlor ich eine Schwere, die ich später dann mit Natrium und Psorinum endgültig und auch körperlich loslassen konnte.

Ein Verlassenheitskonflikt kann sich sehr unterschiedlich äußern: Angst vor Nähe, Angst vor Beziehung, permanente Einsamkeitsgefühle, Vermeidung von Konflikten.

Bei mir äußert sich das zum Beispiel in einer großen Abneigung gegen Abschiede: Fühle ich mich irgendwo wohl, zum Beispiel im Urlaub, hasse ich geradezu die Abreise und bin absolut unfähig, mich auf mein Zuhause zu freuen. Freundliche Gesichter, die ich dann täglich an der Rezeption oder im Restaurant erlebt habe, habe ich dann schon in mein Herz geschlossen und mag sie nicht schon wieder loslassen.

Ich kann einen fremden Ort schnell zu meinem »Heim« machen.

Außerdem hasse ich es, speziell an einem Bahnhof oder Flughafen, mich von einem lieben Menschen zu verabschieden. Dann fühle ich mich sehr einsam, der Situation absolut nicht angemessen. Als wenn es ein endgültiger Abschied wäre.

Und wenn ich losfahre, habe ich oft Angst, nicht dort anzukommen, wo ich hinwill: dass ich mich verlaufe, verfahre, sich etwas als ein Missverständnis entpuppt, ich nicht willkommen bin etc.

Apis ist die fleißige »reiselustige« Biene, die ihren Platz sucht, ihren Platz in der Gesellschaft, aber auch ihren Platz in ihrem eigenen Herzen, wo Ruhe und Frieden herrschen. Sie ist sehr ruhelos, manchmal mit einer gewissen Aggressivität.

Sie ist wachsam: Tust du mir was, dann steche ich zu.

Apis ist auch bekannt für Eifersucht.

Sie hat eine große Sehnsucht nach Geborgenheit, Heimat, Gemeinschaft und Anbindung. Oft kann sie auch gar nicht sagen, wonach.

Sehnsucht kann vorwärtstreiben, sie kann aber auch lähmend wirken.

Versuche, sie zu ehren und als Treibkraft zu nutzen.

Es kann bei Apis darum gehen, den Königinnenplatz einzunehmen. Viele Frauen scheuen sich, eine Führungsrolle zu übernehmen. Sie sind lieber die unauffällige Arbeiterin in der Masse.

Wenn du aber eine Führungspersönlichkeit bist, ist es irgendwann an der Zeit, diese Verantwortung auch zu übernehmen.

Das Wort Macht ist bei uns sehr negativ besetzt, du kannst so eine Rolle aber auch mit Kraft, Präsenz und Ausstrahlung ausfüllen, eben wie eine echte Königin, die sich ihre Stärke erarbeitet und erworben hat.

In dem Film »Aenne Burda« wird das sehr schön gezeigt, wie sie sich aus der Rolle der Ehefrau und Mutter in eine mutige und sehr erfolgreiche Unternehmerin verwandelt, die von ihren Mitarbeiter*innen unterstützt, geschätzt, bewundert oder respektiert wird. Sie wird von ihrem Mann verlassen, stürzt sich in die Arbeit, übernimmt Verantwortung und schart loyale Mitarbeiter um sich, um ein gemeinsames Ziel zu erreichen.

Ich weiß nicht, wie viel von dem Film Dokumentation und was Fiktion ist, aber diese gezeigte Art der Verwandlung ist sehr inspirierend.

Es gibt in der Geschichte viele Beispiele solcher Frauen, die ihren Platz gefunden und voll ausgefüllt haben.

Bei den Bienen herrscht eine ganz klare Ordnung und Hierarchie.

Wenn das bei dir zu stark ausgeprägt ist oder zu wenig, kann Apis dich zu der Thematik in die Mitte führen, in ein gesundes Gleichgewicht von Klarheit und Flexibilität.

Es kann dir helfen, an deinem Arbeitsplatz mit der dort herrschenden Struktur zurechtzukommen, mutig Veränderungen vorzuschlagen oder als Führungskraft eine neue funktionierende aufzubauen.

Apis gibt dir die dazu nötige Ausdauer und Gestalterkraft, Fähigkeit zur Abgrenzung und Wehrhaftigkeit. Sie kann geradezu »stachelig« machen, wenn du vielleicht zu harmoniesüchtig bist. Du bist besser in der Lage, dich effektiv zu schützen.

Apis hat einen starken Bezug zu den Nieren und Harnwegen. Aus der Traditionellen Chinesischen Medizin wissen wir, dass dazu die Nebennieren mit ihrer Hormonproduktion, die Ohren/das Hören, die Knochen, Gelenke und Wirbelsäule, die Zähne sowie die Angst, das Vertrauen und die Verwurzelung gehören.

Auf all diese Bereiche kann man mit Apis Einfluss nehmen, weil die Nierenkraft gestärkt wird.

Apis hat mich einmal gerettet, als ich im Übermut an einem wunderschönen Frühlingstag eine Löwenzahnblüte gegessen habe. Mir schwoll ziemlich schnell der Hals zu und ich bekam Angst vor dem Ersticken. Zum Glück habe ich an Apis gedacht und ich habe mich sehr schnell wieder beruhigt. Das Jucken und unangenehme Gefühl im Hals nahmen sehr schnell wieder ab. Es ist ein ausgezeichnetes Mittel für Allergien, die mit Schwellungen, Röte, Jucken oder Brennen einhergehen.

Natürlich sind Löwenzahnblüten an sich ungefährlich, aber man sollte sie vorher gründlich waschen und kein Allergiker sein, der schnell überempfindlich reagiert.

Natrium muriaticum ist als das chronische Apis bekannt. Wenn du Apis also häufig brauchst, überprüfe, ob Natrium muriaticum zu dir passt.

Es gibt eine große Ähnlichkeit mit Pulsatilla, was das Verlassenheitsthema und die körperlichen Schwellungen angeht.

Der Unterschied ist der, dass Apis wirklich eine traumatische Verlusterfahrung gemacht hat und eigentlich eher eine zähe Persönlichkeit ist. Pulsatilla hat von Natur aus Angst vor dem Verlassenwerden und eher eine gewisse Hilflosigkeit oder Verunsicherung.

Apis kompensiert in der Regel über Fleiß, Pulsatilla über ein Sich-Kümmern und Bemuttern von Angehörigen.

Hinweise auf das Mittel:

Schwellungen
starke Reaktionen auf Insektenstiche
Allergien
Heuschnupfen
juckender Nesselausschlag
Atemnot
Engegefühle
stechende Schmerzen
Thrombose
rheumatische Gelenke
Blasenentzündung, Harndrang, Inkontinenz
Nierenschwäche
Tumore oder Zysten an den Eierstöcken
Folgen von Entfernung der Gebärmutter
Abort, Fehlgeburt
Trauer/Verlust
Verlassenheit/Sehnsucht

Heilungshilfen:

Präsenz üben

Balance finden zwischen Aktivität und Ruhe
ziellosen Aktionismus vermeiden
Trauerarbeit
den Verlassenheitskonflikt aufarbeiten, zum Beispiel Arbeit mit dem Inneren Kind
Nierenstärkung durch energetische Arbeit
Fußreflexzonentherapie
Ehrung der Ahnen
Wärmezufuhr
viel Schlaf und Ruhe
Stressreduktion zur Schonung der Nebennieren
Selbstschutz und Wehrhaftigkeit

Heilungssätze:
Das Hier und Jetzt ist wichtig.
Ausruhen ist genauso wichtig wie Arbeit.
Ich ehre meinen Schlaf.
Ich kann und darf mich schützen.
Ich kann und darf mich wehren.
Konflikte, Verletzungen und Verluste gehören zum Leben dazu.
Ich ehre meine Verluste.
Ich lasse die Trauer und den Schmerz zu, egal, wie lange es dauert.
Ich wende mich wieder dem Leben zu.
Heimat ist da, wo ich bin.
Heimat ist da, wo ich mich wohlfühle.

Pulsatilla

Pulsatilla: Die schüchterne Kassandra

Potenzial: Die Hingabe

Substanz:
Pulsatilla gehört zu den pflanzlichen Arzneien.
Diese sind in der Regel gekennzeichnet durch große Emotionalität.

Bei der Küchenschelle trifft das besonders zu. Sie ist wie Staphisagria ein Hahnenfußgewächs (Ranunculaceae).

Sie ist eine meiner Lieblingsblumen im Frühling. Sie sieht sehr zart und empfindlich aus, mit einer Behaarung als Kälteschutz.

Sie ist eine Trockenpflanze, die reichlich Pollen und Nektar bietet und somit Bienen und Hummeln anzieht.

Dies ist erst recht ein Grund, sie großzügig im Garten anzusiedeln.

Sie wächst und gedeiht vor allem in Gruppen.

Bei ihr passt der Begriff »Kriegerin« am wenigsten.

Pulsatilla ist von Natur aus schüchtern, scheu, zurückhaltend, eher der »mädchenhafte« Typ.

»Mimosenhafte Natur mit Neigung zum Weinen« nennen Markus Wiesenhauer und Michael Elies das in »Praxis der Homöopathie«.[108]

Den Platz in der ersten Reihe oder auf der Bühne sucht sie nicht. Sie nimmt eher den Platz der Bewunderin ein.

Sie neigt auch zum Erröten, was natürlich ein Hindernis für die Selbstdarstellung ist.

Sie lässt sich am ehesten von ihrer allgemeinen Verunsicherung, der Sorge um ihre Liebsten und von ihrem Mangel an Ehrgeiz zurückhalten.

Ihre Familie oder Beziehung ist ihr wichtiger als alles andere.

Sie ist liebesbedürftig bis -süchtig.

Pulsatilla zweifelt, wenn sie aus einer Beziehung fällt oder keine findet. Sie sucht Verbundenheit und Halt in dieser.

Sie braucht ihr eigenes Heim und emotionale Sicherheit, gerne einen Mann, der sie versorgt.

Ist sie nicht stabil, hat sie eine große Bedürftigkeit.

Im Gegensatz zu Natrium oder Sepia, die alles alleine können, und Lycopodium, die alles besser kann, fragt sie eher um Rat, als dass sie Ratschläge erteilen würde. Sie hält sich dann aber selten daran.

Zu schnell ist sie mit ihren Gedanken und Gefühlen wieder woanders.

Kinder erzieht sie eher antiautoritär.

Sie vermeidet Strenge oder Härte und hat oft einen Mangel an Klarheit.

Sie gibt schnell nach.

Es ist, als ob sie eine innere Weichheit oder Schwäche hat, die es ihr schwermacht, sich der Härte des Lebens zu stellen.

Sie hat es gerne harmonisch und friedlich.

Astrologisch entspricht sie der Krebs- oder Waageenergie.

In ihre Arme mag man sich gerne werfen und sich trösten lassen.

Sie ist meist weich, rund, kuschelig.

Sie weint häufig und plötzlich, aus Kummer, Freude oder Berührung.

Sie ist sehr sentimental und durchaus romantisch und erotisch.

Das Aussehen ist oft mütterlich und/oder sinnlich.

Bei Männern wird durch sie der »Beschützerinstinkt« ausgelöst.

Sie ist sanft, fürsorglich, liebevoll und warmherzig, eine tolle Freundin, Mutter oder Schwester.

Sie ist die, die immer einen Kuchen mitbringt oder einen ganzen Picknickkorb mit selbst gemachten Leckereien.

So wie die Pflanze Insekten mit ihrer Fülle anzieht, ist die Pulsatilla-Frau oft von Kindern, Hungrigen und Bedürftigen umgeben, die sie auch liebend gerne alle versorgt.

Sie ist die, die am liebsten schwanger und Mutter ist.

Sie kann zu einer »Helikopter-Mutter« mutieren und sich in ihrer Mutterrolle verlieren. Dann wird nur noch versorgt, bemuttert und besorgt bis ängstlich überwacht und der Abnabelungsprozess hinausgezögert.

Wenn dann das Nehmen und die Selbstfürsorge vernachlässigt werden, kann sie in einen Erschöpfungszustand geraten.

Sie ist auch die, die in große emotionale Not geraten kann, wenn die Kinder aus dem Haus gehen und sie erst eine neue Rolle für sich finden muss.

Sie hat ein großes Bedürfnis nach Verbundenheit und Sympathie und hat daher Angst vor Zurückweisung und Verlassenheit. Sie ist nicht gerne allein, sucht eher den Zusammenhalt der Gruppe oder Familie.

Sie kann sich auch verlassen oder verloren fühlen, wenn sie es gar nicht ist.

Sie ist schnell entmutigt, empfindlich wie Staphisagria und in ihren Stimmungen sehr schwankend.

Da sie sehr wankelmütig ist, zweifelt sie auch häufig an ihren Entscheidungen bzw. vermeidet, welche zu treffen.

Sie lässt sich sehr leicht durch andere verunsichern und beeinflussen.

»Wechselhaft wie ein Apriltag« ist die Beschreibung in der Homöopathie.

Beobachtet man die zarte Pflanze im Garten, so reckt sie ihre

Blüte der Sonne entgegen und lässt den Kopf hängen, sobald die Sonne verdeckt ist oder es regnet.

Pulsatilla kann an einem Tag ganz zufrieden oder glücklich sein und am nächsten völlig verunsichert oder traurig. Und sie weiß dann nicht, warum.

Auch körperliche Symptome wechseln bei ihr von einem Ort zum anderen.

Interessant ist der Bezug beziehungsweise die Wirkung auf das Hormonsystem und die Geschlechtsorgane, vor allem die Eierstöcke.

Denn dort ist unser »Schöpferzentrum«, das Gebiet für Kreativität, Lebensfreude und Schaffenskraft.

Die alten Tantriker sagen, in den Eierstöcken ist energetisch alles gespeichert, was wir von unseren Vorfahren übernommen haben: alles Ungeheilte, was nach Aufmerksamkeit und Heilung sucht, aber auch unser ganzes Potenzial, unsere Fähigkeiten und Leidenschaften.

Die Einnahme von Pulsatilla kann dort eine Aktivierung hervorrufen.

Dabei habe ich festgestellt, dass im Gegenzug zu Lycopodium, das stark unsere Tatkraft und Leberenergie vorantreibt, bei Pulsatilla eher eine angenehme Sanftheit und Hingabefähigkeit mitschwingt.

Als wenn eine Schaukel in Bewegung gesetzt wird.

Die gesunde Pulsatilla muss nichts und braucht nichts. Sie ist im »Flow«, es geht ihr um die Tätigkeit an sich. Das Ergebnis ist dabei zweitrangig.

Sie backt ein Brot, malt ein Bild, erzieht ein Kind oder schreibt und ist dabei glücklich.

Sie hat eine kraftvolle, raumgreifende Präsenz, die einfach da ist und nichts forcieren oder erzwingen will.

Für einen ungeduldigen, zielorientierten Menschen wie mich ist das eine sehr bereichernde Gefühlserfahrung, die von der Arznei wachgerufen werden kann.

Pulsatilla heilt wie kein anderes Mittel die Unzufriedenheit, die keinen Grund kennt.

Bei mir heilt sie immer wieder ein Stück meiner unerklärlichen Sehnsucht. Oft will ich woanders oder mit jemand anderem sein, als ich es gerade bin. Das ist anstrengend und schmerzhaft.

Es ist daher auch ein gutes Mittel bei Heim- oder Fernweh.

Ein längerer Pulsatilla-Prozess kann sich anfühlen wie ein Nach-Hause-kommen.

Für unsere Welt fehlt ihr das Kämpferische von Sepia und der Ehrgeiz und die Disziplin von Natrium oder Arsen, um etwas zu erreichen. Es ist sehr wichtig herauszufinden, ob Pulsatilla überhaupt etwas erreichen will oder ob es eher darum geht, dass sie ihrer Persönlichkeit und ihrem Leben zustimmt.

Die Art, wie sie lebt, ist in unserer Welt des Aktionismus, der Leistung und des Erfolgs nicht gerade anerkannt.

Und so muss sie lernen, mit abwertenden Kommentaren zu leben, wenn sie zum Beispiel »nur« als Mutter zu Hause bleibt oder von ihrem Mann abhängig ist.

Sie lässt sich sehr leicht durch gesellschaftliche Normen und Werte und die Meinung der anderen beeinflussen und gerät so zuweilen in einen großen Zweifel: Erfüllt sie die Erwartungen von außen oder steht sie zu sich? Ihr mangelt es an innerer Ordnung und Struktur, sie ist eher spontan bis liebevoll chaotisch.

Ich will niemandem zu nahe treten, aber die Pulsatilla-Frau entspricht am ehesten dem Frauenbild, das der patriarchale Mann gerne hätte: gebärend, gerne zu Hause, liebevoll umsorgend, attraktiv, erotisch/sinnlich, aber eben auch angepasst, nicht aufbegehrend oder hinterfragend.

Sie ist einfach nicht so an Selbstbestimmung und Unabhängigkeit interessiert wie die anderen Konstitutionen. Hierbei geht es um keine Bewertung, sondern um die beiden Pole ihrer Persönlichkeit.

Positiv ausgedrückt: Pulsatilla steht wie kein anderes Mittel für das weibliche Prinzip, das Yin oder die Anima.

Viele Menschen haben Schwierigkeiten, das bei sich zu akzeptieren und zu integrieren. Auch ich habe das lange Zeit mit »Schwäche« oder »Verweichlichung« verwechselt.

Hast du in deinem Leben auch öfter den Spruch »stell dich nicht so mädchenhaft an!« gehört?

Erstaunlicherweise habe ich beim Schreiben dieses Buches ausgerechnet im Pulsatilla-Prozess eine wahnsinnige Wut auf die Männerherrschaft und diese schreiende Ungerechtigkeit zwischen den Geschlechtern erlebt. Das hatte ich eher Sepia oder Causticum zugeordnet.

Wahrscheinlich war das die gesunde Pulsatilla-Frau in mir, die endlich Ruhe und Frieden haben, die von mir begriffen und ins Herz geholt werden wollte.

Ich hatte Angst vor ihrer Sanftheit, die in Wahrheit eine große mächtige Kraft ist, Angst vor ihrer Weichheit, die ihre größte Stärke ist.

Kein Mittel hat mich so »aus dem Konzept« gebracht und in Aufruhr versetzt. (Wohlgemerkt nach Carcinosinum, Causticum, Sepia und Lycopodium!) Willkommen Schatten!

Da zeigt sich wieder, dass sich im Schatten, in deiner größten Angst oder Wunde, auch dein größtes Geschenk verbirgt.

Und es ist auch jetzt noch eine große Angst da, ob ich das alles so schreiben darf. Was passiert, wenn ich mich dieser Sanftmut und Offenheit hingebe, wenn ich all meine Kompensationsmechanismen loslasse?

Ich glaube, dass viele Frauen ihre Pulsatilla-Anteile aus schlechter Erfahrung und Angst unterdrücken und eher zu einer frustrierten oder kämpferischen Sepia, ehrgeizigen, verschlossenen Natrium, süchtigen, gestressten Nux vomica oder überheblichen Lycopodium werden, weil das alles besser ist als Unterdrückung oder Abhängigkeit.

Philip M. Bailey nennt das so: »[…] unsere patriarchale Gesellschaft, die das Weibliche unterbewertet und systematisch missbraucht, bis es so unterdrückt und verdreht ist, dass die Frauen entweder versklavt oder vermännlicht werden.«[109]

Als Pulsatilla-Natur kann man in dieser Welt nur starken emotionalen Stress bekommen, wenn man nicht eine sehr starke Persönlichkeit ist. Wenn die Kompensationsmechanismen nicht Leistung, Ehrgeiz, Fleiß, Disziplin, Perfektionismus, Überheblichkeit, Anpassung, Kampf oder Aggression sind wie bei den anderen Konstitutionen, sondern das größte Potenzial ein großes, weiches, liebendes Herz ist, kann sie sich eigentlich nur einsam und verlassen fühlen oder ihr Heil in der Überversorgung und Bemutterung suchen.

Und dieses liebestollste Herz kann unter so viel Schichten von Angst, Verwirrung und Verzweiflung verborgen sein, dass sie es selbst schon gar nicht mehr spürt.

Instinktiv weiß sie aber: Die Liebe in all ihren Ausprägungen (Mitgefühl, Nächstenliebe, Fürsorge, Selbstliebe, bedingungslose Liebe) würde alles heilen können, aber irgendwie ist sie zur falschen Zeit auf dem falschen Planeten.

Als Archetyp der Liebe erkennt sie, dass sie diejenige ist, nach der sich alle sehnen und dennoch in ihrem ungeheilten Schmerz von sich stoßen.

All die Zyniker nennen sie naiv, aber in Wirklichkeit hat sie den wahren Schlüssel zur Freiheit.

Diese Unterdrückung ihrer wahren Natur ist so schade, weil ihr Potenzial so groß und mächtig ist: Wandlungsfähigkeit, Hingabe, Rhythmus, Geduld, Zulassen, Annahme, Empfangen, Vorsicht, Wachsamkeit, Versorgung, Schöpferkraft, »Gebären nach langer Reifung« und noch so vieles mehr.

In unserer Welt ist das leider häufig nicht viel wert. Das sieht man schon daran, dass Berufe mit diesen Qualitäten (Pflege, Erziehung, Therapie, Versorgung) dramatisch schlecht bezahlt sind. Es wird aber dringend gebraucht und es liegt an uns allen, auch diese Fähigkeiten zu uns zu nehmen und zu wertschätzen.

Präsenz und Zurückhaltung sind oft so viel kostbarer als purer Aktionismus.

Manchmal erreiche ich in der Praxis viel mehr, wenn ich nur zuhöre oder zulasse, anstatt etwas zu tun. Früher meinte ich immer, ich muss ganz viel oder ganz intensiv »arbeiten«, um etwas zu erreichen. Ich muss abends ganz erschöpft sein, damit es gut war.

Dabei ist es oft der sanfte Reiz, die zärtliche Berührung, ein Satz, ein Wort, eine Frage, die so viel bewirken.

Oft ist nicht einmal ein Rat erforderlich oder erwünscht, weil der gebotene Raum und ich als Spiegel genug sind, um in der Klientin etwas zu bewegen, zu verrücken oder auch zu bestätigen.

Für Hingabe gibt es zwei schöne Beispiele in der Natur:
Das eine ist die Schwangerschaft. Sie dauert, seit wir davon wissen, neun Monate. Zum Glück haben wir es noch nicht geschafft, diese Zeit zu verkürzen und ich habe auch noch nicht gehört, dass irgendjemand ernsthaft darüber nachdenkt.

Hier wird die Frau zur Hingabe gezwungen: Sie kann wütend darüber sein, genervt oder in den Widerstand gehen, es bleibt in der Regel bei cirka 40 Wochen.

Je mehr eine Frau sich dem hingibt, desto weniger Beschwerden wird sie in dieser Zeit haben.

Die Pulsatilla-Frau genießt diese Zeit in der Regel sehr. Sepia tut sich mit dieser Zeit deutlich schwerer.

Das zweite Beispiel ist die Metamorphose des Schmetterlings. Ich glaube nicht, dass die Raupe von ihrem bevorstehendem Wandel weiß oder sie im Verpuppungsstadium genervt oder ungeduldig wäre: »Wann bin ich endlich der schöne fliegende Schmetterling? Geht das hier mal schneller?«

Sie folgt einfach ihrem Programm, ihrer Bestimmung.

Auch als Gärtnerin lernt man Hingabe: das Wurzeln, Reifen und Wachsen dauert so lange, wie es dauert. Man kann Pflanzen unterstützen, schützen und zusätzlich versorgen, aber wirklich beschleunigen oder erzwingen können wir nichts. Göttin sei Dank!

Wie oft habe ich versucht, irgendwelche Exoten bei uns anzusiedeln, aber Mutter Natur hat mich immer wieder gelehrt: Alles hat seinen Platz und seine Zeit und seine optimale Umgebung.

Jetzt greifen wir nur noch so wenig wie möglich ein und werden mit einer Üppigkeit und wilden Schönheit belohnt und haben vor allem wieder Zeit, im Garten einfach zu sein.

Pulsatilla hilft dir, das Staunen wieder zu lernen und die Ehrfurcht: die Ehrfurcht vor der Schönheit eines alten Baumes, der Anmut einer Landschaft im Schnee oder eines überwältigenden Sonnenuntergangs am glutroten Himmel.

Sie ist der Archetyp der Mutter: Mutter Erde, unsere eigene Mutter, wir als Mutter. Hier gibt es bei den meisten Menschen sehr viel zu heilen. Wie gehen wir mit »der Mutter« um? Wie ist unsere Wertschätzung dafür? Haben wir überhaupt eine innere Mutter, die sich um unser bedürftiges Kind kümmert? Wie gehen wir mit der Natur und ihren Gaben um?

Ich glaube, das für Pulsatilla so charakteristische Verlangen nach frischer Luft ist ein Selbstheilungsversuch der Seele, den Menschen wieder raus in die Natur zu bringen und sich intensiv mit ihr zu verbinden.

Alle Themen und Erfahrungen rund um die Liebe, Selbstliebe und Fürsorge können jetzt auf den Tisch kommen: Wunden, Versäumnisse, Sehnsüchte und Bedürfnisse.

Wenn du glaubst, du hast in deinem Herzen alles schön sortiert, abgearbeitet und aufgeräumt, kann Pulsatilla ein herrliches Durcheinander veranstalten. Dann zeigt sich, was emotional noch nicht geheilt ist. Achte auf deine Gedanken, Träume und Gefühle, die dann lebendig werden.

Die Wirkung ist hier sehr tief im Herzen spürbar. Nimmt man sich die Zeit und den Raum, dort wirklich hinzuspüren, können das auch sehr bereichernde Momente sein. Herzöffnung ist das Schlüsselwort.

Eine Patientin sagt während der Pulsatilla-Behandlung: »Ich war noch nie so nah an mir dran.«

Und das würde ich so bestätigen.

Der wunderbare Schriftsteller Paulo Coelho[110] warnt: »Du wirst niemals vor deinem Herzen fliehen können. Also höre besser zu, was es zu sagen hat.«

Das Herz gehört zum Feuerelement. Dazu gesellen sich der Dünndarm als »Beschützer des Herzens«, das Kreislaufsystem, das Hormonsystem und die Temperaturregulation.

Des Weiteren die Zunge und der sprachliche Ausdruck dessen, was dich im Herzen bewegt.

In all diesen Bereichen kann die Gabe von Pulsatilla einen heilenden oder bewusst machenden Impuls geben. Es können Themen und Symptome hochkochen oder sich beruhigen.

Die Arznei kann Feuer lindern oder Feuer machen. Es ist zum Beispiel ein Mittel bei Fieber oder kann ins Fieber führen, wenn der

Körper es nicht von alleine schafft und Erkältungen immer so halb gut ausheilen oder sich in die Länge ziehen. Sie kann bei Hitzewallungen oder Kältegefühlen helfen.

Kurz gesagt: Pulsatilla hat einen ausgleichenden Einfluss auf das Feuerelement in dir. Damit kann sich auch das wechselhafte Temperament beruhigen. Das Aufwallen der Emotionen wird sanfter.

Mit ihren Kreislauf- oder Menstruationsbeschwerden zwingt die Küchenschelle uns auch, mehr auf unseren persönlichen Rhythmus zu achten: Wann sind Pausen angesagt, wann Aktivität, wann Gesellschaft und wann Alleinzeit.

Auch an den Reflexzonen des Herzens können sich Symptome bemerkbar machen: an den Fußsohlen, im Verlauf des Meridians (der Energiebahn) an der Arminnenseite und dem kleinen Finger sowie im Bereich der oberen Brustwirbelsäule.

Was unserem Herzen wichtig ist, offenbart sich am besten über unsere Träume:

Bei keinem anderen Mittel habe ich anhaltend so wild und viel geträumt, sodass ich mich am nächsten Tag nur noch an Fetzen und einzelne Personen oder Sequenzen erinnert habe.

Ich würde behaupten, Pulsatilla führt uns am ehesten in unsere Träume und in unsere Bestimmung: das Denken verlassen, die Kontrolle abgeben und sich führen lassen, der eigenen Intuition vertrauen und der inneren Stimme zuhören.

Wir müssen es nur wollen und zulassen.

Ich habe mit ihrer Hilfe ein Stückchen Hingabe gelernt und Glück und wie sehr beides miteinander zusammenhängt.

Nichts hat mich je so glücklich und zufrieden gemacht wie das Schreiben.

Dahin wurde ich geführt, es hat sich so ergeben.

Ich wusste auch am Anfang nicht, welche Mittel im Buch vorkommen würden. Ich habe abgewartet, was sich als Nächstes zeigt: in meinem Leben und in meiner Praxis. Das war unglaublich spannend. Teilweise war ich sehr überrascht und habe erst beim Schreiben den Zusammenhang oder den Wert für das Thema entdeckt.

Mit Pulsatilla wurde ich immer entschlossener, mir meinen eigenen Rhythmus zurückzuerobern und mir meinen Tag und mein Leben so zu gestalten, wie es mir entspricht.

Sie hat mich wieder viel mehr nach draußen gelockt, in die Natur, in die Schönheit, in die Ursprünglichkeit.

Es ist eine tolle Arznei für Mädchen vor und in der Pubertät oder bei Beschwerden, die seit der Pubertät bestehen. All die Unsicherheit, das Erwachen der Sexualität, die Menstruation, das erste Verliebtsein, das Zurückgewiesen-Werden, die Abnabelung von zu Hause, die Verwirrung zwischen Unabhängigkeit und Zugehörigkeit können den jungen Menschen überfordern und so zu körperlichen oder psychischen Problemen führen.

Es hat schon vielen Frauen zu einer Schwangerschaft verholfen und Schwangerschafts- oder Stillbeschwerden gelindert.

Auch wenn eine Frau Beschwerden hat, die seit einer Schwangerschaft oder Geburt bestehen, auch wenn das schon lange zurückliegt, kann Pulsatilla die richtige Arznei sein.

Wenn du eindeutig eine Pulsatilla-Frau bist, du aber mehr Tatkraft gebrauchen könntest, empfehle ich dir, auch einmal Lycopodium zu nehmen.

Wenn du dich eher in einer anderen Beschreibung wiederfindest und denkst, von Pulsatilla könntest du etwas gebrauchen, lass dich ruhig mal von ihr in die Kammern deines Herzens führen und lasse offen, was geschehen darf.

Auslöser für einen Pulsatilla-Bedarf können die Einnahme von Eisenpräparaten oder Antiphlogistika (entzündungshemmende Arzneien) sein, die Unterdrückung von Absonderungen und Hautausschlägen durch zum Beispiel Cortison oder der Menstruation durch die Antibabypille.

Ähnlichkeit:
Apis (Verlassenheit), Calcium carbonicum (kindlich, naiv, trotzig, Heimweh), Natrium (Trauer, Weinen, möchte geliebt werden), Staphisagria (ebenso empfindlich und wechselhaft, aber zornig)

Hinweise auf das Mittel:

Venen, Krampfadern, Hämorrhoiden
Schwellungen, Ödeme
Heuschnupfen, Erkältungen («verheult, verrotzt, verquollen«), Mittelohrentzündungen und reichlich gelbe oder gelb-grüne Absonderungen
verklebte, juckende oder entzündete Augen
Durstlos oder viel Durst
im Freien besser, Verlangen nach frischer Luft
Unverträglichkeit von Fettem und Eiscreme
Verlangen nach Kuchen und Süßem
Verdauungsbeschwerden
Wechselhaftigkeit, auch in den Symptomen
Menstruationsbeschwerden
Kreislaufprobleme, Schwindel
Unterzuckerung
Brustthemen
Schweiß im Schlaf, Schweiß anstelle der Menstruation

Heilungshilfen:

selber Entscheidungen treffen, anstatt diese anderen zu überlassen
Abnabelung von den Kindern (die oft schon erwachsen sind …)

und den eigenen Eltern
Verantwortung übernehmen
Streiten und Diskutieren lernen
sich um rechtliche, finanzielle Dinge kümmern
Ordnung schaffen: in sich, im Leben, in der Wohnung, bei der Arbeit
Zeit alleine verbringen
die eigene Individualität erforschen, entdecken
Selbstfürsorge: Bedürfnisse herausfinden und befriedigen
den eigenen Rhythmus finden
Ausgleich von Aktivität und Passivität finden
Sport für Stabilität und Tatkraft
körperlich mit Übungen den Herzraum/Brustkorb/Schultergürtel weiten und dehnen
Bauchtanz
Trommeln
Tantra
Disziplin entwickeln und trainieren
Verbindung mit »Mutter Erde«, Aufenthalt in der Natur, Wertschätzung der Natur
in der Erde »wühlen«
Reisen nach Afrika
Annahme der eigenen »Kurven«
Poesie: lesen oder schreiben

Heilungssätze:

Ich genieße meine Weiblichkeit.
Ich ehre meine Weiblichkeit.
Ich achte meine weiblichen und männlichen Anteile gleichermaßen.
Ich sorge gut für mich selbst.
Ich gebe meine Kinder frei.
Ich gebe und nehme in Balance.
Heute bin ich sicher genug, ich zu sein.

Weiblichkeit und Unabhängigkeit gehen gleichzeitig.
Mit Freude entdecke ich meine eigene Kraft und Individualität.
Ich unterscheide zwischen Hingabe und Passivität.
Ich gebe mich dem Leben hin.
Ich vertraue.
Ich spüre und lebe meinen eigenen Rhythmus.
Ich ehre die Schönheit der Natur und Mutter Erde.

Lac leontis

Lac leontis: Die bedürftige Kassandra

Potenzial: Der (Löwen-)Mut, strahlendes Selbstbewusstsein

Substanz:
Löwenmilch

Bei der Löwenmilch befinden wir uns wieder im Tierreich.

Im Gegensatz zu den anderen Katzen sind die Löwen Rudeltiere. Sie sind sehr wachsam und anpassungsfähig. Es gibt eine ganz klare Rangordnung: Die Männchen stehen über den Weibchen. Unter ihnen gibt es starke Rangordnungskämpfe, die zur Vertreibung oder zum Tod der Konkurrenten führen.

Sie fressen sogar die Jungen der Vorgänger.

Auch die Weibchen sind Jägerinnen. Sie jagen oft zu zweit oder in einer Gruppe.

Löwen sind sehr schnell, aber nicht ausdauernd.[111]

Die Themen der Milche in der Homöopathie sind die Beziehung zwischen Mutter und Kind, Liebe, Geborgenheit, Schutz, Nährung, Loslösung und Abhängigkeit.

Es gibt Gefühle der Vernachlässigung, des »Ungestillt«- oder Ungeliebt-Seins.

Es handelt sich um die frisch gewonnene Milch der jeweiligen Art.

Die Löwenmilch im Besonderen hat die Themen Macht, Leistung und Dominanz.

Bei Amati Holle finden wir: »Wollen besondere Leistung erbringen. Verlangen, den Erwartungen der Familie gerecht zu werden. Machtkampf. Diktatorisch, selbstgerecht. Wollen Macht und Gefallen finden. Ehrgeiz. Entrüstung, wenn Leistung keinen Erfolg bringt oder nach falscher Beschuldigung. Konkurrenz gegen Chef*in. Fordern Respekt. Hoher Selbstanspruch.«[112]

Diese Hierarchien und Machtkämpfe gibt es in vielen Familien und Unternehmen, manchmal sehr subtil, manchmal offensichtlich.

Astrologisch betrachtet sind Löwen eitel. Sie lieben das Besondere und das Schöne. Sie stehen gerne im Mittelpunkt, sind in der Regel sehr selbstbewusst und strahlen. Sie bekommen meist mit ihrer Leidenschaft, Überzeugungskraft und Zielstrebigkeit, was sie wollen.

Wenn sie einen Raum betreten, wird das bemerkt. Sie fallen auf.

Das sind alles Eigenschaften, von denen wir zumindest etwas benötigen, wenn wir aus der Hemmung und dem Zweifel heraustreten wollen.

Es braucht Löwenmut, den ureigenen Weg zu gehen und seinen eigenen Ausdruck zu finden.

Und es braucht Unterstützung und »Mutmacherinnen«: Menschen, die an dich glauben und dir das auch sagen oder zeigen.

Menschen, die dir gegenüber treu und loyal sind.

Zum Glück habe ich solche gefunden.

Es ist nicht wichtig, dass diese oft oder ständig präsent sind, aber ab und zu ein aufmunternder Satz wie: »Du bist toll«, »Ich glaube an dich«, »Ich freue mich für dich mit«, »Wie schön, dass du dabei bist« oder »Danke, dass es dich gibt« ist Gold wert, ist wie ein Sonnenschein nach langer Zeit voller dunkler Wolken.

Manchmal habe ich mich nur an die Erinnerungen an Begegnungen solcher Art geklammert, um nicht zu verzweifeln, und es hat sehr geholfen.

Suche dir so jemanden und wähle weise, wem du was erzählst. Denn es gibt auch diese Menschen, die scheinbar eine große Befriedigung am »Entmutigen« haben, die nicht zuversichtlich denken können oder wollen und die ihre eigene Unzufriedenheit durch Schwarzmalerei kompensieren. »Was ich nicht erreiche, soll auch kein anderer erreichen.«

Die Löwenmilch kann einem sehr helfen, diesen Mut zu entwickeln, neue Pfade trotz der Angst und Zweifel zu gehen oder neue Türen zu öffnen. Mut heißt nicht, seine Angst zu besiegen, sondern sie an die Hand zu nehmen oder besser ins Herz und dann mit ihr zusammen zu gehen, wie in einem Team.

Ich empfehle dazu das sehr ungewöhnliche und transformierende Buch »Mut – Lebe wild und gefährlich«.[113] Das kann Mann und Frau gar nicht oft genug lesen. Die Essenz: Kalkuliere Fehler, Schwächen und »Niederlagen« von Anfang an mit ein, die gehören dazu. Sie passieren sowieso und wir lernen dadurch und wachsen. Nur durch sie werden wir widerstandsfähig.

Lerne, Fehler als Geschenk zu betrachten.

Dieser Versuch, Fehler zu vermeiden und die Kontrolle behalten zu wollen, kostet unglaublich viel Energie.

Meine »Macken« und Schwächen, Kleinheit und »Lächerlichkeit« anzunehmen, war eine große Herausforderung, die mich sehr befreit hat. Dieser Annahmeprozess braucht etwas Zeit, schenkt aber unglaublich viel Frieden, Leichtigkeit und auch mehr Freude. Energie wird frei, wenn du dich nicht mehr zu verteidigen und zu rechtfertigen brauchst, sondern sagen kannst: »So bin ich. Entweder du nimmst mich so oder du lässt es bleiben.«

Dann folgt eine Gelassenheit, die sich alle Menschen so sehr wünschen.

Übe dich in dem Vertrauen, dass zu dir kommt, was zu dir gehört, sobald du authentisch bist. Dazu gehören auch Menschen.

Es werden Menschen aus deinem Leben verschwinden. Das ist eine der größten Ängste, von denen mir berichtet wird. Es kann eine Zeit lang einsam werden. Du wirst dich vermutlich sehr wundern, wer verschwindet, wer bleibt und wer neu erscheint. Aber es werden neue Seelen auftauchen.

Dein Rudel findet dich, sobald du zeigst, wer du wirklich bist.

Die amerikanische Sozialforscherin Brené Brown hat aus eigenem Leidensdruck heraus unzählige Interviews zu den Themen Scham, Scheitern und Verletzlichkeit geführt.

Ihre TED-Talks mit den Titeln »Die Macht der Verletzlichkeit« oder »Der Scham zuhören« (zu finden auf Youtube) sind legendär und rühren mich häufig zu Tränen.[114]

Es hat mich doch sehr überrascht, bei ihr zu lesen[115], dass selbst sehr erfolgreiche Menschen jedes Mal wieder starke Angst vor dem Versagen haben.

Der einzige Unterschied zu nicht erfolgreichen Menschen ist der, dass jene bei Misslingen nicht aufgeben. Sie stehen (einfach) wieder auf und fangen von vorne an, aber mit mehr Erfahrung und neuen Erkenntnissen.

Im Prinzip ist es genauso wie bei einem Kind, das Laufen lernt: Es fällt unzählige Male hin, tut sich weh, steht wieder auf. Es kostet Mühe, aber eines Tages wird es für seinen Eifer und sein Durchhaltevermögen belohnt! Schaue dir einmal genau an, wie viel Kraft und Anstrengung es ein Kind kostet, sich aufzurichten und die ersten Schritte zu tun.

Ein innerer Antrieb oder äußere Ziele sorgen dafür, dass das Kind immer wieder einen neuen Versuch startet.

Hin und wieder braucht es Trost, Ermutigung oder Lob.

Auch bei einem Löwenbaby, das Jagen lernt, wirst du diverse Versuche des Scheiterns beobachten. Die Mutter bringt es ihren Jungen mit beneidenswerter Geduld bei. Und eines Tages wird das Kind eines der erfolgreichsten Jägerinnen der Savanne.

Trainiere auch du deine Kraft durch Schreien, Stampfen, Toben, Sport, Holz hacken etc. Laufe gezielt gegen den Wind, Berge hinauf, trainiere mit Widerständen. Der Muskel wächst am Widerstand und das tun wir auch! Finde Freude am Wettkampf und an dem befriedigenden Gefühl nach einer echten Anstrengung.

Übe auch Widerworte, Reibereien und Diskussionen. Stehe auf, wo du sonst sitzengeblieben wärest. Sprich, wo du sonst geschwiegen hättest. Zeige dich, wo du dich sonst versteckt hättest. Fange klein an und nutze jede Gelegenheit, zumindest an Tagen, an denen du dich gut fühlst. Sorge für einen inneren Antrieb (Sinn) oder äußere Ziele, die dich genug motivieren. Sei dir selbst die geduldige Mutter, die du dafür brauchst.

Die Löwenmilch unterstützt dich dabei, deine Kraft zu entwickeln, zu verfeinern und in Bewegung zu bringen. Ich hatte in der Zeit sehr großes Verlangen nach schamanischen Kreisen, wo ich Halt und Gemeinschaft fand. Ich brauchte ein »Rudel«. Das habe ich genutzt, mich genährt und gestärkt. Wir haben gebrüllt, getobt, gelacht, geweint, gesungen, geheilt. Wir haben uns gegenseitig geschützt und gestützt.

Löwenmilch zweifelt vor allem an ihrer Zugehörigkeit. Sie sucht ihren Platz und Schutz.

Als ich Löwenmilch eingenommen beziehungsweise mich damit beschäftigt habe, wurde ich unglaublich mit meiner Bedürftigkeit konfrontiert, und das hat mich sehr erschrocken.

Ich, die immer alles alleine hinbekommen hatte, spürte plötzlich ein wahnsinniges Verlangen nach Trost, Hilfe und Unterstützung.

Die Tränen wollten aufgefangen, die Schultern berührt, der Blick gespiegelt werden. Ich fühlte mich gnadenlos nackt.

Da war sie, die hilflose Helferin, die nichts so sehr fürchtet wie ihre eigene Hilflosigkeit.

Wahrhaftigkeit war gefragt. Und Menschen, die dafür Verständnis hatten und es aushalten konnten.

Löwenmilch nährt und tröstet in so einer Zeit, so wie alle Milche.

Sie ist für mich die kraftvollste aller Milche, die mit dem stärksten Wunsch nach Einbindung in eine Gruppe, der Sehnsucht nach Geborgenheit und Gemeinschaft. Für Einzelgängerinnen ist das eine ungewöhnliche Erfahrung. Ich weiß bis heute nicht, ob ich eher eine Katze oder eine Löwin bin, eine Einzelgängerin oder ein Rudeltier. Die Katzenmilch (Lac felinum) habe ich noch nicht geprüft.

Die Löwenmilch wärmt und hält. Es ist wie der Aufenthalt in einer Höhle.

Natürlich werden wir in so einer Phase auch konfrontiert mit der Erinnerung an unsere frühe Kindheit, meist mit dem Mangel, der einen immer irgendwie hungrig sein lässt, oder der Überbehütung, die dazu führen kann, dass man sich nie viel zutraut.

Wenn du dich hier wiedererkennst, sind für dich die Themen Nährung, Arbeit mit dem Inneren Kind, Selbstfürsorge und Selbstmitgefühl von zentraler Bedeutung.

Schäme dich nicht, dich diesen Themen hinzugeben, egal wie alt du schon bist!

Es ist nie zu spät dafür.

Lies die Bücher von Brené Brown, Stefanie Stahl oder Louise Hay.

Ich habe auch Bücher über Löwen gelesen und Dokumentationen oder Filme geschaut, weil ich die so rührend oder ermutigend fand: die Spiel- und Kuschelfreude der Löwenbabys, ihr Eroberungs- und Freiheitsdrang und die liebevolle und umsichtige Fürsorge, aber auch den Beschützerinnen-Instinkt der Löwenmutter.

Das alles kannst du in dir entdecken und entwickeln und dir dein nötiges Umfeld erschaffen.

Wir brauchen nicht mehr Selbstvertrauen. Wir brauchen die innere Zustimmung zum Scheitern und Spielen, zum Erproben unserer Kräfte und Grenzen.

Wir brauchen Mut zur Spontaneität, zum Entdecken und Erobern.

Wir brauchen Mut, »nackt« und verletzlich zu sein.

Wir brauchen wieder die Fähigkeit, unseren Bedürfnissen nachzugehen, uns zu schützen und für uns zu sorgen.

All das können wir uns bei den Löwenkindern und -müttern abschauen und sind dann hoffentlich von unseren zarten Versuchen genauso gerührt wie von Katzenvideos.

Ähnlichkeiten:
Die anderen Milche (Lac humanum, Lac felinum, Lac lupi …), Calcium carbonicum

Hinweise auf das Mittel:

Hunger
Bedürftigkeit
Verdauungsstörungen

Grundsätzlich gibt es noch nicht so viele Erfahrungen zu diesem Mittel, was die körperliche Symptomatik angeht. Diese kann sehr vielfältig sein.

Heilungshilfen:

Brüllen
Kämpfen
Sport

Wettkämpfe
Gruppen finden oder gründen
Bedürfnisse erforschen und erfüllen
nährende Lebensmittel, Menschen und Tätigkeiten finden
Berührung/Massagen
Spielen, Experimentieren
eigene Katzen versorgen
Löwenfilme und Bücher

Heilungssätze:
Ich finde mein Rudel. Mein Rudel findet mich.
Ich nähre mich.
Meine Bedürfnisse sind wichtig. Ich sorge gut für mich.
Ich kämpfe für mich.
Ich nehme Herausforderungen an.
Ich verzichte auf Machtspielchen.
Ich lerne aus und wachse an Fehlern.
Ich gehöre dazu.
Es kommt zu mir, was zu mir gehört.
Ich vertraue dem Leben.
Ich traue mich zu spielen.
Ich spreche meine Wahrheit.
Ich stehe für mich ein.
Das Gefühl meines Mangels ist alt. Ab jetzt gehe ich in die Fülle.

Die Calciums

Calcium carbonicum: Die schwache, kindliche Kassandra

Potenzial: Das Staunen, die Langsamkeit und die Beständigkeit

Substanz:
Es handelt sich um Austernschalenkalk.

Calcium carbonicum findet seine Zuordnung einerseits bei den Mineralien, als Bestandteil der Auster auch bei den Meeresmitteln.

Wir finden hier also einerseits das Thema der Struktur und Leistung und gleichzeitig die gefühlvolle Seite der Meeresarzneien, mit dem Hauptthema der Angst vor Verlassenheit.

Die Arznei gehört zur »Psora«[116] und hat daher auch grundsätzlich die Minderwertigkeit und Schwäche in sich.

Mit Calcium carbonicum heilen wir in erster Linie unsere frühe Kindheit beziehungsweise unser kindliches Ich: traumatische Erlebnisse, Überversorgung, Überforderung, Bedürftigkeit, Abhängigkeit, Verlangen nach Schutz und Liebe. Für Calcium-Menschen sind vor allem Sicherheit und Stabilität wichtig.

Wir alle haben diesen Calcium-Aspekt in uns, denn wir waren alle Kinder: abhängig, schwach, ängstlich, unsicher und immer wieder in Mangelzuständen: nicht genügend gestillt, gewärmt, getragen, geliebt, beschützt und vieles mehr.

Wenn wir dafür keine Kompensation und keinen Ersatz gefunden haben, sind wir unter Umständen in diesem Mangel und der Unsicherheit hängengeblieben.

Für diese Gefühle gibt es dann keine richtige Erklärung. Man hat eine gute Ausbildung, Freunde, einen Partner oder eine Partnerin, einen Beruf, ein Heim und dennoch ist da dieses Gefühl von Verunsicherung, Schwäche oder sogar Angst.

Als ich das erste Mal Calcium bewusst genommen habe, ist mir vor allem ein großes Verlangen nach Langsamkeit aufgefallen.

Ich habe gemerkt, dass einem Teil von mir das Leben viel zu schnell geht. Ich wollte nichts und brauchte nichts, aber langsam musste alles gehen und nicht zu viel auf einmal. Ich wollte alles erfassen und in Ruhe verdauen.

Ich glaube, dass es vielen Kindern heute auch so geht. Es ist zu wenig Zeit für sie da, um die Dinge in aller Gründlichkeit anzuschauen, auszuprobieren und zu verstehen. Bis zu einem bestimmten Alter wird es ihnen zugestanden, aber irgendwann ist Schluss damit, und es regiert der Zeitplan, die Agenda des Tages und der Woche. Das kann Calcium stark überfordern. Patienten sagen dann »mir ist alles zu viel«.

Kinder bekommen meist unklare Bauchschmerzen.

Im Laufe des Lebens suchen wir dann nach Ersatz für diesen Mangel: Wir arbeiten, strengen uns an und erfüllen Erwartungen, um Anerkennung, Liebe und Zugehörigkeit zu bekommen.

Oder wir stopfen uns mit Nahrung voll.

Zur Sportlerin wie Sepia wird Calcium eher nicht, sie neigt zur Bequemlichkeit, zum Essen und Faulenzen. Sie hat ein Verlangen nach dem puren Sein.

Kulinarisch mag sie es gerne süß und Kohlenhydrate aller Art.

Sie hat starke Angst, etwas nicht zu schaffen. Sie hat eine gewisse Mutlosigkeit und ein inneres Zögern. Sie versteckt sich gerne, aus Angst vor Überforderung. Lycopodium zum Beispiel versteckt sich eher aus Angst vor Bloßstellung.

Calcium igelt sich ein, baut sich eine Schutzhöhle, bleibt gerne zu Hause.

Sie zieht sich in ihr Schneckenhaus, ihre Austernschale zurück.

Sie mag das Vertraute und Bewährte. Veränderungen und Erneuerungen sind ihre Sache nicht. Zumindest dürfen diese nicht zu schnell gehen.

Es können viele andere Ängste dazukommen: vor der Zukunft, vor Krankheit, vor Armut, dass »etwas« passiert.

Häufig leidet sie unter Heimweh oder Sehnsucht nach vertrauten Menschen und Orten.

Man sagt ihr nach, dass es ihr sehr wichtig sei, was andere von ihr denken. Das habe ich bei Sepia, Lycopodium und Natrium mit ihrem Ehrgeiz sowie bei Pulsatilla mit ihrer Verunsicherung viel stärker erlebt. Calcium lebt irgendwie wie Obelix in einer eigenen Welt mit einer großen Vorsicht und Zurückhaltung oder auch Gleichgültigkeit oder Naivität.

»Die anderen« sind gefühlt so weit weg, dass die noch gar kein wirkliches Thema sind. Die Entdeckung des eigenen Ich mit all seinen Facetten ist noch nicht abgeschlossen.

Auch wenn die Kindheit gefehlt hat, weil es früh zu ernst war, kann Calcium helfen, »die Kindheit nachzuholen«.

Welche Bedürfnisse gibt es da noch? Wie können wir uns selbst schützen, unterstützen und bemuttern?

Nach der Einnahme von Calcium carbonicum C 1000 habe ich einen wunderbaren Traum:

Ich sehe ein unscheinbares Auto, einen alten, eher hässlichen Mercedes, 70er-Jahre-grün.

Im nächsten Moment fährt es an mir vorbei und plötzlich ist es ein cooles Cabriolet mit goldener Innenausstattung.

Drinnen sitzen ein Kind und ein Erwachsener. Das Kind juchzt vor Begeisterung und Vergnügen.

Ich bin das Kind, und noch im Traum freue ich mich darüber, das zu begreifen und das zu sehen.

Am nächsten Morgen wird mir klar, wie bedeutsam der Traum ist: Meinem Inneren Kind geht es wieder gut! Und es sieht eine goldene Zukunft vor sich: in die Freude und in die Freiheit.

Wenn du tief in Calcium eintauchst, kannst du wiederentdecken, wie es ist, dich treiben zu lassen, wie sich Unbeschwertheit anfühlt.

Du darfst wieder staunen und bekommst eine Ahnung, was Zeitlosigkeit bedeutet.

Du kannst alles ganz neu entdecken, als wärest du gerade auf die Welt gekommen und siehst und erlebst alles zum ersten Mal. Es fühlt sich frisch an. Du kannst deinen Akku aufladen.

Das geht ganz besonders gut auf einem Spaziergang in der Natur.

Es kann auch sein, dass du Trauer empfindest, weil das viel zu selten möglich war oder nie sein durfte.

Die Dynamik von Calcium ist unglaublich langsam. Die Besserung von Beschwerden, der Stoffwechsel, die Verdauung, alles läuft »untertourig«. Es braucht gefühlt eine Ewigkeit, bis man mal so richtig in Gang kommt: morgens, bei der Arbeit, beim Sport und auch beim Denken. Alles ist zäh und mühsam und fühlt sich nach Anstrengung an.

»Calcium will nicht erwachsen werden«, heißt es.

Ich denke, es ist eher ein Nicht-Können, als ob ein Dünger fehlt, ein wichtiger Stoff. Und es ist eine Notwendigkeit, wichtige Erfahrungen, Gefühle und Erkenntnisse nachzuholen, an die Oberfläche kommen zu lassen. Eine Entwicklung muss nachgeholt, etwas noch verdaut werden. Das kann bei jeder etwas anderes sein.

Lass es sich entwickeln und lass dich einfach von dem Prozess überraschen.

Ich würde sagen, es ist das langsamste der großen bekannten Mittel.

Selbst das Schreiben über Calcium ist stockend, es fließt nicht von selbst, es tritt nicht viel zutage, als wenn ich es mühsam aus der Tiefe nach oben befördern müsste.

Ähnlich wie bei Causticum kann es zu einem Erschöpfungsgefühl kommen, das allerdings nicht so extrem ist wie bei der Lauge.

Es ist eher eine Art »Zerschlagenheit« mit einer körperlichen Schwere und müden Muskeln.

Denn Calcium kann eine richtige »Arbeiterin« werden, die gewissenhaft und zuverlässig ihr Pensum absolviert. Sie ist eine echte »Umsetzerin«. Sie liefert Ergebnisse.

Dabei vergisst sie gelegentlich sich selbst. Sie kann ohne Pausen durcharbeiten, weil sie pflichtbewusst ist oder eine Arbeit zu Ende bringen will. Sie ist das Arbeiten gewohnt und es macht ihr in der Regel auch Freude. Doch irgendwann werden selbst die fleißigsten Muskeln müde, der Körper, Kopf und Augen schwer.

Dann braucht es eine Pause oder Abwechslung: einfach mal etwas ganz anderes machen oder schlafen.

Druck ist bei ihr sehr kontraproduktiv.

So robust und geerdet sie auch manchmal erscheinen mag, innen ist sie sehr sanft und zart. So wie auch die Auster außen stabil und fest und innen sehr weich ist.

Wo Staphisagria vor allem Raum und Erlaubnis zur Entfaltung braucht, benötigt Calcium viel Zeit und Zustimmung.

Die »Carbonicums« in der Homöopathie haben ein starkes Verlangen nach einem Sinn, einer Bestimmung, den sie vor allem in einer Tätigkeit oder einem Engagement suchen. Sie suchen ihren Wert für die Gesellschaft.

Frauen neigen wie Pulsatilla zur »Bemutterung« der gesamten Familie und übertreiben es gelegentlich.

Wenn mit Calcium der Aspekt der Unvollkommenheit und Unsicherheit geheilt ist, wenn wir echte Wurzeln gebildet haben, sind wir in der Lage, wichtige Entscheidungen zu treffen und Verantwortung zu übernehmen.

Wenn die innere Sicherheit zunimmt, können wir uns Fehler und Missgeschicke zugestehen, uns ausprobieren und Neues wagen.

Eine Steigerung der Unselbständigkeit und Trägheit mit Entwicklungsverzögerungen hat das Mittel Barium carbonicum.

Ähnlichkeit haben Pulsatilla, Lac leontis, Graphites (erlebt viel Druck, sucht stark ihren Wert und Sinn), Causticum und die anderen Calcium-Verbindungen.

Gute Partner sind die Trauma-Arzneien und die Nosode Psorinum.

Hinweise auf das Mittel:

Beschwerden an Drüsen und Lymphsystem
Verdauungsbeschwerden
Beschwerden am Bewegungsapparat: Knochen und Muskeln
Hauterkrankungen
Ohrenerkrankungen
verstopfte Nase und Absonderungen
Erkältungskrankheiten
Kinderkrankheiten
Verlangen nach Eiern, Süßigkeiten, Kohlenhydraten
Kinder fressen Dreck
eher übergewichtig, rund oder kräftig
Antriebslosigkeit, Schwere
Überforderung
Unterfunktionen

Heilungshilfen:

in der Erde arbeiten
Übungen für das Wurzelchakra, Erdung

Ernährungsumstellung mit weniger Kohlenhydraten
Bewegung, die Spaß macht, finden (Joggen ist das eher nicht. Vielleicht eine Fahrradtour, die an einem Café vorbeiführt ...)
schaukeln
Bewusstsein für das Innere Kind, Kontakt zum Inneren Kind, Meditationsreisen
spielen, Tätigkeiten spielerisch angehen
alles, was sich nach Leichtigkeit anfühlt
sich öffnen für Veränderungen und Wandel
andere Lebensweisen studieren
Kleinigkeiten im Alltag ändern
Langsamkeit zulassen
Erschöpfung erlauben
die Süße nicht im Essen suchen, sondern im Leben
den »echten Mangel« identifizieren: Liebe, Beziehungen, Sicherheit, Verständnis, Nähe ..., diesen fühlen und für sich selbst sorgen
mehr auf die eigenen Möglichkeiten als auf die Begrenzungen schauen
Bewusstheit dafür entwickeln, durch was oder wen im Leben Druck entsteht

Calcium fluoratum

Ich hatte ja bereits die Geschichte erzählt, wie ich beim Joggen umknickte und mir Calcium fluoratum C 200 nicht nur zu einer schnellen Heilung meines Fußes verhalf, sondern auch meine zu dieser Zeit großen Existenzängste verschwinden ließ. Diese Ängste tauchen erfahrungsgemäß bei Selbstständigen in schöner Regelmäßigkeit auf und waren zu der Zeit bei mir wirklich stark. Ich war richtiggehend gelähmt davon. Der Alltag erschien wie eine riesige Last.

Dieser Erfolg mit Calcium fluoratum bestätigte sich mehrfach in der Praxis, völlig unabhängig davon, ob die finanzielle Situation bei den Betroffenen prekär war oder nicht.

Irgendwann hörte auch das Umknicken auf und ich versorge mich seitdem regelmäßig mit dieser Calciumverbindung in Form von Schüßlersalzen.

Calcium fluoratum steht für innere Sicherheit und Stabilität, auf der anderen Seite aber auch für Flexibilität im Körper und im Geiste. Ähnlich wie ein Baum, der auch gleichzeitig stabil und flexibel ist, wenn mal ein starker Wind weht. Dazu gehört auch das Vertrauen, dass es gute und schlechte Tage gibt. Nichts bleibt, wie es ist. Calcium fluoratum hilft uns, mit der Zeit zu gehen, Veränderungen willkommen zu heißen, Zweifel und Ängste zuzulassen, aber auch wieder loszulassen.

Wir bleiben beweglich.

Wir können auf einen Widerstand treffen und wissen, damit umzugehen.

Wir fallen nicht um, wir beißen uns nicht daran fest. Wir finden einfach einen Weg.

Wir treten auf einen Stein und halten trotzdem die Balance.

Es ist auch ein gutes Mittel für gesunde Zähne, insbesondere den Zahnschmelz.

Calcium fluoratum fehlt oft der nötige »Biss«, im wörtlichen und übertragenen Sinn. Mit dieser Arznei werden wir mutiger, wehrhafter und entschlossener, »knicken« nicht mehr so leicht ein.

Hinweise auf Calcium fluoratum:

Verhärtungen oder Verwachsungen des Gewebes (Drüsen, Faszien, Bänder, Sehnen, Knoten, Ausstülpungen und Vergrößerungen der Gelenke, Kalkablagerungen, Hornhaut)

Risse, Schrunden, schwierige Narben
Gewebeschwäche wie Cellulites, Krampfadern, Hämorrhoiden
Herzklappenerkrankungen oder Aneurysma
Gicht
Verdauungsstörung durch Erschöpfung oder zu viel geistige Arbeit
Rückenschmerz mit Bewegungseinschränkung
Karies
Eiter
Grauer Star
Arteriosklerose
auffallend weiße Haut
Depression
Existenzangst
Träume von Gefahr

Heilungshilfen:
Beweglichkeit körperlich und geistig trainieren
etwas Neues lernen
Vertrauen üben
gute Zahnpflege
öfter mal »zubeißen«
Narbenpflege/Massagen
Bindegewebe pflegen: bürsten, massieren, dehnen, kräftigen
Balance finden zwischen Nachgeben und Standhalten
über den Körper und die Materie hinausgehen: Beschäftigung mit Geisteswissenschaften, Kultur, Kunst, Kreativität, Musik, Philosophie
sich verschenken, etwas abgeben, Loslassen üben
sich öffnen für Veränderungen und Wandel
Kleinigkeiten im Alltag ändern

Calcium phosphoricum

Einerseits gibt es ähnliche Themen wie bei allen Calciums, aber wir erleben hier mehr Dynamik durch den Phosphoranteil und daher auch mehr Unruhe.

Es hat einen stärkeren Bezug zum Nervensystem. Calcium carbonicum will am liebsten bleiben, wo sie ist, Calcium phosphoricum will sich entwickeln und entfalten.

Während der Einnahme ziehe ich unglaublich unzufriedene Menschen an, die sehr fordernd sind, aber irgendwie gar nicht wissen, was sie wollen.

Ich will nicht da sein, wo ich bin und das tun, was gerade zu tun ist.

Beides macht mich auch sehr unzufrieden, geradezu rasend.

Ein Schnupfen, der nicht vorwärts und nicht rückwärts will, nervt mich.

Der Hals fühlt sich wund an, ich bin etwas heiser, schwitze vermehrt und fühle mich sehr schwach, ähnlich wie bei einer Natrium-Erkältung.

Verschiedene Gefühle wechseln schnell hin und her.

Calcium phoshoricum hat die Themen der Geschlechtsidentität und des Lernens, des sich Entwickelns und Wachsens.

Daher ist es ein tolles Mittel für die Pubertät und jede Phase im Leben, in der diese Themen hervorkriechen.

Wir haben hier den Calcium-Anteil mit seiner Unsicherheit, Trägheit, Minderwertigkeit, aber gleichzeitig den Phosphor-Anteil mit dem Drang nach Bewegung, Veränderung und Kontakt.

Das macht gelegentlich starke innere Konflikte, Unzufriedenheit und eine Unfähigkeit, sich zu entscheiden, wie bei Pulsatilla.

Calcium phoshoricum hat ein starkes Verlangen zu reisen, zu lernen, sich zu bewegen und zu verändern. Gleichzeitig hat sie die Unsicherheit, ob das alles genug und gut genug ist. Sie ist irgendwie gleichzeitig auf Gas und Bremspedal. Das kann zu einer Erschöpfung führen.

Schülerinnen haben oft damit zu tun, gerade in der Pubertät, und bekommen dann Bauch- oder Kopfschmerzen.

Durch viel Lernen kann sie so erschöpft sein, dass selbst Reden eine zu große Anstrengung ist.[117]

Das kenne ich von mir auch. Jeder Satz, den ich reden muss, nervt mich dann, besonders morgens, wenn ich noch nicht richtig wach bin, oder nach einem intensiven Tag abends.

Calcium phoshoricum hat auch eine Erwartungsspannung vor einem öffentlichen Auftritt, einer Rede, einer Prüfung. Sie hat keine Panik, aber sie ist gespannt. Sie spielt das vorher alles durch, überprüft, ob sie gut genug vorbereitet ist, macht sich darüber Sorgen und will andererseits, dass es endlich losgeht und sie die aufgebaute Spannung wieder abbauen kann.

Dann kann sie eine Entertainerin sein, ein Clown, eine Unterhalterin. Normal und trocken ist ihr zu langweilig.

Sie teilt die Lust an der Darstellung mit Staphisagria, wobei Staphisagria als empfindsame Pflanze emotionaler ist. Calcium phoshoricum ist als Mineral strukturierter und geordneter.

Sie ist eine der »Bühnenkonstitutionen« im Buch von Rosina Sonnenschmidt[118]: Sie ist wandlungsfähig, kreativ und hat Spielfreude.

Sie schlüpft gerne in verschiedene Rollen, hat Humor und ist schlagfertig.

Aber sie hat gleichzeitig Angst, ob es okay ist, so zu sein. Ist sie nicht vielleicht zu kindlich, zu verspielt, zu exzentrisch? Diese Angst ist bei ihr größer als die Angst vor dem Versagen oder Scheitern.

Es gibt bei ihr das Phänomen, dass alles sehr viel besser geht, wenn sie den Dingen ihren Lauf lässt. Versucht sie, viel zu wollen und die Dinge unbedingt durchzusetzen, wird alles schlimmer.

Sie hat eine tolle Idee, die sie sofort umsetzen will, und dann hat sie keine gute WLAN-Verbindung oder der Computer stürzt ab. Das kann sie in den Wahnsinn treiben und dann tobt sie wie ein Rumpelstilzchen.

Frag mal meinen Mann!

Diese inneren Gegensätze machen unruhig und ungeduldig.

Dann zieht sie sich auch eher wie Calcium carbonicum wieder in ihre Schale zurück und will einfach nur noch ihre Ruhe.

Bei Calcium phoshoricum geht es ganz viel um den Mut des Ausdrucks, um das richtige Timing, die Balance, um die Kehle, die Stimme, die Gesten. Außerdem um das Bewahren oder Zurückgewinnen von Spielfreude und Leichtigkeit.

Hier kann und mag sie auch viel experimentieren und lernen.

Mädchen benehmen sich oft »jungenhaft«, klettern lieber auf Bäume und erleben Abenteuer.

Das kann ich so bestätigen. »Normale« Mädchen waren mir immer viel zu langweilig.

Meine Heldin war Pippi Langstrumpf.

Ich war auch lieber mit Jungen unterwegs, habe Fußball und männliche Abenteurer geliebt.

Ich habe sogar meine Schwester an den »Baum« gebunden.

Ich hatte diverse Waffen, einen Werkzeugkasten und einen Arztkoffer.

Ich hatte die Tabelle der Fußballbundesliga an der Wand und war Fan von Horst Hrubesch und Manni Kaltz und wusste natürlich, was eine Bananenflanke oder Abseits ist. Ja, damals konnte man noch mit Freuden Fan vom HSV sein!

Aber es war mir peinlich, ich habe das alles mehr oder weniger heimlich gemacht.

Ich hatte keinen Bikini, sondern eine Badehose, und hatte gehofft, dass meine Brüste sich bitte Zeit lassen mögen. Sie haben nicht auf mich gehört, ihr gnadenloses Wachstum hat mich sehr gestresst.

Ich weiß noch genau, wie wir bei uns in der Nähe im See baden waren. Ich trug noch meine Badehose, aber mein Brustansatz war (leider) mittlerweile unverkennbar. Da sagte aus dem Nichts heraus die Freundin meiner Schwester: »So kannst du jetzt aber nicht mehr herumlaufen. Du musst einen Badeanzug tragen.«

Autsch! Da war sie, die Verletzung meines Exhibitionismus, eine von vielen. Ich war zutiefst verstört. Vielleicht wollte sie mich als die Ältere einfach nur schützen. Da waren schließlich auch Jungs. Aber für mich war es eine Katastrophe.

Ich muss gerade lachen, mit welcher Leidenschaft und Ernsthaftigkeit ich all das betrieben habe. Und wie zerrissen ich auch war. Denn ich war ja schließlich ein »Mädchen« und mir waren die unterschiedlichen Rollen durchaus sehr bewusst.

Wir hatten zwar noch nicht die strikte Trennung zwischen pink und blau, sondern auch gelb und grün und orange, aber Puppen waren Mädchensachen und Winnetou und Fußball war was für Kerle.

Was ich damals gebraucht hätte, wäre jemand gewesen, der gesagt hätte: »Es ist in Ordnung, so wie du bist. Du musst dich nicht entscheiden.«

Das hätte mich enorm entlastet.

Zum Glück haben mich meine Eltern meist gelassen.

Meine Mutter hat zwar immer wieder versucht, mir Röcke anzudrehen, und ich habe gelegentlich nachgegeben, aber wirklich erfolgreich waren ihre Versuche nicht.

Ich glaube, dass es vielen Kindern so geht. Wir sind einfach noch viel zu stark in diese »Junge-Mädchen-Weltbilder« eingebunden, mit unglaublich viel Erwartungen und Voreingenommenheit. Eine ganz freie und natürliche Entwicklung findet dadurch nicht statt.

Calcium phoshoricum ist allgemein ein sehr gutes Mittel zur Regeneration und Rehabilitation, bei Wachstumsprozessen aller Art (Schwangerschaft, Kindheit, Pubertät, persönliches Wachstum), Erschöpfung vom Lernen und Wachsen.

Hinweise auf das Mittel:

anfälliges Lymphsystem
Beschwerden an den Atemwegen
Allergien!
Verdauungs- und Wachstumsstörungen
Wachstumsschmerzen
Zahnungsbeschwerden
Pubertätsbeschwerden
Knochenbrüche
Skoliose

Heilungshilfen:

Balance zwischen Ruhe und Bewegung finden
Balance zwischen Entwicklung/Lernen und Ruhe/Pause finden
die »innere« Heimat entdecken
mit dem Ausdruck spielen, den eigenen Ausdruck finden
den »inneren Clown/Bühnenstar« zulassen
das Kindliche, Spielerische zulassen
Ausruhen

Silicea

Silicea: Die zarte, zerbrechliche, zögerliche Kassandra

Potenzial: Die Klarheit

Substanz:
Quarzkieselsäure, Kieselsäure, Siliciumdioxid, Bergkristall

Die Kieselerde gehört ebenfalls zu den Mineralien.

Silicium ist ein wichtiger Aufbaustoff im Körper.

Im Reformhaus und Apotheken wird es verkauft für Spannkraft, Schönheit und Verjüngung. Es stärkt das Bindegewebe.

Wir finden es in Sand und in Pflanzen wie Bambus, Schachtelhalm oder der Brennnessel. Denn es gibt Struktur und Halt.

Die Grundenergie von Silicea ist zart und wachsam. Sie ist sehr vorsichtig.

Körperlich kann man das an einem eher feingliedrigen Körperbau erkennen. Silicea-Menschen wirken sehr empfindsam bis zerbrechlich.

Nehmen Belastungen, Sorgen, Anforderungen überhand, geraten ihr Nervensystem und ihr Gemüt schnell aus der Balance.

Sie ist dann auch anfällig für allerlei Ängste und eine gewisse Orientierungslosigkeit. Auch Konzentrationsschwäche und Verwirrung kommen häufiger bei ihr vor.

Ähnlich wie Psorinum und Calcium kann sie Druck überhaupt nicht standhalten. Sie fühlt sich dann schnell in die Enge getrieben.

So wie Pulsatilla und Staphisagria emotional sehr dünnhäutig sind, hat Silicea ein extrem empfindsames Nervensystem.

Sie ist empfindlich gegen Lärm, Hektik, Kälte und Kritik!

Ich nenne sie gerne »die Eisprinzessin«.

Eine Freundin von mir wechselt regelmäßig ihr erstes Hotelzimmer, weil es ihr immer zu laut ist.

Silicea mag die Sonne und Wärme, Ruhe, Schönheit, Kultur, gutes Essen, anregende und niveauvolle Gespräche. Sie ist mehr für das Geistige als das Materielle.

Immer wieder muss sie sich zurückziehen, um zu regenerieren. Viele Menschenkontakte erschöpfen sie. Sie braucht eine gewisse Distanz. Nähe lässt sie nur sehr langsam zu.

Sie ist schüchtern wie Pulsatilla und vermeidet den öffentlichen Auftritt.

Diese Schüchternheit kann bis zur Unterwürfigkeit gehen.

Im »Handbuch der homöopathischen Arzneimittellehre«[119] steht in der Rubrik »Gemüt« über Silicea: »Mangel an Entschlossenheit, moralisch und körperlich. Nachgiebig, mutlos, ängstlich. Nervös und erregbar. Empfindlich gegenüber allen Eindrücken. Geistige Erschöpfung.«

Dieser innere Mangel an Entschlossenheit sorgt dafür, dass sie viele Dinge nicht oder nur sehr zögerlich angeht, die sie eigentlich angehen müsste oder möchte. Es scheint mir bei ihr mehr eine Schwäche als ein Zweifel zu sein.

So wie Causticum sich ausgelaugt fühlt und Calcium zerschlagen, fühlt Silicea sich zerbrechlich oder »zersplittert«. So sind meist nicht nur ihre Haare oder Nägel brüchig, sondern auch das innere Erleben.

Sie scheint mir hin- und hergerissen zu sein zwischen dem, was von ihr erwartet wird, und dem, was sie selbst will. Ansprüche von außen nimmt sie genau so wahr wie ihre eigenen hohen Ansprüche, ihrem Leben Sinn, Schönheit, Ordnung und Wert zu geben. Das kann sie dann regelrecht lähmen, weil sie nicht weiß, welchen Impulsen sie folgen soll.

Sie hat ein ausgezeichnetes Wahrnehmungsvermögen, das auch zu einer Belastung werden kann. Was andere denken oder fühlen, erfasst sie wie ein Seismograf.

Sie hat Angst, andere zu belästigen und »zu lebendig« zu sein. Daher ist sie lieber reserviert und kontrolliert. Spontaneität gehört nicht zu ihrem Repertoire.

Auf der anderen Seite kann sie auch sehr eigensinnig sein, geradezu stur.

Sie hat sehr hohe Maßstäbe an Bildung, Kultiviertheit, Höflichkeit, Respekt und Ästhetik.

Sie ist intelligent und hat ein Verlangen nach Struktur.

Silicea kann man mit ihrem Perfektionismus, hohen Anspruch und großen Verlangen nach Sauberkeit und Ordnung leicht mit Arsen, Natrium oder Carcinosinum verwechseln.

Mit Arsen verbindet sie auch die Neigung zu vielen Ängsten und zum Frieren, mit Carcinosinum das Brave und Anständige sowie die Anfälligkeit für Erkältungen.

Hier helfen uns zur Unterscheidung meist wieder die körperlichen Symptome und Auslöser.

Silicea zweifelt an dem Bild, das sie abgibt und am Ergebnis ihrer Arbeit.

Ihre größte Sorge ist: »Was denken die anderen über mich?«

Silicea hat von den beschriebenen Mitteln wohl die größte Angst, ihre Masken abzulegen und auch sich selbst anzuschauen.

Sie hat Angst vor dem, was sie entdecken könnte, was sie in Wirklichkeit ablehnt.

Sie hat Angst, hässlich zu sein. Sie kann sich sehr intensiv mit ihrem Körper und ihrem Erscheinungsbild auseinandersetzen.

Sie hat in der Regel spezifische Ängste und viele Sorgen. Beschrieben sind ihre Ängste vor Nadeln und Spritzen.

Das kann sein, muss aber nicht.

Auch materielle Ängste beschäftigen sie immer wieder, da sie ein starkes Verlangen nach Sicherheit bei relativ wenig Zutrauen zu ihren Fähigkeiten oder dem Leben hat. Das kann dann zu Verzicht, Geiz und Askese führen. Sie vertraut dem »freien Fließen« nicht.

Ängstliche Träume oder gar Schlafwandeln sind nicht unüblich.

Sie macht sich viele Sorgen, dass »etwas« passieren könne.

Sie hat Angst vor Versagen, Krankheiten, Erregern oder zu viel Nähe.

Ich fühle mich mit Silicea wie eingesperrt, weiß nicht, was ich soll. Nur ganz zögerlich zeigt mir das Mittel, worum es geht. Ein Teil von mir möchte das kontrollieren. Ich traue mich nicht, mich dem Prozess ganz hinzugeben. Das ist bei mir ungewöhnlich, normalerweise gehe ich eher aufs Ganze, hier nicht.

Die Welt kommt mir unwirklich vor, eine Erkältung benebelt meinen Geist.

Patienten nennen das häufig: »ich fühle mich wie in einem Glaskasten.«

Die feuchtkalte Witterung im Februar macht mich mürbe. Ich habe dem nichts entgegenzusetzen.

Ich bin unruhig in der Nacht. Tagsüber ziehe ich mich zurück. Alles ist mir zu laut, zu viel oder einfach zu blöd.

Ich bin schnell genervt und gereizt. Und ich bin traurig darüber, dass ich mich nicht ins Leben stürzen kann und will. Aber es geht irgendwie nicht.

Es dauert unglaublich lange, bis ein Gefühl oder eine Erkenntnis an die Oberfläche kommt, als müsste alles vorher gründlich von inneren Instanzen geprüft werden.

Mir ist auch nicht klar, wo im Körper die Hauptwirkung stattfindet.

Über Silicea zu schreiben, bringt keinen Spaß. Es ist, als wenn ich nur einzelne Fragmente hätte, die ich mühevoll zusammensetzen muss.

Sehr geizig ist sie mit ihrem Potenzial, sie zeigt es mir einfach nicht.

Ich werde ungeduldig, auch die Erkältung schleppt sich.

Im Garten verwende ich Silicea häufig, wenn ich eine Pflanze grundsätzlich stärken will, wenn sie »durchhängt«. Gräser zum Beispiel richten sich spätestens nach der zweiten Gabe wieder auf.

Pflanzen sind mit Silicea widerstandsfähiger gegen äußere Einflüsse.

Diese »Aufrichtekraft« ist ein typisches Merkmal und diese können wir auch für Menschen nutzen, wenn sie das Gefühl von »zu wenig Rückgrat« haben, wenn es Mühe kostet, sich körperlich gegen die Schwerkraft oder psychisch gegen eine Schwere aufzurichten.

Es sind Situationen, in denen die Energie oder Motivation fehlt, sich noch dem Leben zu stellen.

Mit Silicea kann das auf eine sanfte Art gelingen. Sie macht das nicht wie Lycopodium oder Sepia mit starker Entschlossenheit und Tatkraft, sondern sehr anmutig, so wie man das Wachstum und die Aufrichtung einer Pflanze in Zeitlupe beobachten würde.

Grundsätzlich ist ein Silicea-Prozess eher langsam, vorsichtig, aber gründlich.

Ist sie gesund, genießt sie eine große geistige Klarheit. Sie erscheint »rein«, wie ein Kristall. Die Kieselsäure bringt innere Ordnung und eine entwaffnende Klarheit. Wie bei einem Magneten richtet sich so einiges neu aus, sortiert es sich wie von selbst.

Es kann eine Entspannung und Gelassenheit einkehren, wo zu viel Kontrolle ist.

Mut kann sich entwickeln, wo zu viel Zögern ist.

Grenzen können besser gewahrt und gesetzt werden. Innere Wärme und Stärke lindern Kälte und Empfindlichkeit.

Es ist bekannt als großes Reinigungsmittel, vor allem bei eiternden Prozessen und Hautproblemen, eine Unterstützung für das Nerven-, Lymph- und das Immunsystem. Es fördert häufig eine Erkältung oder gar Zahnwurzelvereiterung zutage.

Silicea hilft bei alten und frischen Narben.

Es kann Fremdkörper wie zum Beispiel Splitter oder Dornen aus dem Gewebe heraustreiben.

Dieses Mineral ist häufig angezeigt bei Beschwerden der Wirbelsäule, denn diese benötigt ganz besonders die Verbindung von Aufrichtekraft und Flexibilität. Ist diese zu steif oder zu schwach, kann Silicea Impulse zur Lockerung oder Festigung geben.

Bei den Schüßlersalzen nennt man es »das Salz der Jugend und Schönheit«. Viele Falten und gereizte Nerven sind ein Hinweis für den Bedarf.

Hinweise auf das Mittel:

fühlt sich schnell unter Druck, in die Enge getrieben
kann Druck nicht gut aushalten
zart, zögerlich
Neigung zu Erkältungen mit Schwäche
Narben, innerlich oder äußerlich
Eiter
Zahnwurzelvereiterung
»Eisprinzessin«
Kälte emotional und körperlich
Nägel brüchig, rissig

Haare gespalten
schwaches Lymphsystem
Verhärtungen und Knoten, zum Beispiel in der Brust vor der Menstruation, aber auch in Sehnen und Gelenken
Beschwerden an der Wirbelsäule/Bandscheiben

Heilungshilfen:
Bewegung für den Körper, Kraft und Beweglichkeit gleichermaßen
Massagen
Körperwahrnehmung
Erdung
Reinigung für Körper und Gemüt, Ausmisten, Aufräumen
Selbstannahme
Schattenarbeit: die abgelehnten Anteile erkennen und sanft integrieren
Auseinandersetzung mit den Ängsten, Vertrauen üben, Neues lernen
Spaß haben, »Zügel lockern«
Leberenergie für Tatkraft und Mut aktivieren, zum Beispiel durch Bewegung und Muskelarbeit

Psorinum

Die leidende, verzweifelte Kassandra

Potenzial: Leidensfähigkeit, Gottvertrauen

Substanz:
Der Inhalt der »Krätzebläschen«

Auch Psorinum habe ich, wie die »Schwester« Sulfur, gewaltig in diesem Zusammenhang unterschätzt. Jetzt scheint es mir sogar die Wurzel des Zweifels und der Minderwertigkeit zu sein.

Aus gutem Grund habe ich einen großen Bogen um dieses Mittel gemacht.

Es ist wie Carcinosinum eine Nosode, in diesem Falle geht es um das »Erbe der Krätzekrankheit« (Skabies, griechisch Psora).

Hahnemann bezeichnete die Psora als die Urkrankheit der Menschheit.

»Hahnemann kannte die Krätze als von Milben verursacht. Im weiteren Sinne als Bezeichnung für eine tief liegende, durch Ansteckung erworbene oder ererbte Störung des Organismus verwendet.«[120]

Die Psora ist die Manifestation des Mangels, der Schwäche, des »Urübels«.

Sie steht für Armut, Elend, Verzweiflung und Isolation.

Und in der Verzweiflung steckt der Zweifel, nicht nur im sprachlichen Sinne.

Die Krätzekrankheit ist der Befall durch Parasiten, in diesem Fall Milben, die einen stark juckenden Hautausschlag verursachen. Sie entstand im Rokoko im 18. Jahrhundert in einem Geist von Schwäche, Faulheit und Dekadenz auf der einen Seite und Kreativität, Inspiration und Erneuerung auf der anderen Seite. Das arme Volk, die Arbeiter und Bauern, wurden vom Adel und der Bourgeoisie ausgebeutet.

Hier fand die erste große sexuelle Befreiung und der Machtverlust der Amtskirchen statt.

Es herrschte mangelnde Hygiene, unglaublicher Dreck und Gestank, Chaos, Laster, Hunger und Ausgrenzung, aber es gab auch die großen Dichter, Denker und Künstler wie Kant, Mozart, Beethoven, Schiller und Goethe sowie neue kulturelle und sprachliche Einflüsse aus Frankreich.[121]

Zum Bewusstsein der Erkrankung lässt sich sagen:
»Die Psora ist das Ungleichgewicht, der Defekt, der Mangel an Selbstbewusstsein, die Angst, die Hemmung in allen Lebensäußerungen.

Sie erzeugt Mangelzustände, was den Geist, die körperliche Betätigung und alle Aktivitäten betrifft, Verzagen, Schwäche aller Organe, Willensschwäche, Trägheit, Unsicherheit, Angst, Zurückhaltung, Gleichgültigkeit, schlechte Verdauung, Kälteempfindlichkeit, ernährungsbedingte Störungen, schlechtes Gedächtnis, Neigung zu Übergewicht bedingt durch Ernährungsstörung, Erkältungsneigung, verzögerte Knochenbildung, Zahnungs- und Gehstörungen.«[122]
Es ist das schwächste und kälteste Mittel der gesamten Arzneimittellehre.

Sulfur ist der hitzige Teil der Psora, der aktive, kreative, optimistische.

Psorinum ist der kalte Teil, der schwache, der zweifelnde, der pessimistische.

Im Prinzip kann man sagen: Mit der Geburt fallen wir als Säugling zunächst alle in den Mangel, in die Psora:

Es ist ganz plötzlich nicht mehr so warm, geschützt, nahrhaft, kuschelig und verbunden wie in Mamas Bauch.

Wir müssen selber atmen, essen, ausscheiden, schreien, wenn etwas nicht stimmt.

Das Paradies ist vorbei.

Für Kaiserschnittkinder ist dieser Wechsel noch viel dramatischer. Er ist plötzlich, fremdbestimmt, meist laut, nicht intim und vor allem nicht selbst erkämpft. Für sie ist es wirklich ein Fallen.

Kommen dann gleich Mamas Brust, Wärme, Geruch und Stimme ist es unter Umständen schnell wieder gut.

Aber kommen Aufregung, Lärm, Intensivstation und Inkubator, ist das ein erster schwerer Schock für das zarte Wesen.

Wir überleben das, aber wir haben es auch alle in uns: diese Angst vor dem Fallen, dem Nicht-mehr-gehalten-Werden, dem Nackt-und-ungeschützt-Sein.

Daher sucht die typische psorische Patientin »immerzu Schutz und Hilfe bei Älteren. Das Psora-Kind hat immer Angst, von der Mutter und von zu Hause wegzugehen. Das Kind versteckt sich in der Öffentlichkeit. Aufgrund seiner Furchtsamkeit ist es zurückhaltend. Scham, Scheu, Zurückhaltung und Suche nach Anerkennung charakterisieren den Menschen als Kind und auch später im Erwachsenenalter.«[123]

Die Psora wird mit der Geschichte Hiobs aus dem Alten Testament in Verbindung gebracht, in dem es um die Frage des Leids geht. Hiob wird durch schweres Leiden geprüft: Er verliert urplötzlich alles, was er besitzt: sein Haus, seine Kinder, seine Tiere und Knechte. Zusätzlich bekommt er bösartige Geschwüre.

Dennoch wendet er sich nicht von Gott ab und besteht somit die Prüfung des Teufels.

Alle Formen von Leid und »Hiobsbotschaften«, die einen Menschen schwer prüfen, die urplötzlich über einen hereinbrechen, die einen in Verzweiflung zurücklassen, die einen Abstieg oder ein Fallen bedeuten, können die Gabe von Psorinum erfordern.

In unserer Familie und auch der Familie meines Mannes sind eine Zeit lang so viele und heftige Ereignisse eingeschlagen, dass ich es nicht mehr verstanden habe und Schwierigkeiten hatte, das große Ganze noch im Auge zu behalten.

Es hat unglaubliche Kraft gekostet, ich war wütend, verzweifelt oder depressiv, wirklich gehadert habe ich aber nie.

Zu sehr vertraue ich darauf, dass alles ein großes Puzzle ergibt, dessen Bild man erst erkennt, wenn man fertig ist. Der Sinn ergibt sich, wenn man später aus der Entfernung darauf schaut.

Und auch in der Praxis denke ich gelegentlich: »Wie kann man das aushalten? Wie schaffen die Menschen das?«

Aber sie schaffen es alle, irgendwie. Einige überleben einfach, einige bleiben in der Schwäche und im Mangel, andere gehen gestärkt daraus hervor. Einige greifen zum Alkohol, Antidepressiva oder Ähnlichem. In diesen Familien wirkt die Psora, die intensive Auseinandersetzung mit dem Leid.

Wenn man Psorinum nimmt, bekommt man daher Kontakt zu einer Reihe ganz unangenehmer Gefühle und Zustände, was der Grund war, warum ich instinktiv lange einen so großen Bogen um dieses Mittel gemacht hatte.

Da können wir wieder sehen: Wo der größte Schatten ist, ist auch das größte Geschenk.

Ich erlebte zunächst Angst, Kälte, Einsamkeit, tiefe Traurigkeit, große Schwäche, Hunger, Scham, Unruhe, Schlaflosigkeit, Hilflosigkeit, Hoffnungslosigkeit und auch Ekel vor mir selbst.

Aber mir wurde beim Nachlesen und Recherchieren auch klar, dass ich an der Wurzel meines Mangels und Zweifels angekommen war.

In Psorinum steckt die Minderwertigkeit bis Wertlosigkeit und damit auch das Bedürfnis, sich zurückzuziehen, zu verstecken und ja nicht aufzufallen.

Diese Persönlichkeit ist schnell eingeschüchtert, mutlos und fühlt sich oft entfremdet, isoliert, nirgendwo dazu gehörend.

Sie ist der Underdog, der Verlierertyp.

So wie Sulfur in ihrem Unterhaltungstalent gesehen wird, wird Psorinum ähnlich wie Natrium konsequent übersehen.

Sie neigt dazu, Dinge hinzunehmen, weil sie unfähig zu Auseinandersetzungen ist. Ihr fehlt dazu die Energie, sie ist einfach zu schwach, mutlos und niedergeschlagen.

Im schlimmsten Fall verachtet sie sich dafür selbst.

Aber wie ich schon an anderer Stelle geschrieben habe: Wo ein Mittel dich hineinführt, da führt es dich auch wieder hinaus.

Der Sinn einer solchen Mittelgabe ist nicht, dieses ganze Leid noch einmal zu durchleben.

Aber es muss ans Licht, an die Oberfläche, was noch ungeheilt oder unverstanden ist. Einiges wird noch einmal schmerzhaft durchfühlt, neue Perspektiven und Möglichkeiten tauchen auf, Verständnis, Mitgefühl und Einsicht.

Manchmal fragen mich Patienten: »Woher weiß ich, was noch wichtig ist und was nicht, womit ich mich auseinandersetzen muss und womit nicht? Was muss ich hochholen und was nicht?«

Drauf habe ich eine ganz einfache Antwort: Es wird sich an Körper, Gemüt oder in den Träumen deutlich zeigen.

Was sich nicht zeigt, ist – zumindest zum jetzigen Zeitpunkt –

nicht wichtig. Wir müssen nicht unsere ganze Kindheit und 27 Inkarnationen davor aufarbeiten. Es reicht, das anzunehmen und zu heilen, was gerade da ist. Und das ist für die meisten auch schon mehr als genug.

Wichtig ist, stets bei dir und deinen Baustellen zu bleiben, so verlockend es auch ist, lieber auf die anderen zu schauen.

Heilung sollte dich nicht alltagsunfähig machen, aber hin und wieder solltest du dir Zeit und Raum dafür nehmen. Damit machst du dir ein großes Geschenk. Die Belohnung kommt allerdings manchmal erst deutlich später. Lasse dich von den undurchschaubaren Gesetzen der Zeit nicht täuschen. Der »Prüfer« Saturn, der Herr der Zeit, lässt uns manchmal ganz schön lange im Ungewissen.

Als ich Psorinum das zweite oder dritte Mal nahm, hatte ich »Zitteranfälle«, als ob ich frieren würde. Das ist aus dem Tierreich und der Traumaheilung bekannt: Tiere und Menschen zittern nach einem Schock, um den Stress sofort wieder aus dem Körper zu entlassen.

Das ist sehr gut und sollte auf keinen Fall unterbrochen oder gebremst werden.

Ich habe aber nicht gefroren, das war eine Heilungsreaktion. Mein Körper hat sich von altem Ballast und tiefem Leid befreit, das jetzt nach einem neuen Verständnis gehen konnte.

Trotzdem brauchte ich Wärme und Schutz: mein Sofa, meine Bettdecke und meinen Mann.

Ein Psorinum-Fall kann auch durch Unterdrückung entstehen, wie bei allen Nosoden: Unterdrückung von Gefühlen und Konflikten (meist schon über Generationen), von Schweiß, Hautausschlägen, Infektionskrankheiten.

Das klassische Beispiel ist die unterdrückende Behandlung von Ekzemen aller Art und Neurodermitis mit Cortison.

Ganz häufig folgt darauf ein Asthma oder eine andere chronische

Atemwegserkrankung. Die Hauterkrankung ist scheinbar verschwunden.

Aber eben nur scheinbar. Sie ist nicht geheilt, sondern »tiefer« gesackt.

Wird diese Atemerkrankung jetzt wieder unterdrückend behandelt, kann die Erkrankung sich wieder wandeln, zum Beispiel in eine chronische Entzündung, chronische Schmerzen, Myome, Polypen, Zysten an inneren Organen oder sogar Krebs.

Der Körper lässt sich nicht austricksen, er kompensiert, verschiebt und versucht auszuleiten oder irgendwo im Körper ein »sicheres« Endlager zu finden.

Diese Kettenreaktion kann mit einer gründlichen homöopathischen Behandlung, die auch die Nosoden einschließt, wieder umgekehrt werden.

Psorinum hat ein Bedürfnis nach Befreiung aus jeglicher Form von diesen Unterdrückungen, so wie es im Rokoko ein Bedürfnis nach sexueller, kultureller und gesellschaftlicher Befreiung gab.

Diesem Bedürfnis sollte unbedingt nachgegeben werden. Finde heraus, was dich einengt und was du brauchst!

Zur Unterscheidung zwischen den beiden Nosoden Carcinosinum und Psorinum lässt sich sagen, dass Carcinosinum die dramatischere Dynamik ist, mit schweren Erkrankungen, aber oft viel weniger bis gar keinem bewussten Leidensdruck.

Der Leidensdruck bei Psorinum ist enorm und sehr bewusst, obwohl die Patientin schon dicht an der Heilung ist und die Erkrankungen nicht gefährlich, aber lästig sind.

Der Juckreiz zum Beispiel kann einen in den Wahnsinn treiben. Schwindel kann große Angst machen, die Schwäche ist sehr unangenehm und kann sich bedrohlich anfühlen.

Carcinosinum jammert, klagt und stöhnt auch nicht, Psorinum schon!

Alle Frauen, deren Männer und Söhne sich stöhnend und klagend durch eine Erkältung jammern, können ein Lied davon singen.

Und Psorinum hat Hunger nach Wärme, Fülle, Liebe. Psorinum-Menschen versuchen, mit Essen zu kompensieren, was mit Essen nicht zu kompensieren ist. Sie werden unerträglich, sobald sie den Hunger spüren, und geraten auch in einen echten Schwächezustand. Sie haben immer eine Notration im Rucksack oder die nächste Bude im Blick. Mein Mann war eine Weile berühmt und berüchtigt dafür, andauernd etwas zu essen zu benötigen. Möglichkeiten dazu mussten auf Ausflügen unbedingt miteingeplant werden.

Fasten und Hungern ist für sie ein Albtraum und in der Regel verlieren sie auch nicht erwähnenswert an Gewicht dabei. Denn ein Körper im Mangel gibt nichts her.

Bei meinem letzten Versuch einer Askese geriet ich in eine dramatische Depression, die sich erst wieder besserte, als ich mir selbst wieder Kaffee und Kohlenhydrate erlaubte.

Welch ein Genuss!!

Als ich wieder aß, was mir beliebte und erfahrungsgemäß bekam, ging es mir wieder gut, aber es hat einige Zeit gedauert, bis ich wieder so etwas wie Lebensfreude empfinden konnte.

Der Mangel auf körperlicher Ebene durch den Verzicht hatte sich auf mein Gemüt übertragen.

Seit Psorinum gelingt es mir, ohne Schwächeanfälle einzelne Mahlzeiten auszulassen, und es tut mir unglaublich gut. Essen wurde viel weniger wichtig.

Man sollte beim Thema Ernährung die psychischen Aspekte auf keinen Fall unterschätzen. Diese Erfahrung war mir eine große Lehre. Eine Phase des Verzichts, der Askese kann ein altes Trauma wiederbeleben. Daher sollte man sich jemanden zur Begleitung suchen, der einem dann helfen kann.

Das kann vor allem dann ein Thema sein, wenn es im Familiensystem Hunger, Flucht oder Vertreibung gab.

Es gibt Menschen, die mit so vielen Geschwistern oder in so großer Armut aufgewachsen sind, dass sie ständig Hunger oder Angst vor Hunger hatten.

Meine Schwiegereltern zum Beispiel, die beide in ihrer Kindheit fliehen mussten, hatten mehrere Kühl- und Eisschränke. Und die waren auch immer gut gefüllt, vor allem mit Fleisch – proteinreiche Nahrung, die das Überleben sichert.

Wie andere Menschen die Goldpreise oder Aktienkurse im Blick haben, wusste meine Schwiegermutter tagesaktuell über die Fleischpreise Bescheid.

Auch meine Oma hatte immer größere Vorräte in ihrem großen Keller. Kochen, Einmachen und Essen waren extrem wichtig.

Wie war das in deiner Familie?

Wie Calcium fluoratum auch ist die Krätze-Nosode ein hervorragendes Mittel bei Angst vor Armut und Verlust. Wenn ich mir anschaue, wie viele Menschen heute Sorgen wegen finanzieller Themen haben, ob nun begründet oder nicht, denke ich, dass die Psora sehr aktiv ist und kollektiv nach Heilung sucht. Geld ist aktuell unser Spiegel für den Mangel an Halt, Liebe, Geborgenheit, Gemeinschaft, Mitgefühl.

Während ich dieses Kapitel überarbeite, habe ich große Probleme mit der Datensicherung. Ich bekomme Panik, werde unangemessen verzweifelt und hilflos. Ich realisiere eine große Angst vor Verlust, dem Verlust der Arbeit eines ganzen Jahres. Spüre ich tiefer, entdecke ich ein grundsätzlich vorhandenes, sehr schmerzhaftes Verlustgefühl. Diesem Gefühl Raum zu geben und herzhaftes Weinen hilft.

In welchen Bereichen hast du Angst vor Verlust? In Beziehungen, finanziell, um deinen Platz oder Wert?

Mit Psorinum können wir die Illusion des Mangels und der Getrenntheit durchschauen, wenn wir bereit sind, uns für etwas Größeres, das weit über uns hinausgeht, zu öffnen.

Auch hier ist uns die Natur wieder der große Lehrmeister. Jeder Frühling präsentiert uns den Neubeginn, das Wachstum, kräftiges Grün und die beginnende Fülle, weckt Hoffnung in uns und lässt die Lebensgeister erwachen. Jeder Sommer schenkt uns das Licht, das Blühen und die sich ausbreitende Fülle, jeder Herbst die große Ernte und auch das Loslassen. Ist es bei dir auch so, dass du dich nach jedem kalten, dunklen Winter, der die Psora immer wieder in uns aktiviert, wahnsinnig auf das Frühjahr freust? Und bist du jemals enttäuscht worden? Ist er jemals ausgeblieben?

Das große Potenzial von Psorinum ist die Fähigkeit, Leid auszuhalten, wie Hiob nicht aufzugeben, an den Hiobsbotschaften nicht zugrunde zu gehen, sondern alles als Lehre, Prüfung und Wachstumschance zu begreifen. Vertrauen in natürliche Zyklen und Herausforderungen ist gesunde Psora.

Prüfe dabei immer wieder, ob du in der Hingabe und Annahme bist oder in der Passivität und Resignation.

Die psorische Frau ist durchaus zu Leistung und vor allem spielerischer Kreativität fähig, wenn sie keinem Druck ausgesetzt ist und ihren eigenen Gesetzen und eigenem Rhythmus folgen kann. Dann wirkt sie eher aus dem Moment heraus und kann auch gut improvisieren.

Wird sie aber beobachtet oder gar geprüft, wird sie schnell ängstlich, starr und schwach. Sie friert geradezu ein. Calcium carbonicum, Silicea, Lycopodium oder Psorinum kommen dann infrage.

Es gibt Schüler, die sofort Schweißausbrüche bekommen, sobald der Lehrer hinter ihnen steht. Dann gelingt nichts mehr.

Konflikten, Konfrontationen und Wettbewerb geht die Psora aus dem Weg und überlässt das anderen.

Vor allem sollte sie selbst akzeptieren, dass sie nun mal kein wettbewerbsorientierter Leistungsmensch ist und sich nicht gut anpassen kann, sondern zu den kreativen Freigeistern gehört. Sie sollte sich ihre Nische suchen, wo sie nicht nur überlebt, sondern möglichst unbeobachtet und frei wirken kann.

Diese Nosode enthält das Geschenk, aus der Verzweiflung und dem Zweifel endgültig herauszutreten in ein neues Land, das noch gänzlich unbekannt ist.

Es ist eine unglaubliche, stille Befreiung.

Mein größtes Geschenk ist, dass ich mich nicht mehr hässlich fühlen, mich nicht mehr meiner Selbst schämen muss.

Psorinum hat viel mit Scham und Hässlichkeit zu tun.

Ich kann mich erinnern, dass ich als Kind einmal völlig verzweifelt weinend nach Hause gekommen bin. Meine Mutter wusste gar nicht, was los war. Was war geschehen? Der alljährliche Besuch des Schulfotografen hatte wieder böse Folgen gehabt. Ich war entsetzt und hatte es schwarz auf weiß beziehungsweis in Farbe: Ich war abgrundtief hässlich und habe mich wahnsinnig geschämt. Zu allem Überfluss hatte sich meine Klassenlehrerin auch noch in aller Öffentlichkeit über mein Foto lustig gemacht. Es war wirklich furchtbar. Aber das war eher ein Grund, den Fotografen und die Lehrerin zu verklagen, als sich zu schämen. Meine Mutter konnte mich nicht von dem Gegenteil überzeugen.

Ich war hässlich! Das hat mich immer wieder verfolgt und ich habe das noch Jahrzehnte mit mir herumgetragen.

Viele Frauen verbergen diese Angst vor Hässlichkeit hinter einer dicken Schicht aus Puder und Schminke. So wie es im Rokoko üblich war.

Du kannst dein Leben neu schreiben, ohne diese alte Hässlichkeit, den Mangel, die Minderwertigkeit oder das Leid.

Du kannst und darfst die Fülle, die Freude, die Schönheit und die

Leichtigkeit einladen.

Der Zeitpunkt ist Jetzt!

Zur Psora gehören außerdem:
Sulfur, Calcium carbonicum, Silicea, Graphites, Kalium carbonicum (viel Verantwortung und Pflichtgefühl), Lycopodium oder Magnesium carbonicum (das »Waisenkind«). Einige Homöopathen zählen auch Causticum dazu.

Es bietet sich an, zuerst mit Psorinum die Basisarbeit zu erledigen und dann eines der anderen Mittel als Folgemittel zu nehmen. Die wirken dann nämlich viel besser.

Alle diese Mittel haben eines gemeinsam: Wenn man sich Zeit und Bewusstheit für sie nimmt, erlauben sie Langsamkeit, inneren Frieden, Besinnung und eine unglaublich klare Präsenz, aus der heraus völlig neue Ideen und Impulse entstehen können.

Hinweise auf das Mittel:

Kälte
Schwäche
Reaktionsschwäche, langsame Körperreaktionen, Unterfunktionen
Kreislaufschwäche und Schwindel
funktionelle Störungen
träger Stoffwechsel
Verstopfung
Infektionskrankheiten
langsame, schwierige Genesung
Schweiß und Ermüdung bei der geringsten Anstrengung
langes Leid
Pessimismus, Verzweiflung
Verzweiflung an der Genesung
großer Leidensdruck
chronische, quälende Hautausschläge

unerträglicher Juckreiz, schlimmer in Bettwärme
Hungerintoleranz
Existenzangst
Mangel, Armut, Geiz
Läuse, Parasiten
Haare sind filzig, trocken, glanzlos, ohne Volumen

Heilungshilfen:
für Wärme in jeder Form sorgen: körperlich und durch ein liebevolles Umfeld
für Schönheit sorgen: im Haus, Garten, Kleiderschrank, Kultur und Kunst
liebevoller Umgang mit sich selbst
den Mangel fühlen und benennen
die Fülle einladen
für Struktur und Ordnung sorgen
Danken
Versöhnung
Ausgleich im Geben und Nehmen finden
Befreiung von Unterdrückung aller Art, den eigenen Weg und die eigene Art finden
Verbindung mit der Natur, dem Sternenhimmel, mit etwas Größerem
die Illusionen durchschauen

Heilungssätze:
Ich lasse das Elend jetzt hinter mir.
Ich gehe ab heute vom Mangel in die Fülle.
Fülle ist auch für mich.
Ich sorge gut für mich.
Ich darf genießen.
Das Glück ist auch für mich.
Ich entdecke meine Kreativität.

Ich darf mich vom Leid lösen.
Ich entdecke die Schönheit der Welt, in anderen und in mir.
Ich achte auf meine Bedürfnisse.
Ich sorge für meine Bedürfnisse.
Alles ist möglich.
Ich verbinde mich mit…(der Natur, Gott, Mutter Erde, dem Universum …)
Ich bin dankbar für …
Ich entdecke die Fülle.

Sulfur

Die rebellische, ausschweifende Kassandra

Potenzial: Die Zustimmung, die Versöhnung, die Schaffenslust

Substanz:
Schwefel

Auch Sulfur gehört zu den Mineralien. Es gehört zu den ganz großen, am meisten verschriebenen Mitteln in der Homöopathie.

Kassandra ist am Ziel. Der Schleier ist gelüftet.

Sulfur ist so etwas wie der krönende Abschluss eines guten, tiefen Heilungsprozesses, sozusagen die Kirsche auf der Sahne.

Es hilft uns noch ein Stückchen weiter, uns von der Meinung und Beobachtung der anderen freizumachen und noch mehr im Hier und Jetzt anzukommen.

Ich muss sagen, dass ich das Potenzial von Sulfur vorher gewaltig unterschätzt habe.

Sulfur ist im unerlösten Zustand besorgt um ihr Äußeres, hat Angst vor Hässlichkeit, Ekel, Gestank und Kritik.

Sie fühlt sich schmutzig, aussätzig, ungenügend, störend.

In den Repertorien heißt es »Wahnidee, sie ist in Schande«.

Für sie sind einerseits das Erscheinungsbild und der Besitz wichtig, aber auch die eigene Philosophie und Individualität.

Sie hat oft einen brillanten Geist, aber einen Mangel an Umsetzungskraft.

Sie hat unglaublich viele Ideen, die in abenteuerlicher Geschwindigkeit kommen und gehen. Wenn dann die Erdung und Ordnung fehlen, kann das für sie und andere sehr anstrengend sein.

Sulfur hat wie Lycopodium oder Calcium ein Gefühl von Minderwertigkeit und Mangel, aber etwas anderer Art. Sie fühlt sich vor allem nicht besonders genug, nicht schön genug. Gemeinsam ist allen das Gefühl von nicht genug Anerkennung, Liebe oder Verbindung. Allerdings ist dieses Erleben im Sulfur-Zustand nicht so quälend, nicht so existenzbedrohend wie zum Beispiel bei Lycopodium.

Sulfur hat nicht so viel Angst und hat auch nicht dieses Bedürfnis, sich zu verstecken. Sie ist eher besorgt, dass sie mit ihren ungewöhnlichen Ideen nicht verstanden wird, und in der Tat ist das auch häufig so. Sie wird dann eher reizbar, verzagend, träge oder depressiv als ängstlich.

Sie kann wie ein brodelnder Vulkan sein. Manchmal hält sie das zurück, manchmal flippt sie aus.

Der noch aktive Vulkan Kilauea auf Hawaii bedeutet bei den Hawaiianern »spucken« oder »viel verbreiten«. Dieses Eruptive passt zu Sulfur: Ideen und Geistesblitze schießen aus dem Nirvana ins Gehirn.

Bei mir zeigt sich das »Verbreiten« in der Wohnung: Überall liegen meine Bücher, in aller Schnelle gekritzelte Notizzettel und Unterlagen. Mein Mann beschwert sich dann zu Recht, dass ich zehn Schreibtische habe (inklusive Sofa, Bett, Fußboden) und er immer weniger Raum. Zum Glück hat er eher arsenische Gründlichkeit und Genügsamkeit und lycopodischen Humor.

Ab und zu räume ich auf, aber das hält nie lange, weil ja ständig neue Ideen und Impulse kommen.

Sulfur verbreitet auch gerne ihre geistigen Ergüsse, wenn ihr denn jemand zuhört, kann dabei aber auch unfreundlich, ungeduldig oder überheblich sein. Wenn andere ihr zu langsam oder ausschweifend erzählen, fällt es ihr selbst schwer, zuzuhören.

Ich war einmal auf Hawaii, auf Big Island, wo es noch aktive Vulkane gibt. Es gibt einen Krater, wo man sehen und riechen kann, wie der Schwefel aus der Erde tritt. Dieses Bild habe ich bei Sulfur immer vor Augen: Sicht- und riechbar kommt durch all die Schichten etwas aus der Tiefe.

Eine Sulfurgabe in homöopathischer Potenz kann so wie ein Vulkanausbruch für Körper und Seele sein, eine echte Katharsis.

Aber Vorsicht, es kann unangenehm werden und stinken! Es kommt nochmals an die Oberfläche, was bisher noch im Verborgenen lag. Die Sulfurarznei wirkt wie ein Katalysator.

Ist diese erste Unruhe überstanden, kann es endlich zur Klärung und Beruhigung kommen.

Und wie Pulsatilla hilft es uns, zuzustimmen: dem Leben, dem Jetzt, dem Dreck, aber auch den Möglichkeiten und Bedingungen. Mit dem Schwefel kann man die realistische Wirklichkeit wieder klar erkennen.

Was ist hier und jetzt ganz konkret möglich, was ist zu tun und was zu lassen?

Wer ist jetzt wichtig und wer nicht? Welcher Idee folge ich und wie?

Ich hatte einen sehr sulfurischen Moment bei der Goldenen Hochzeit meiner Eltern in der Kirche.

Es war alles sehr feierlich und der Pastor zählte auf, was meine Eltern in ihrem Leben so alles gemacht und erlebt hatten. Da wurde mir noch einmal sehr bewusst, was für eine starke Lebensleistung das war.

Und dann sagte er: »Eigentlich war da ja gar nicht viel Zeit für die Familie, aber ihr wart immer da!«

Und da war in meinem Herzen ein tiefes »Ja, genau so war es. Sie waren immer da.« Ich konnte dem total zustimmen, da war kein Mangel oder Bedauern, nur stille Zufriedenheit und Verständnis, ja sogar Stolz und Freude.

Und natürlich war ich in meinem Leben oft im Widerstand, im Trotz, auf der Suche, fand vieles ungerecht, widersinnig und schwer.

Wie alle anderen habe auch wir uns heftig gerieben, gekämpft, wir hatten Konflikte, Uneinigkeiten, Krisen, Sorgen und Ähnliches.

In einer großen Familie ist es unmöglich, dass alle zu ihrem Recht kommen, dass alle unterschiedlichen Bedürfnisse erfüllt werden.

Das ganze Leben ist ein großes Durcheinander und wir suchen immer wieder die Ordnung, das Licht, die Struktur, den Halt, die Liebe, Geborgenheit und Zugehörigkeit, aber eben auch unsere eigene Individualität und Persönlichkeitsstruktur. Dieser Konflikt ist immer da und nicht auflösbar, aber man kann versuchen, diese Aufgabe so gut es geht zu meistern.

Sulfur steht wie Sepia stark für die eigene Einzigartigkeit und kann uns auf diesem oft holprigen Weg sehr helfen. Wie Sepia hat Sulfur Schwierigkeiten, Dinge zu tun, zu denen sie keine Lust hat oder die sie für falsch oder überflüssig hält.

Ich erlebe Sulfur so, dass es bei der Versöhnung helfen kann, der Versöhnung mit dem eigenen Leben, mit dem Schicksal. Wir können dann sagen: Es darf gewesen sein!

Das ist in der Regel aber erst möglich, nachdem man sich durch den Schatten, die Wunden und Traumen durchgearbeitet hat. Es ist wie das Polieren eines Autos. Das macht nur Sinn, wenn du vorher gearbeitet hast: spülen, einseifen, schrubben, Unterbodenwäsche machen, trocknen. Dann erst kommt der Glanz. Und dann ist es auch nachhaltig. Wenn du nur an der Oberfläche herumpolierst, kommt der Dreck immer irgendwann wieder durch.

Ziel für Sulfur ist es, das Ego nicht mehr so wichtig zu nehmen, das kraftraubende Hadern einfach sein zu lassen, nachzugeben, nicht um des lieben Friedens willen, sondern in Momenten der Einsicht, Gnade oder Weisheit.

Akzeptanz ist etwas anderes als Resignation. Akzeptanz macht weit, gelassen und öffnet neue Türen. Resignation macht klein und ist eine Sackgasse. Echte Akzeptanz macht friedlich.

Vielleicht kommt es in diesem Prozess sogar zu ein paar Versöhnungstränen, die direkt aus dem Herzen kommen, so wie bei mir in der Kirche, als ich meinen Eltern bei der Zeremonie zusah und meinem ganzen Leben plötzlich zustimmen konnte.

Sulfur hat mir außerdem Raum und die Erlaubnis gegeben, mich selbst zu erkunden und mein eigenes Tempo zu finden: Wann stehe ich auf, wann und wie oft esse ich, wie viel ruhe, arbeite, bewege ich mich?

Obwohl ich langsamer und bedächtiger wurde, schaffte ich mehr, wurde ich wesentlicher und effektiver. Diese Phase fand ich unglaublich bereichernd und aufregend einerseits, schwierig andererseits, weil ich es gewohnt war, zu planen, zu regeln und To-do-Listen abzuarbeiten.

Dabei finden wir aber niemals uns selbst, unsere Bestimmung und unser Potenzial. Dafür braucht es ganz viel Raum, Offenheit und Neugierde. Wir haben viel zu viel im Kopf, wer oder wie wir sein müssen und was wir zu tun haben.

Und es tut gut, sich immer wieder abzuschotten: von Radio, Fernsehen, Zeitung, kurzum von anderen Meinungen, Behauptungen, Erfahrungen. Denn all das andere lenkt mich von mir selbst ab.

Mit Sulfur fühlte ich mich so nah an mir selbst, so »echt« und wirklich wie noch nie.

Selbstbewusstsein stellt sich auf natürliche Weise ein, wenn wir voll und ganz zu dem stehen, was wir sagen oder tun. Dazu müssen wir aber erst einmal herausfinden, wozu wir eigentlich stehen, was unsere Herzensanliegen und Leidenschaften sind, was uns ausmacht.

Sulfur ist wahrscheinlich der Archetyp der »uniqueness«, der Einzigartigkeit, und vielleicht auch des Rebells, irgendwie immer im Widerstand gegen das Ordinäre, das Übliche oder das Alltägliche.

Die Aussage »das haben wir immer schon so gemacht« ist für eine Sulfur-Persönlichkeit nicht nur sinnbefreit, sondern unerträglich.

Im ungesunden Zustand ist sie chaotisch, ausschweifend, oberflächlich, vergesslich und ungenau. Im gesunden ist sie achtsam, präsent und aus dieser Präsenz heraus unglaublich kreativ, meist im geistigen Sinne. Sie ist luftig und feurig.

Sulfur gehört eher zu den Philosophinnen, Dichterinnen und Denkerinnen und hat große Schwierigkeiten, sich unterzuordnen. Sie neigt zu Misstrauen und ist eher Einzelgängerin.

Hat man Sulfur im Team, sollte sie nicht für Teamwork, die Ablage oder die Buchhaltung zuständig sein, sondern eher für Brainstorming, Innovationen, Firmenfeiern und Öffentlichkeitsarbeit. Gesundes Sulfur liebt den Auftritt, ist also quasi das Gegenstück zum Selbstzweifel und daher für unser Thema so wichtig. Wenn es gelingt, diesen Anteil in uns zu spüren und zu erlösen und ganz viel Raum zu geben, kann das einen Befreiungsschlag sondergleichen auslösen.

Sulfur kann uns auch ein wunderbares Beispiel sein für Delegieren, Faulenzen, Konventionen brechen. Viele der Erschöpften und Perfektionisten könnten davon etwas gebrauchen.

Mein erstes Anzeichen von Sulfur-Heilung war die Erkenntnis, dass sich Dinge ganz oft von selbst regeln, wenn man erst mal drei Tage abwartet und darüber schläft und nicht gleich in hektischer Geschäftigkeit loslegt. Oft ist dann eine Frage oder ein Anliegen gar nicht mehr wichtig oder hat sich irgendwie anders geklärt.

Körperlich hat Sulfur hat einen starken Bezug zur Haut: Es zeigt sich an der Oberfläche, was innen war. Insofern sind Hautausschläge immer zu begrüßen. Diese sind meist juckend und/oder brennend.

Und sie konfrontieren die Sulfur-Persönlichkeit mit ihrer Besorgnis um ihr Aussehen. Gerade bei Frauen ist das meist mit einem großen Schamgefühl und Ablehnung gegen den eigenen Körper verbunden.

Es gibt Frauen, die in große Not geraten, sobald sie einen sichtbaren Pickel, Schweißflecken oder ein unrasiertes Härchen irgendwo haben. Das ist nicht gesund!

Mittlerweile ist sogar Schweiß verpönt: Es soll ja keiner sehen, wenn man schwitzt. Starke Unterdrückung von Schweiß sollte man tunlichst vermeiden. Wenn er stinkt, kann man etwas dagegen tun, ansonsten ist Schwitzen genauso wie Fieber sehr gesund!

Es ist eine Ausleitungsreaktion des Körpers und reguliert innere Hitze.

Eine Zeit lang hat Samuel Hahnemann jedem Patienten als erstes Sulfur gegeben, weil er überzeugt war, dass die sogenannte »Psora« (die Krätzekrankheit im Rokoko) die Ursache allen Übels war: Statt sich zu waschen, war es schick, Puder, Perücken und Parfums zu tragen, und es lebte die Unterdrückung und Ausschweifung gleichzeitig.

Hunger und mangelnde Hygiene auf der einen, Dekadenz, Laster und Orgien auf der anderen Seite der Gesellschaft.[124]

Sulfur ist neben der Nosode Psorinum das Hauptmittel für die Psora und Erkrankungen, die aus ihr hervorgegangen sind. Das sind vor allen Dingen Erkrankungen der Haut, der Atemorgane und des Verdauungssystems.

Auch aus der Traditionellen Chinesischen Medizin wissen wir: Haut, Lunge und Dickdarm gehören zusammen, und zwar zum Metallelement. Sie beeinflussen sich gegenseitig. Dazu gehören auf Gemütsebene der Kummer und der Selbstwert.

Mit oben genanntem Vorgehen wollte Hahnemann, dass sich der Körper zunächst von allen Folgen von Unterdrückungen und Parasiten befreit.

Und auch heute ist Sulfur noch ein großes, sehr häufig verordnetes Mittel, nicht nur zur Grundreinigung, das größte in der Homöopathie mit über 4000 Symptomen.

Hahnemann selbst soll eine Sulfur-Persönlichkeit gewesen sein und hat es auch selbst geprüft.

Interessant ist für uns noch die Stellung der Frau zu Hahnemanns Zeiten: An der Frau wurde nur das Schöne geschätzt, die Jugend und der Reiz. Sie wurde in Brust, Becken und Beine zerlegt. Ihre Brüste hießen »köstliche Zuckerballen der Lust« oder »wollüstige Hemisphären der Glückseligkeit.«[125]

Das nenne ich sprachliche Kreativität!

Die äußere Fassade war also wichtig, da hat sich dann ja in knapp 300 Jahren nicht so viel getan.

Auch ein gewisses sprachliches Niveau war erforderlich, um gehört zu werden.

»Wer hingegen etwas durchaus Bedeutendes zu sagen hatte, dabei jedoch den sprachlichen Anforderungen des ›bon ton‹ nicht entsprach, wurde völlig ignoriert.«[126]

Wer keine Aufmerksamkeit erregen konnte, war als Langweiler verpönt.

Auch das ist heute oft so: Es zählt nicht primär der Inhalt, sondern die Verpackung, Lautstärke und Show-Effekte.

Hinweise auf das Mittel:

Gestank, Körpergerüche
Brennen, Jucken
Hautausschläge, Ekzeme, Pickel
Verdauungsstörungen, Durchfall am Morgen
Gefühl der Wundheit

Rötung an Körperöffnungen
Besserung an frischer Luft wie bei Pulsatilla
Verlangen nach Alkohol und Süßigkeiten wie Lycopodium
heiße Füße, die nachts aus dem Bett gestreckt werden
»katzenähnlicher Schlaf«: sehr oberflächlicher Schlaf mit häufigem Erwachen; spricht, ruckt und zuckt im Schlaf, lebhafte Träume
Hitze und Schweiß
Schwäche, Ohnmacht
Verschlechterung und Schwäche um 11 Uhr
Läuse, Parasiten
Hämorrhoiden, Venenleiden
Magerkeit oder wohlgenährt
reizbar, mürrisch, depressiv, lebensüberdrüssig
Abneigung gegen Kontakte oder Beschäftigung
Neigung zur Hypochondrie

Heilungshilfen:
Ordnung schaffen
Disziplin und Fokus üben
sich um den Körper kümmern
gesunde, frische Ernährung
Ideen auch in die Tat umsetzen (feste Fristen setzen, schriftlich planen)
einen festen, eigenen Tagesrhythmus einführen
Kontakte zu anderen knüpfen und zulassen

Heilungssätze:
Ich stimme dem Leben und meinem Schicksal zu.
Es darf gewesen sein.
Ich übernehme jetzt Verantwortung für mich und mein Leben zu 100 Prozent.
Ich gehe jetzt in die Haltung von Dankbarkeit.

Ich danke für ...
Ich gebe Raum für meine einzigartige Persönlichkeit.
Ich bin neugierig und offen.

Noch schöner als Heilungssätze sind Heilungsfragen, weil sie so viel offenlassen.
Stelle sie dir und gib der Antwort Zeit. Sie darf von überall herkommen: aus dir selbst oder von außen, im Traum oder mitten im Alltag.
Die Antworten werden kommen, wenn du es ernst meinst, nach Stunden, Tagen oder Wochen.

Beispiele sind:
Was würde die Liebe jetzt tun?
Was würde die Weisheit sagen?
Was würde die Gelassenheit raten?
Was braucht es noch zur Zustimmung, zur Versöhnung, Erlösung, Zufriedenheit ...?
Wie kann ich noch mehr lieben?
Wie kann ich noch mehr zustimmen?
Was ist das Wesen von Schönheit?
Wie ist die natürliche Ordnung?
Auf welche Idee konzentriere ich mich und wie setze ich sie um?

Phosphorus

Phosphorus: Die überreizte Kassandra

Potenzial: Die Freude und das Strahlen

Substanz:
Phosphor, »Träger des Lichts«

Wir befinden uns im Mineralreich.

Die Leuchtkraft der Glühwürmchen, Quallen und winzigen Schalentiere verdanken sie ihrem hohen Phosphoranteil, sodass das Meer nachts leuchten kann wie ein Sternenhimmel.

Ich habe mich zunächst gewundert, dass Phosphor zu diesem Thema in mein Buch möchte.

Bei näherer Betrachtung ist es aber nur logisch. Erstens hat Phosphor auch mit vielen Ängsten zu tun, zweitens bringt es unglaubliches Potenzial mit, das oft als solches übersehen wird: Freude und Ausdruck!

Ohne Freude haben wir keinen Antrieb, keine Motivation und auch keinen Sinn.

Freude ist ein immens wichtiger Motor, macht uns lebendig und glücklich.

Freude kann der Kompass sein, nach dem wir uns richten, wo vorher Anspruch, Druck und Angst waren.

Ohne Ausdruck bleiben wir mit unserer Freude und unseren Gefühlen allein und dann wird selbst Freude nüchtern und fad.

Phosphor ist das Strahlen. Das Strahlen des Herzens, das seinen Ausdruck in großen, offenen Augen findet.

Phosphor möchte begeistern und begeistert werden.

Phosphor weiß um den Diamanten, der in ihrem Herzen wohnt und sie ist betrübt bis verzweifelt, wenn sie das mit niemandem teilen kann.

Ein Diamant möchte bewundert werden. Ohne die Bewunderung des Betrachters ist ein Diamant sinnlos. Phosphor spürt das und möchte ihren Diamanten leuchten lassen; für die anderen, nicht für sich selbst. Es ist ihre Lebensaufgabe.

Wenn jemand ein Herz zum Schmelzen bringen kann und eine große Begabung für Ausdruck hat, ist das Phosphor.

Dabei geht es nicht um Egoismus, um Können oder Leistung, es geht um das Sein, die Freude, das Mitteilen. Sie ist wie Causticum oder Pulsatilla sehr mitfühlend. Sie möchte trösten, aufheitern, fröhlich und in Kontakt sein.

Die Gefahr dabei ist, dass sie nicht auf ihre Substanz achtet und zu schnell ihre Ressourcen verbrennt.

Dass sie resigniert, wenn sie niemanden findet, mit dem sie ihre Begeisterung für etwas teilen kann.

Außerdem hat sie Schwierigkeiten mit der Abgrenzung, alles erreicht sie. Die Sinne sind überaktiv.

So wie Silicea eine natürliche Sensibilität und Überreizbarkeit hat, geschieht das bei Phosphor eigentlich nur, wenn sie ihre Grenzen und Ressourcen nicht beachtet.

Dann ist sie schnell überreizt und erschöpft.

Sie ist sehr fantasievoll und kreativ. Sie kann sich alles erträumen und mit ihrer Leidenschaft auch vieles verwirklichen.

Sie muss aber darauf achten, Illusion von Intuition zu unterscheiden. Sie verliert sich manchmal in ihren lebhaften Ideen und Träumen. Dann vergisst sie die Erdung und die lebensnotwendigen Bedürfnisse und Aktivitäten wie essen oder schlafen.

Da hat sie eine große Ähnlichkeit mit Sulfur, wobei ich finde, dass Phosphor viel emotionaler ist. Sie agiert direkt aus dem Herzen, zuweilen wie ein Kind.

Ihrem Charme kann man sich kaum entziehen.

Sie wird gelegentlich als naiv beschrieben.

Allerdings wird dieser Begriff heute schnell gebraucht, vor allem von frustrierten Zynikern, die ihre Träume schon längst zu Grabe getragen haben und nie Kontakt zu ihrem Inneren Kind hatten.

Sulfur ist philosophischer und mehr auf der intellektuellen Ebene, Phosphor ist leidenschaftlicher und verspielter.

Phosphor möchte sich unbedingt verbinden, möchte Kontakt.

Sie hat große Neugierde, möchte alles durchdringen und möglichst viel erleben. Sie ist in sich ruhelos und auf der Suche nach Glück und Leben, Heimat und Beziehung, Kontakt und Kommunikation.

»Der Prozess der Identifikation mit dem Intellekt vollzieht sich beim Phosphor-Menschen nur teilweise und unvollständig. Phosphor neigt dazu, die Welt wie ein kleines Kind zu erleben. Die sinnlichen Stimuli sind für Phosphor lebendiger und direkter, weil sie nicht im selben Ausmaß wie bei anderen Menschen durch den Verstand gefiltert werden ... Ein schöner Sonnenuntergang kann Phosphor in Entzücken versetzen, wie nur wenige andere Sterbliche es je erleben.«[127]

Ich sehe das eher als Potenzial denn als Problem in einer Welt, die sowieso schon vom Verstand dominiert wird. Uns entgeht durch diese Filterung durch den Verstand so viel!

Unsere Sinne nehmen vieles der Welt gar nicht wahr. Im Vergleich zu einem Hund zum Beispiel riechen wir nur einen Bruchteil. Wir sehen und hören vieles nicht, was aber da ist. Unsere Sinne sind einerseits unterentwickelt, andererseits überfordert von der ständigen Präsenz von Licht, Geräusch und visuellem Angebot.

Phosphorus ist für all diese Reize sehr empfänglich. Oft hat sie dazu ein starkes Innenleben und mediale Fähigkeiten.

Aber auch sie hat Angst vor Versagen. Sie kann Angst vor ihrem starken Ausdruck und Strahlen haben, je nachdem, wie ihre Erfahrungen damit sind.

Im schlimmsten Fall hat sie dann sogar Angst, angesprochen zu werden.

Dann ist ihr Hals oder ihre Sprache blockiert und es kann zu Halsschmerzen, Heiserkeit oder Sprachstörungen kommen. Ihre Lunge und die Atemwege sind ihre Achillesferse, hier erkrankt sie häufig oder heftig. Dann wird sie zur Ruhe oder Stille gezwungen.

Aufgrund ihrer Dünnhäutigkeit hat sie sowieso einen Hang zu Ängsten und Vorahnungen, vor allem im Dunkeln und wenn sie allein ist.

Aber mit ihrer Begeisterungsfähigkeit und Leidenschaft vergisst sie auch schnell, was um sie herum passiert. Das ist ihre große Fähigkeit: Dass das, was sie so entzündet, größer ist als jede Angst und jeder Zweifel. Das können wir von ihr lernen. Dass es mehr darum geht, was wir in unserem Gegenüber entfachen können, als um das, was wir tun oder sagen.

Mit Phosphor können wir über Fehler hinwegsehen, weil sie so lächerlich sind im Vergleich zu einer tiefen Erkenntnis, einer großartigen Sinneserfahrung oder bereichernden Begegnung.

Welche Bedeutung hat schon ein persönliches Misslingen, wenn dieser glorreiche Sonnenuntergang, ein spielendes Kind oder strahlende Augen größte Glücksgefühle zu erzeugen vermögen? Phosphor reitet auf der Welle und genießt es in vollen Zügen.

Sie genießt es so lange, bis sie abstürzt. Dann ist sie im Drama, aber es hält nie lange an. Die nächste Welle kommt bestimmt.

Phosphor ist ein luftiges Mittel, ein wenig »außer Konkurrenz«, so anders als all die anderen. Phosphor wird oft als Engel beschrieben, ein engelhaftes Wesen aus einer anderen Welt.

Es gehört zu den sogenannten tuberkulinen Mitteln, zum Erbe der

Tuberkulose. Daher ist es ein so fantastisches Mittel bei Lungenentzündung, Atemnot, Blutungen und sämtlichen Problemen mit den Atemwegen und der Stimme, eben den Ausdrucksorganen. Zum richtigen Zeitpunkt gegeben, wirkt es unglaublich schnell!

Wie die Psora hat die Tuberkulinie eine unglaubliche Schaffenskraft, aber mit einer stärkeren Dynamik und auch gelegentlichen Abstürzen in die Einsamkeit, Erschöpfung oder Depression.

In der »tuberkulinen Zeit« (Stichworte Revolution, Bürgertum und Industriezeitalter) gab es unglaublich viel Forschung und Fortschritt, Erfindungen, neue Technik und Reisemöglichkeiten, Emanzipation und Aufklärung.

Die Monarchien brachen auf, die Stellung der Frau wechselte von der »Sklavin zur Genossin«. Wir erinnern uns an die Schlagworte der französischen Revolution: Freiheit, Gleichheit, Brüderlichkeit.

Die geheilte Tuberkulinie ist für mich das Tor zur Freiheit, zur Freude und zum Glück. Es ist die Vermählung mit sich selbst, das Ankommen in der fühlbaren Erkenntnis: »Auf dich habe ich so gewartet, nach dir hatte ich Sehnsucht! Nun ist es gut!«

Eine Patientin formuliert das so: »Ich weiß es genau, ich spüre das ganz deutlich, dass da noch ganz viel Großartiges in mir auf mich wartet und ich freue mich so darauf.«

Ähnlichkeit:
Arsenicum album (Ängste, Atembeschwerden, Unruhe), Tuberkulinum (Lunge, Atemwege, Temperament), Calcium phosphoricum

Zeichen für Phosphor:

Probleme an Lunge oder Atemwegen
Darmprobleme aller Art
Hautbeschwerden
Blutungen
Schwäche

Kreislaufprobleme
brennende Schmerzen
überaktiver Stoffwechsel
Haarausfall
nervöses Herz
Fernweh
Sehnsucht
Verlangen zu reisen
Leidenschaft und Begeisterung
Ausbreitungsdrang
Liebeskummer
Pubertäts- und Wachstumsbeschwerden
Verlangen nach Freiheit
Verlangen nach Alkohol und Stimulantien
Verlangen nach kalten Getränken, vor allem Cola
Ängste: vor dem Alleinsein, im Dunkeln
Schreckhaftigkeit
Angst vor Gewitter

Heilsätze:

Heimat ist in mir.
Ich erlaube mir Ruhe.
Ich gönne meinem Körper Ruhe.
Ich schone meine Ressourcen.
Ich schütze mich vor zu vielen Eindrücken und Reizen.
Ich darf mich abgrenzen.
Die wichtigste Beziehung ist die zu mir selbst.
Ich bleibe bei mir.
Ich bleibe geerdet.
Ich strahle für mich und andere.

Mit Phosphors Freude und Begeisterungsfähigkeit schließe ich diesen »Hauptgang« homöopathischer Arzneien, bevor ich noch ein kleines, aber feines Dessert mit den Rosengewächsen serviere.

Ich überlasse die Schlussworte über Phosphor dem verzweifelten und grandiosen Schiller mit ein paar Zeilen aus seiner Ode »An die Freude«, die von Beethoven vertont wurde:[128]

1. Strophe: (1. Fassung)
Freude schöner Götterfunken,
Tochter aus Elysium,
Wir betreten feuertrunken
Himmlische, dein Heiligtum.
Deine Zauber binden wieder,
Was der Mode Schwert geteilt;
Bettler werden Fürstenbrüder,
Wo dein sanfter Flügel weilt.

Chor:
Seid umschlungen, Millionen!
Diesen Kuss der ganzen Welt!
Brüder – überm Sternenzelt
Muss ein lieber Vater wohnen.

4. Strophe
Freude heißt die starke Feder
In der ewigen Natur.
Freude, Freude treibt die Räder
In der großen Weltenuhr.
Blumen lockt sie aus den Keimen,
Sonnen aus dem Firmament,
Sphären rollt sie in den Räumen,
Die des Sehers Rohr nicht kennt.

Letzte, in der 2. Fassung gestrichene, Strophe[129]

Rettung von Tyrannenketten,
Großmut auch dem Bösewicht,
Hoffnung auf den Sterbebetten,
Gnade auf dem Hochgericht!
Auch die Toten sollen leben!
Brüder trinkt und stimmet ein,
Allen Sündern soll vergeben,
Und die Hölle nicht mehr sein.

Rosengewächse

Die Rosengewächse: Kassandra hat ein verletztes Herz

Potenzial: Furchtlose, aufrechte Liebe

Weil sie heimisch sind und alle wunderschön und zum Thema passend, möchte ich noch die Rosengewächse (Rosaceae) erwähnen.

Allgemein geht es bei den Rosengewächsen um Liebe, Selbstliebe, Selbstschutz und Beziehungen. Sie wirken auf das Herz und alle »Herzensangelegenheiten«.

Das Herz ist unsere wichtigste Führerin. Sie hilft uns bei der Versöhnung und Versöhnlichkeit, Großzügigkeit und Nachsichtigkeit mit uns selbst.

Dieses kraftvolle Organ ist ein rhythmischer, lebenswichtiger Impulsgeber. Es ist der Wechsel von Anspannung und Entspannung sowie Auswurf und Aufnahme von Blut, der für das Herz charakteristisch ist.

Hier wohnt die Leidenschaft und Begeisterung. Und auch der gespeicherte Schmerz. Die meisten Menschen haben starke Schutzmauern darum herum gebaut.

Die gilt es, vorsichtig eine nach der anderen einzureißen oder abzubauen und durch natürliche Stärke und Vertrauen zu ersetzen.

Dabei ist es sehr wahrscheinlich, dass der gespeicherte Schmerz noch einmal spürbar wird, aber die Rosengewächse helfen, ihn auszuhalten, zu heilen und im persönlichen Wachstum weiter voranzuschreiten.

Auf körperlicher Ebene finden wir stechende Schmerzen.

Weißdorn – Crataegus

Es ist gerade Frühling, wo ich das schreibe, und ich habe das Gefühl, der Weißdorn blüht so kräftig wie noch nie, als ob Schnee auf den Bäumen läge. Und wir haben viel davon hier oben.

Er sieht zart aus und gleichzeitig so unglaublich kraftvoll. Mit den Dornen weiß er sich zu schützen. Das Weiß erinnert an die Weisheit und Güte eines alten Mannes oder einer alten Frau. Und so ist das Herz ja auch. Es vermittelt, dass alles sein darf: kraftvolles Schlagen, Ausruhen, Aufnehmen; Lebendigkeit und Stille, Eindruck und Ausdruck. Es sind zwei Pole, die es gilt, im Ausgleich zu behalten, mal ist das eine stärker, mal der andere.

Körperlich wirkt Crataegus auf das Herz kräftigend, ausgleichend auf den Blutdruck und Pulsschlag und beruhigend auf das Nervensystem. Das gesamte Herzkreislaufsystem profitiert vom Weißdorn.

Er ermutigt aber auch zum Loslassen. Innere Widerstände können erkannt und entlassen werden, was sich nicht nur positiv auf das Gemüt und die Vitalität, sondern auch auf den Gefäßwiderstand auswirkt.

Es kommt wieder in Fluss, was gestaut war.

Roger und Hildegard Kalbermatten formulieren das Wesen und die Heilkraft von Crataegus wunderbar:[130]
»Der Weißdorn zeigt uns, dass viele Entwicklungen im Leben nicht geradlinig verlaufen; sie werden immer wieder behindert und nehmen einen anderen als den geplanten Weg. Die Entwicklung der Lebensumstände durchkreuzt die Lebenspläne. Es kommt zu Situationen, die keine kurzfristig ersichtlichen Resultate zeigen. Wenn wir die Stauung annehmen und uns der führenden Intelligenz überlassen, wird Wachstum an seelischer Qualität möglich. Die Verzögerungsmomente im Fluss des Lebens, die äußerlichen Stagnationen sind Voraussetzung für das Entstehen neuer Impulse, die unser Leben auf eine höhere Stufe führen […] Erst wenn wir den

äußerlichen Stillstand nicht durch Willensanstrengung und forcierte Kurskorrekturen zu durchbrechen versuchen, können sich neue Impulse entwickeln.

Wenn wir die Besinnung in der Stille, zu der uns der Stau führen will, annehmen und sogar suchen, entwickeln sich im Herzen Impulse, die uns zu einer höheren seelischen Qualität des Lebens führen. Dann öffnen wir uns für die weise Führung durch das Herz.«

Schöner und treffender kann man das gar nicht formulieren!

Gerade Menschen mit einem starken Willen oder Kontrollbedürfnis werden von solchen Situationen immer wieder heimgesucht und können von dieser Sichtweise ungemein profitieren. Das Annehmen der jeweiligen Situation und das Loslassen des Wollens, letztendlich Hingabe, wie sie uns auch Pulsatilla lehrt, sind für mich die zentralen Schlüssel zu innerem Frieden.

Bei Amati Holle[131] heißt es:
»Bemühen bis zur geistigen und körperlichen Erschöpfung. Fühlen sich unbeachtet oder übergangen. Empörung.«

Diese Art der Empörung kennen wir auch von Staphisagria, dem Rittersporn. Nur geht diese eher in Deckung und in die Unterdrückung als dass sie sich in irgendeiner Weise bemühen würde.

Dieses Bemühen gilt es zu erkennen, damit sich keine Erschöpfungszustände einstellen. Bemühe ich mich für mich und für eine Sache – eine Herzensangelegenheit – oder gilt das Bemühen der Anerkennung und Beachtung durch andere?

Dies ist eine wichtige Frage, die wir uns immer wieder stellen sollten, um auf dem Weg der Zufriedenheit, Gesundheit, Vitalität und Erfüllung zu bleiben.

Apfelbaum – Malus domestica

Was denkst und fühlst du, wenn du einen blühenden Apfelbaum siehst?

Bei mir entsteht das Gefühl von Heimat.

Und die satten, farbenfrohen Früchte im Herbst geben mir das Gefühl von Freude, Ernte, Fülle und Belohnung.

Und genau darum geht es auch bei diesem Gewächs: um Heimweh und Heimat, Zugehörigkeit, Großzügigkeit, Sehnsucht nach Vollkommenheit.

Dieses Mittel wird in der Homöopathie kaum genutzt, aber man kann sich auf vielerlei Arten mit dem Wesen einer Pflanze verbinden: durch Betrachten und Berühren, Pflegen und Hegen, Räuchern von Blüten, Blättern oder Rinde, Verzehrung der Früchte oder eines Tees aus den Blättern oder der Apfelschale.

Es ist unsere wichtigste Frucht in Mitteleuropa, weil sie uns mit so vielen Vitaminen versorgt und wir sie lange lagern können. Sie reguliert außerdem die Verdauung.

Wohl jeder kennt den Spruch »An apple a day keeps the doctor away.«

Der Apfelbaum ist der »Baum des Lebens und der Erkenntnis«.

Einerseits gilt der Apfel seit Evas Sündenfall als Symbol der Verführung und Vertreibung aus dem Paradies und damit auch als Symbol für sämtliche menschliche Schwächen schlechthin.

Andererseits ist er auch ein Zeichen von Kraft, Fruchtbarkeit, Weiblichkeit, Weisheit und Macht.

Eine der erfolgreichsten Firmen der Welt hat ihn als Logo erkoren.

Heckenrose – Rosa canina

Rosa canina passt sehr zu unserem Thema: Die Hunds- oder Heckenrose hat natürlich nicht den glorreichen Ruf der Rose, die als die edelste und schönste gilt. Und so haben wir hier auch das Thema »strebt nach Höherem, Bedürfnis nach Liebe und Anerkennung, Gefühl von Minderwertigkeit und Hässlichkeit, Unterordnung, Versagensängste, Anpassungszwang«.[132]

Für mich symbolisiert auch sie Heimat und Geborgenheit sowie eine Art »Wildheit«: Sie wächst, wo sie will. Sie hat in der Natur einen klaren Platz und eine klare Aufgabe: Natürliche Schönheit, kostbare Früchte und Schutz.

Damaszenerrose – Rosa damascena

Dies ist meine absolute Lieblingsrose. Ihr Rosa steht für das Herzchakra, unser Energiezentrum des Herzens, der Lunge, der Arme und Schultern.

Sie ist wunderschön, zart und schenkt eine große Blütenfülle.

Sie hat eine sehr anziehende Ausstrahlung.

Sie ist ein Sinnbild für Schönheit, Liebe und Vollkommenheit.

Bei ihr geht es um Trost, Selbstliebe, Würdigung der Weiblichkeit, alte Grenzverletzung, verletzte Gefühle, liebevolle Selbstachtung.

Sie duftet fantastisch und gilt als schönheitsfördernd und das ist der Grund, warum sie in so vielen Hautpflege- und Kosmetikprodukten Verwendung findet. Sie pflegt und schützt nicht nur die Haut, sondern auch unsere Zartheit. Sie bringt die innere Schönheit hervor.

Mit über 400 Einzelsubstanzen gehört das Öl zu den komplexesten ätherischen Ölen überhaupt.

Sie heilt Verletzungen des Herzens und spendet Trost und Geborgenheit. Sie erinnert mich an eine tröstende Oma, auf deren Schoß die Welt in Ordnung ist. Wenn nichts mehr hilft und alles untröstlich erscheint, hat sie schon so manches Mal für Erleichterung und Hoffnung gesorgt.

Sie findet Verwendung in der Sterbebegleitung und bei der Geburt. Sie beruhigt, nimmt Ängste und unterstützt schwierige Prozesse.

Die getrockneten Blätter finden wir in vielen Räuchermischungen.

Sie wird sogar in der Küche als Besonderheit gezielt eingesetzt: im Lassi, Marzipan, Gewürzmischungen, Kuchen, Marmeladen oder Getränken.

Sie gilt als die Königin der Blumen und wurde vom Naturheilverein Theophrastus zur Heilpflanze des Jahres 2013 gekürt:

»So wirkt sie entzündungshemmend, krampflösend, fiebersenkend und wird [...] für ihre Anti-Aging-Eigenschaften geschätzt. Das ätherische Öl [...] hebt die Stimmung, lindert nervöse Herzbeschwerden und harmonisiert die Nerven [...] verdient für ihre charismatische Ausstrahlung gewürdigt zu werden.«[133]

Hinweise auf die Rosengewächse:

unerfüllter Kinderwunsch
unglückliche Liebe
»gebrochenes Herz«, Herzschmerz (meist sehr alt)
stechende Schmerzen
Herz-Kreislauf-Beschwerden
Heimweh
Heimatlosigkeit

Heilungshilfen:

Vergebungsarbeit
Tagebuch schreiben

Biografiearbeit (Gudrun Burkhard: »Das Leben in die Hand nehmen«, freies Geistesleben)
Ahnenforschung
Atemtherapie
Brustkorb-Öffnung durch Dehnung oder Yoga
Meditation
Herz-Kreislauf-Training
die innere Stimme beachten
Einreibungen mit Körper-Rosenöl
Aromatherapie mit ätherischem Rosenöl
Lavendelöl ist eine tolle Ergänzung

Heilungssätze:
Ich bin bereit zu vergeben.
Ich öffne mein Herz.
Ich ehre meine Verletzungen.
Es darf gewesen sein.
Ich vertraue der Liebe.
Ich vertraue dem Fluss des Lebens.
Ich traue der Stimme meines Herzens.
Ich lausche nach innen.
Ich entscheide mich für Mitgefühl.
Ich darf mich schützen. Ich weiß mich zu schützen.
Ich lasse Heilung zu. Ich öffne mich für Heilung.
Ich verzeihe mir selbst. Ich bin gütig mit mir.
Ich heile, indem ich fühle.

Übersicht über die Mittel und ihre Themen

»Wer bin ich – und wenn ja, wie viele?«[134]

Kassandra ist eine multiple Persönlichkeit. Sie weiß um ihre Einzigartigkeit und Vielfältigkeit.

Sie nutzt das als Potenzial. Daher kann es vorkommen, dass sie vermeintlich mit sich selbst spricht.

Bei mir stellt sich das so dar: Mein Sulfur- und Staphisagria-Anteil wollen auf die Bühne, wollen den Auftritt und die Darstellung. Mein Phosphor will begeistern, mitreißen, strahlen.

Wir sind doch mindestens eine zweite Gayle Tufts oder Ina Müller.

Was die können, können wir doch auch.

Dann sagt Lycopodium sofort: Aber dafür sind wir nicht gut genug. Das könnte peinlich werden.

Sepia sagt dann kämpferisch: Klar können wir das. Und wir können das auch alleine. Causticum mischt sich ein: »Und was soll das zur Rettung der Welt beitragen?«

Pulsatilla möchte dann Frieden und Liebe in die Gruppe bringen, was ihr aber nicht gelingt. Darüber lachen die anderen sich kaputt und sie zieht sich verunsichert zurück.

Sulfur liefert Tausende Ideen, die Causticum erschöpfen. Apis ignoriert das und fängt gewohnheitsmäßig fleißig und geschäftig mit der Umsetzung an, lässt sich aber immer wieder von Lycopodiums Zweifel ausbremsen, was Sepia auf die Palme bringt. Sie wird zickig und fragt Natrium um Rat, weil die immer so zuverlässig und treu ist. Und die sagt dann still und leise: »Wie wäre es, wenn wir mal mit einem Buch anfangen? Kommen wir dabei nicht alle zu unserem Recht? Wäre das nicht erfüllend?« Sie hat das schon lange gedacht, aber an sie hat keiner bisher gedacht. Sie ist irgendwie untergegangen.

Pulsatilla bekommt Tränen in die Augen vor Rührung und nimmt alle in ihr Herz und so machen wir das dann auch!

Kennst du solche »Inneren Theaterstücke«? Eigentlich herrlich unterhaltsam und doch zum Verzweifeln, wenn wir den Ausweg nicht finden. Es hilft schon mal, sich dessen bewusst zu werden und dann jede ausreden zu lassen. Denn meist haben wir einige überwältigende Stimmen und andere, die gar nicht gehört werden, wie im echten Leben.

Am besten, du schreibst einmal alle deine unterschiedlichen Stimmen und Persönlichkeiten auf oder machst eine Aufstellung dazu. Dazu eignen sich Puppen, Playmobil-Figuren oder vielleicht hast du noch deine Schlümpfe-Sammlung? Vielleicht kannst du dann über dich selbst lachen.

Ich habe dir hier eine Übersicht über die Themen und Kompetenzen der einzelnen Mittelbilder zusammengestellt:

Sepia: verletzt, Würde, Kränkung, Weiblichkeit und Männlichkeit, Freiheit, Respekt, Selbstbestimmung, »die Kriegerin« oder »Amazone«, Kampf (oft gegen etwas oder jemanden)

Carcinosinum: tiefe Wertlosigkeit, gar nicht richtig da/bei sich, großes Potenzial, künstlerisch, opfert sich, Unterdrückung, Verzweiflung, große Zurückgezogenheit, Bescheidenheit

Causticum: Gerechtigkeit, tiefe Schuldgefühle, großes Verantwortungsbewusstsein, sehr beim anderen, Helfersyndrom, Erschöpfung, Kummer, Loyalität, kämpfen für etwas

Lycopodium: Minderwertigkeit, Angst, »nicht genug«, Selbstwert, Unter- und Überlegenheit, gedanklich in der Zukunft/bei Bevorstehendem, Prüfungsangst, Scham, Arroganz, Autoritäten, Kontrolle, verstecken, vergleichen, Ehrgeiz, Analyse, Cleverness, Tatkraft

Staphisagria: Verletzlichkeit, Empfindsamkeit, Kränkung, Kummer, Moral, Einschränkung, Wut und Zorn (gegen sich selbst), Präsenz, Darstellung, Kreativität, Dynamik, »Innerer Bühnenstar«

Arsenicum album: Angst, Verunsicherung, Zwänge, Kontrolle, Perfektionismus, Wurzeln, Gründlichkeit

Natrium muriaticum: auf der Suche nach Liebe, in der Vergangenheit hängend, Trauer/Schmerz, tief verletzt, allein, verschlossen, Opfer, Leid, Perfektionismus, Leistung, Zuverlässigkeit, Treue, das Bewahren

Pulsatilla: Hingabe, Bestimmung, Emotionen, Verunsicherung, Verwirrung, Wechselhaftigkeit, Schüchternheit, Weiblichkeit, Mutter, Rhythmus, Erdung, Präsenz, Liebe, Beziehung, Verbindung, Harmonie

Apis: Sehnsucht, Verlassenheit, Verlust, Fleiß, Königin oder Arbeiterin, der Platz, Heimat, Struktur, Witwe

Psorinum: Wurzel des Mangels und der Minderwertigkeit, Elend, Verzweiflung, Scham, Hässlichkeit, Leid, Kälte, Isolation, Schwäche, Erbsünde, Pessimismus, Vernachlässigung, Armut, Abstieg, Angst, Passivität, Schmutz, Urübel, Underdog, Selbstverachtung, Unauffälligkeit, Bescheidenheit, Orientierungslosigkeit, Trennung, Befreiung aus der Unterdrückung, aus- und durchhalten

Sulfur: Chaos, Unordnung, Erscheinungsbild, Einzigartigkeit, Besonderheit, Versöhnung, Zustimmung, Präsenz, Schaffenskraft, Rebellion, Ausschweifung

Calcium carbonicum: kindliche Seele, kindliches Trauma, Unselbstständigkeit, Überforderung, Angst, Langsamkeit, Beständigkeit, Schwäche, Überarbeitung, Durchhaltevermögen, »Arbeiterin«, Zuverlässigkeit

Calcium fluoratum: Existenzangst, Balance zwischen Flexibilität und Stabilität, »Biss«

Calcium phosphoricum: »Clown«, Entertainerin, Pubertät, ewiges Kind, Fernweh, Heimatlosigkeit, Unentschlossenheit, Erwartungsspannung, Geschlechtsidentität, Wachstum

Silicea: Brüchigkeit, Zartheit, Empfindsamkeit, Empfindlichkeit der Sinne, Klarheit, Reinheit, Starre

Lac leontis: Bedürftigkeit, Hunger, der Platz und Schutz in einer Gemeinschaft, Mut, Nährung, das Rudel, Gemeinschaft, Macht, Dominanz, Selbstbewusstsein, spielen, erobern

Phosphorus: Licht und Liebe, brennen, ausbrennen, Angst, Freude, Begeisterung, Leidenschaft, Strahlen, Sinne, Träume, Visionen

Rosengewächse: Liebe, Schutz, Herz, Beziehungen, Heilung von Verletzungen, Schönheit, Besonderheit, Heimat

Prüfungsangst und Notfallsituationen

Kassandra in Not

Kassandra kann in Not geraten. Das Leben schlägt immer mal wieder mit voller Wucht zu. Darauf sollte sie vorbereitet sein.

Daher habe ich dir eine Übersicht für Notfallsituationen oder alte, immer wieder getriggerte Traumen erstellt.

Diese Mittel haben sich sehr bewährt bei Schock, Schreck, Ohnmacht und Panik.

Man kann sie alleine wählen oder in Kombination zu einem Hauptmittel.

Bei diesen Akutmitteln reicht oft eine Gabe.

Schockmittel:

Aconitum: Panikgefühle, Ohnmacht, Herzrasen, Atemnot, Engegefühle, Ruhelosigkeit, Todesangst.
Die Angst sitzt in der Brust.

Arnica: Die Verletzungsarznei schlechthin, sowohl für den Körper wie auch für die Seele, Schmerz und Verletzung zulassen können, Schutz durch Robustheit.
Wirkt besonders gut bei Weichteilverletzungen und »Zerschlagenheitsgefühlen«.

Opium: Starr vor Schreck, gelähmt vor Angst, Schmerzlosigkeit/Betäubung, Schock.

(bis D 6 rezeptpflichtig)

»Der Schock, in seinem Ausdruck gelähmt zu sein, das erste Stadium des Trauerprozesses, wird von Opium gelöst und in Bewegung gebracht … Furcht, dass ein Vorkommnis die persönliche Grenze überschreitet – die Grenze, innerhalb derer ein Geschehen noch zu ertragen ist.«[135]

Hypericum: das »Arnica der Nerven«, Verlassenheitsgefühl, Schuldgefühl, Erschütterung, Nerven- oder Hirnverletzung, Dunkelheit der Seele, Verletzlichkeit, das Leben und das Glück nicht nehmen können.

Magnesium carbonicum: Schock, Schläge, seelische Belastungen, Sorgen, sehr schreckhaft und empfindlich, nervliche Erschöpfung, Störungen im Verdauungstrakt, Kämpfen um Respekt, auf der Suche nach dem Glück und dem Licht, Wahnidee, alles alleine schaffen zu müssen, Konfliktunfähigkeit, Mangel an Selbstvertrauen, »das Waisenkind«

Angst, Prüfungsangst, Stress:

Arsenicum album: Angst mit Schwäche, Kreislaufproblemen, Übelkeit, Schweißausbrüchen, Erbrechen, Durchfall, fühlt sich hundeelend, es zieht ihr den Boden unter den Füßen weg, diffuse Angst.

Körperlich zeigt sich häufig eine Schwäche im Nierenblasenbereich oder im Rücken.

Argentum nitricum: Erwartungsangst mit Aufregung und Durchfall, Prüfungsangst, Angst, zu spät zu kommen.

Die körperliche Manifestation ist typischerweise der Darm.

Magnesium phosphoricum: Krämpfe, Nervosität, Schlafstörungen, Erfolgszwang und Missionseifer, macht sich sehr viel Sorgen um ihren Wert, müde, schwach, erschöpft.

Zincum metallicum: Angst vor Prüfungen, vor Kritik, dem Scheitern oder Fallen, hohe intellektuelle Leistungsbereitschaft und Anspruch, übertreiben, müdes Gehirn durch Überarbeitung, »Restless legs«, Ticks, Ruhelosigkeit.

Hier sitzt die Anspannung und der Leistungsdruck in den Muskeln fest, was sich in der Regel in Zuckungen, Zittern und Zappeln äußert, Krämpfe in Fußsohlen oder Zehen.

Gelsemium: Erwartungsangst und Lampenfieber mit Benommenheit, Schwäche, Schwindel, Herz-Kreislauf-Beschwerden.

Lycopodium: Basismittel bei Versagensangst mit Bauchschmerzen, Gefühle von »nicht genug«. Lycopodium stärkt die Mitte und die Leber und damit die Fähigkeit zu kreativen Lösungen.

Nux vomica: das Stressmittel par excellence. Wenn Hektik oder eine große Menge an Aufgaben oder Verantwortung auf den Verdauungstrakt oder das Nervensystem schlagen: Schlaflosigkeit, Ohrgeräusche, Neigung zu Stimulanzien wie Kaffee oder Zigaretten, schlechte Ernährung, Fast Food, Verdauungsbeschwerden in Magen oder Darm (Übelkeit, Sodbrennen, Durchfall, Verstopfung), keine Pausen, viel »Feuer-Energie« und viel »Ego«.

Schüßlersalz Nr. 7 und 10 sind eine tolle Ergänzung.

Stehst du vor einer Prüfung oder großen Herausforderung, nimm dein Mittel dann, sobald du Bedarf danach hast.
Das kann schon eine Woche oder auch erst ein Tag vorher sein.

Übersicht über einige Bachblüten:

Rescue-Tropfen nach Dr. Bach: jede Notfallsituation
Star of Bethlehem: Trauma, Schock
Aspen: diffuse Ängste
Rock Rose: Panik
Larch: Mangel an Selbstbewusstsein, Mutlosigkeit, Bescheidenheit
Mimulus: konkrete Ängste
Wild Rose: Mangel an Vertrauen und Hingabe

Biochemie nach Dr. Schüßler

Mineralstoffe clever eingesetzt

Kassandra braucht Kraft und Stärke und einen gesunden, vitalen und widerstandsfähigen Organismus.

Durch ihre Ernährung und viele andere kleine Tricks kann sie dafür sorgen, dass sie gar nicht erst in einen Mangel kommt.

Schüßlersalze haben einen völlig anderen Wirkmechanismus als die homöopathischen Arzneien und werden nach anderen Kriterien ausgesucht.

Diese Mineralstoffe in homöopathischer Verdünnung geben Körper und Geist Struktur und Energie und den Zellen Nahrung für alle wichtigen Stoffwechselvorgänge.

Sie helfen bei der Entgiftung und Ausleitung (vor allem die »Sulfuricums«), beim Transport von Stoffen (die »Chloratums«) oder sind Energieträger wie die Phosphorsalze.

Hier ist eine Übersicht über die Mineralstoffe, die vor allem das Nervensystem stabilisieren, die Lebenskraft oder den Schlaf verbessern und insgesamt für Balance sorgen.

Gerade das Gehirn und die Nerven haben einen gewaltigen Energie- und Mineralstoffbedarf.

Man erkennt den Bedarf an körperlichen Symptomen oder Zeichen wie Infektanfälligkeit, Müdigkeit, Krämpfe, Schmerzen, Falten oder Warzen sowie an vermehrtem Verlangen nach Süßem, Salzigen oder Stimulantien.[136]

Eine gute Dosierung ist 3-mal täglich 2 je Sorte, in akuten Fällen auch häufiger.

Bekannt ist die »Heiße Sieben« für die Nerven: 10 Tabletten Nr. 7 in heißem Wasser auflösen und wie einen Tee trinken.

Du kannst alle Salze lutschen, in heißem oder kalten Wasser auflösen.

Ich gebe sie zum Beispiel auch in eine Wasserflasche, wenn ich zum Sport gehe, eine Fahrradtour mache oder mich einen ganzen Tag konzentrieren muss.

Du kannst durchaus 3 oder 4 verschiedene miteinander kombinieren. Das macht sogar Sinn und du behältst trotzdem den Überblick.

Nr. 2: Calcium phosphoricum: D 6

Dieses Salz schätze ich vor allem als Mittel zur Regeneration und Rehabilitation, zum Aufbau von Kräften. Es eignet sich für Wachstumsphasen, bei viel Kontakt, Erschöpfung durch Lernen, bei Langeweile, Unzufriedenheit, Ruhe- oder Heimatlosigkeit.

Siehe auch das Calcium-Kapitel.

Nr. 3: Ferrum phosphoricum: D 12

Hier geht es um Widerstandsfähigkeit, Tatkraft, das Immunsystem, die Durchblutung, Sauerstoffversorgung, Kämpfen und Durchhalten, Eingrenzung, Zwang, Loyalitätskonflikte.

Wir haben die Verbindung des tatkräftigen Eisens mit der Belebung, Leidenschaft und Durchdringung von Phosphor. Es lässt »frischen Wind« durch dich ziehen und verbessert die allgemeine Vitalität.

Sorge für Bewegung an der frischen Luft und tiefes Atmen.

Nr. 5: Kalium phosphoricum: D 6

Eifer, hohe geistige Tätigkeit, Leistungsdruck, Pflichtgefühl zu lernen und zu studieren: Es ist DAS Mittel für Schülerinnen und Studentinnen, Müdigkeit, geistige oder emotionale Erschöpfung.

Kalium phosphoricum wirkt auf das Hirn, das Herz und die Muskeln, ist also hervorragendes Futter für unsere innere »Superwoman«.

Es wirkt superschnell.

Zeichen: Eingefallene Schläfen, Müdigkeit, Konzentrationsprobleme, Antriebslosigkeit.

Nr. 7: Magnesium phosphoricum: D 6

Hinweise für ein Defizit sind: Trauer, Erschöpfung, Erregung, Harmoniebedürftigkeit, Schlaflosigkeit, Schlafstörungen, Schmerzen, Krämpfe, Mangel an Licht und Glück, »Leuchtkraft«, innerem Strahlen.

Wirkt besonders gut in heißem Wasser aufgelöst.

Nr. 8: Natrium chloratum D 6

Hier geht es um den Salz- und Wasserhaushalt. Nichts darf im Körper zu trocken oder zu wässrig sein. Die Gelenke müssen gut »geschmiert« sein. Alles muss fließen können: das Blut, die Lymphe, aber auch die Gedanken und Gefühle.

Wasser ist neben Sauerstoff die Grundlage allen Lebens.

Fühlst du dich gestaut, überschwemmt oder ausgetrocknet, sorge für genug Wasser und Bewegung und versorge dich mit diesem Funktionssalz.

Nr. 10: Natrium sulfuricum: D 6

Bei Leberbelastung durch Ernährungsfehler, Überlastung, Bewegungsmangel, Verdauungsstörungen.

Es entgiftet Körper und Seele, entlastet den Leberstau und ist damit wichtig für die Kreativität und um Altes loszulassen.

Sieh auch das Natrium-Kapitel.

Nr. 11: Silicea D 12

»Gereizte Nerven«: Die Kieselsäure gibt Struktur und Flexibilität gleichzeitig. Für den Geist und das Gemüt heißt das, seinen eigenen Standpunkt einzunehmen, ihn vertreten zu können, aber auch offen zu bleiben für andere oder neue Perspektiven. Silicea wirkt stabilisierend auf ein übererregbares Nervensystem. Es gibt Halt und unterstützt außerdem die Entsäuerung auf allen Ebenen.

Nr. 21: Zincum D 6
Zincum hilft bei Verkrampfungen und dem Bedürfnis nach Kontrolle.

Es unterstützt das Immunsystem und damit auch die eigene Wehrhaftigkeit.

Zink hat einen starken Bezug zum Nervensystem, daher kann ein Mangel zu Schlafstörungen, Müdigkeit, Konzentrationsschwierigkeiten, Ruhelosigkeit oder Depressionen führen.

Typisch sind Krämpfe in den Zehen/Füßen oder Kribbeln in den Beinen und Füßen.

Buchempfehlungen:

Kellenberger, Kopsche: Mineralstoffe nach Dr. Schüssler, AT Verlag, 10. Auflage 2001, Aarau/Schweiz
Für Anfängerinnen

Rosina Sonnenschmidt: Die Schüssler-Therapie mit 36 Mineralsalzen, Narayana Verlag, 1. Auflage 2011, Kandern
Für Fortgeschrittene

Margit Müller-Frahling: Schüssler-Salze für Körper, Geist und Seele, Lingen Verlag, 2016, Köln
Für Anfängerinnen

Vitamine

Vitamine und Licht

Kassandra achtet auf ihre Ernährung. Sie wählt sorgsam aus, woher die Lebensmittel kommen. Sie weiß, dass nur abwechslungsreiche Speisen von guter Qualität auch die nötigen Inhaltsstoffe enthalten.

Interessant für das Thema Selbstbewusstsein ist, was der erfahrene Heilpraktiker Lothar Ursinus in seinem tollen Buch »Mein Blut sagt mir [...] Labor ganzheitlich«[137] über Eisen, Vitamin D und die B-Vitamine schreibt.

Es gibt diese Vitamine übrigens auch homöopathisch!

Dieses Buch ist eine wahre Fundgrube für Zusammenhänge zwischen Körper, Geist und Seele.

Grundsätzlich benötigen wir die B-Vitamine bei Neigung zu Rückzug und Depression. Für unser Thema wichtig sind:

Vitamin B 12: Cobalamin

Auf körperlicher Ebene haben Menschen mit einem Mangel überwiegend alte und verbrauchte Körperzellen. Ihnen fehlt Dynamik und Frische.

»Es gibt einen Mangel an Erneuerung. Menschen mit einem Mangel neigen zu Fantasien, die sie allerdings nicht in die Tat umsetzen. Hier finden wir die ›man müsste mal‹-Menschen, die zwar Ideen haben, diese aber nicht verwirklichen. Sie tun sich schwer damit, ihre Ansichten zu ›erneuern‹. Das zeigt sich durch Starrheit im Denken.«[138]

Gute Lieferanten sind Sanddorn, Kohl, Fleisch, Fisch, Eier, Milch, Milchprodukte.

Bei einem starken Mangel kann die Ärztin oder Apothekerin dir eine Möglichkeit der kurweisen Ergänzung empfehlen. Am effektivsten sind Injektionen.

Ein Mangel kann durch eine Darmstörung entstehen, unausgewogene Ernährung oder schlechte Lebensmittelqualität.

Biologischer Anbau und Viehzucht haben mehrere Vorteile: Der Nährstoffgehalt der Nahrungsmittel ist höher, die Belastung durch Schadstoffe geringer, die Wertschätzung für die Natur und alle Erzeuger ist höher und damit deine eigene auch.

Auf der Webseite vom NABU kannst du herausfinden, welche biologischen Gütesiegel empfehlenswert sind. Da gibt es nämlich große Unterschiede.

Es gibt sogar eine App dafür: »NABU Siegel-Check«.

Ein guter Fischer kann dir erklären, woran du gesunden Fisch erkennst und wo der Fisch herkommt.

Vitamin B 1: Thiamin:

Dieses Vitamin benötigen wir für gute Laune, eine positive Lebenseinstellung, Ausdauer und Lebenslust.

Nahrungsquellen sind Weizenkeime, Sonnenblumenkerne, Bierhefe, Bohnen, Haferflocken, grüne Erbsen.

B 2: Riboflavin:

Benötigen wir für eine gute Eisenaufnahme und -transport (siehe Eisen).

Analog betrachtet brauchen wir es für die Kommunikation und den Austausch mit anderen.

B 3: Niacin:
Merk- und Konzentrationsfähigkeit, körperliche Ausdauer, Reparatur und Schutz.

B 5: Pantothensäure
Innere Stärke, Standfestigkeit, die Fähigkeit, sich selbst treu zu bleiben.

Innereien, Joghurt, Hülsenfrüchte, Avocados und Pilze sind die Lieferanten.

B 6: Pyridoxin
Dieses Vitamin stärkt Nerven- und Abwehrkräfte und hat Einfluss auf das Hormonsystem.

Es ist für unser Thema ebenso wichtig wie B12, mit einem anderen Schwerpunkt.

Bei einem Mangel finden wir Folgendes:

»Der Mensch macht sich klein, lebt nicht sein wahres, ihm mitgegebenes Potenzial. Die innere Schönheit und Wertigkeit kommt im Außen nicht zum Erscheinen. Es fehlt an Selbstbewusstsein und Selbstvertrauen.«[139]

Essen sollten wir dann Kohl, Feldsalat, Keimlinge, Hülsenfrüchte, Putenbrust, Rinderfilet, Lachs, Hering, Makrele, Käse.

B 7: Biotin
Vitalität und Klarheit. »Biotin stärkt den inneren Glanz, der im Außen sichtbar wird.«[140]

Lieferanten sind Nüsse, Haferflocken, Spinat, ungeschälter Reis, Hefe, Eigelb, Nieren, Leber.

B 9: Folsäure
Entsprechung siehe unter B12.

Grünes Blattgemüse, Spargel, Kohl, Erbsen, Sojabohnen, Eigelb, Leber.

Rohkost oder schonende Zubereitung. Lagerung der Lebensmittel so kurz wie möglich.

Eisen:
Von den Anthroposophen wissen wir, dass Eisen den Marskräften in uns zugeordnet ist. Hierbei handelt es sich um Tatkraft, Willensstärke, Durchsetzungsvermögen und Widerstandsfähigkeit. Eisen stärkt nicht nur das Immunsystem, sondern auch die Wehrhaftigkeit insgesamt.

Vitamin D: Calciferol und Licht
Vitamin D ist ein Partner von Calcium. Sie gehen Hand in Hand. Hast du hier einen Mangel, lies dir auf jeden Fall das Calcium-Kapitel durch. Es ist auch nicht wirklich ein Vitamin, sondern ein Hormon.

Es wird vom Körper selbst produziert und braucht dafür die Sonne.

Die echte Sonne ist nicht ersetzbar. Wir haben davon nicht zu wenig, wie immer behauptet wird, die meisten gehen nur definitiv zu wenig raus.

Wolken hindern unseren Körper nicht daran, Vitamin D zu produzieren.

Aber Sonnenbrillen, Hut und Kleidung verhindern eine optimale Aufnahme.

Außerdem werden wir dazu angeleitet, uns im Sommer eine dicke Schicht »Sonnenschutzcreme« aufzutragen, am liebsten LSF 30–50, und dann wundern wir uns über den grassierenden Vitamin-D-Mangel.

Ich bringe meinem Körper schrittweise wieder bei, das Sonnenlicht zu verwerten, indem ich den Lichtschutzfaktor immer weiter reduziere und dann ganz darauf verzichte, mich viel im Schatten aufhalte und im Frühjahr langsam an die Sonne gewöhne. Und das funktioniert, obwohl ich blond, blass und blauäugig bin …

Ich nutze Öle, die einen natürlichen Sonnenschutz bieten: Sesamöl, Jojobaöl, Kokosöl, Hanföl, Arganöl, Mandelöl, Lavendelöl, Sheabutter oder eine Mischung aus mehreren Ölen.

Wenn ich weiß, dass ich den ganzen Tag am oder auf dem Meer verbringe, kommt die Sonnencreme mit, aber im Alltag braucht man sie nicht.

Für unser körperliches und psychisches Wohlbefinden ist das gesamte Spektrum des Lichts wichtig. Es wirkt über die Augen auf den Hypothalamus und die Hypophyse im Gehirn. Diese sorgen für eine gute Balance im Nerven- und Hormonsystem und für gute Laune.

Die Epiphyse oder Zirbeldrüse ist ebenfalls lichtabhängig und produziert Melatonin. Dieses Hormon beruhigt und sorgt für einen gesunden Schlaf-Wachrhythmus. Wahrscheinlich wären viele Schlafstörungen schon behoben, wenn die Betroffenen sich mehr im natürlichen Licht aufhalten würden.

An Tagen, an denen ich draußen bin, in der Natur, an der frischen Luft und im Tageslicht, geht es mir zu 80 Prozent besser.

Wie ist das bei dir? Achte einmal darauf.

Die Epiphyse wird gerade sehr erforscht. Man vermutet, dass sie stark im Zusammenhang steht mit der Fähigkeit, nach innen zu gehen, sich mit der inneren Weisheit zu verbinden und Träume und Visionen zu entwickeln.

Bei einem Mangel an Vitamin D fehlt es an »Struktur im Leben, an klaren Gedanken, Zielen und Ausrichtungen. Zu weich, zu instabil, zu wenig des eigenen Selbst im Handeln und im Sein.«[141]

Ich denke, hier finden wir häufig die Ursache für den weit verbreiteten Mangel. Wir werden heute durch die Informationsflut so verunsichert und überladen, dass es den meisten sehr schwerfällt, bei sich zu bleiben. Viele jagen von A nach B, erfüllen die Erwartungen von C und brauchen dann Vitamin D. Sie versuchen, nichts zu verpassen. Dabei verlieren sie sich selbst oder ihre Ziele aus den Augen.

Wichtig für die Ausnutzung und Umwandlung der Energiequelle Sonnenlicht ist außerdem Magnesium. Cirka 300 Enzyme sind auf Magnesium angewiesen. Es ist zentral beteiligt an der Energiegewinnung, dem Stoffwechsel, dem Nervensystem und dem Abwehrsystem.

Nahrungsquellen sollten Gemüse mit hohem Chlorophyll-Gehalt sein, also alles, was grün ist und aus der Natur kommt (keine grünen Gummibärchen!), außerdem Nüsse, Vollkorn und Hülsenfrüchte.

Du kannst die Fähigkeit, Sonnenlicht zu verwerten, mit den Schüßlersalzen 3, 6, 7 und 8 unterstützen.

Und dann steht dem nichts mehr im Wege, dass du selbst im Licht stehst und strahlst.

Dann brauchst du dein Licht nicht mehr unter den Scheffel zu stellen, weil du dein eigenes Leuchten und die Reaktionen darauf aushalten kannst.

Wer es nicht aushalten kann, kann sich ja eine Sonnenbrille aufziehen.

Weitere Blutwerte, die zu einem Mangel an Selbstvertrauen passen, sind eine niedrige Lipase (ein Enzym der Bauchspeicheldrüse) oder erniedrigtes MCV (Aussage über die Größe der roten Blutkörperchen, die ja das so wichtige Eisen transportieren).

Über die Wichtigkeit der Leber bezüglich der Tatkraft habe ich ja schon an verschiedenen Stellen berichtet.

Teil vier
Zu guter Letzt

Zusammenfassung für dich: Neun Schlüssel zum Erfolg

»Der größte Fehler bei Frauen ist ihr Mangel an Größenwahn.«
Autorin unbekannt

1. Gehe unbeirrbar davon aus, dass du jetzt schon genug bist, wunderbar unperfekt, aber vollkommen. Es gibt bestimmt viel zu heilen und zu lernen, aber nichts an deinem Sein zu verbessern. So wie du jetzt bist, hat das Leben dich gewollt. Sonst wärst du nicht so. Schreibe es jetzt auf!

   Das bin ich:

2. Betrachte Fehler ganz neu. Nie lernst du so gut wie durch Fehler. Mache viele davon und lerne daraus. Probiere und experimentiere neugierig und spielerisch wie ein Kind.
   Eigene Erfahrungen stärken massiv deine Kompetenz.

   Aus diesen Fehlern habe ich am meisten gelernt:

3. Verlasse bewusst den Zustand des Mangels. Begib dich gedanklich in die Fülle und handle aus dieser Fülle heraus. Frage dich dazu nicht mehr, was du brauchst, sondern was du zu geben hast. Was kannst du gut? Was machst du gerne? Wofür wirst du

von deinen Freunden geschätzt? Da liegt dein Wert. Das sind nicht unbedingt die Werte, die die Gesellschaft vorgibt.

Meine Stärken und Leidenschaften sind:

4. Vertraue darauf, dass zu dir kommt, was zu dir gehört (Glück, Freunde, Erfolg), sobald du dich traust, ganz du zu sein: unverstellt, authentisch, verletzlich, mit Schwächen, Ängsten und Bedürfnissen. Nichts ist attraktiver als das. Damit ziehst du magisch Gleichgesinnte an und ermutigst andere, ebenfalls wahrhaftig zu sein.

   Wenn ich mich trauen würde, wäre ich so:

5. Überprüfe regelmäßig deine Werte und Glaubenssätze, ob sie noch zu dir passen. Sie verändern sich im Laufe des Lebens. Ohne Werte läufst du orientierungs- und haltlos durch das Leben. Lasse dich dazu durch Bücher oder im Internet inspirieren.
   Meine wichtigsten 5–10 Werte sind momentan:
   (Beispiele: Gerechtigkeit, Dankbarkeit, Freude, Miteinander, Erfolg, Toleranz, Freiheit)

   Ein zu heilender Glaubenssatz von mir ist:
   (Beispiel: Ich bin nicht gut genug.)

   Ich wandle ihn um in:
   (Beispiel: Ich erfreue mich an meinem Sein und lerne gerne dazu.)

6. Achte auf dein Umfeld: Mit wem umgibst du dich? Fühlst du dich wohl? Wirst du respektiert, geschätzt, so wie du bist, oder musst du Erwartungen erfüllen? Fühlst du dich frei und entspannt bei deinen Mitmenschen? Habe den Mut, hier Veränderungen einzuleiten, wenn nötig. Suche dir echte Unterstützer*innen!

   Meine 5 wichtigsten Menschen sind:

   Mit ihnen fühle ich mich:

   Wer und was mir nicht mehr guttut:

7. Fange an, deinen Heilungs- und Wachstumsprozess an sich zu genießen. Lass dir Zeit damit!
   Diesen Rat hätte ich gerne vor 20 Jahren bekommen! Ich hatte immer irgendwie Angst, dass ich nicht genug Zeit habe, zu langsam bin, und habe meine Ziele gejagt. Wie schade!!
   Das ist so, als wenn man einen Berg besteigt und immer nur auf die Uhr und den Gipfel schaut. Dabei bekommt man von der wunderbaren Landschaft und den Menschen und Tieren auf dem Weg dorthin nichts mit.
   Programmiere dein persönliches Navigationssystem mit deinen Werten, Wünschen und Träumen und dann gib dich hin und lass dich führen. Das Leben ist deutlich weniger anstrengend und macht einfach mehr Spaß, wenn du Ziele hast, die Ergebnisse dann aber aus den Augen verlierst, um den Weg an sich zu genießen.

   An meinem Prozess genieße ich:

8. Gewöhne dir an, auch kleine Erfolge zu feiern und dich zu loben. Ich mache das jeden Abend, gedanklich oder schriftlich. Versuche, jeden Abend, etwas zu finden, was du gut gemacht, überlebt, ausgehalten oder kreiert hast.

   Heute bin ich stolz auf mich, weil:

   Ich bin dankbar für:

9. Verschiebe deinen Fokus grundsätzlich auf das Positive, das Schöne, das Potenzial, ohne dabei die Konflikte oder Herausforderungen zu verleugnen.
   Wenn du dieses Buch liest, bist du es gewohnt, auf das Gegenteil zu achten.
   Es darf beides sein, Licht und Schatten, aber ab sofort bist du mit deiner Achtsamkeit mehr beim Positiven, du bist in der Energie der Zuversicht.

   Heute habe ich dieses erlebt, gesehen, gelernt, erfahren:

Schlusswort

Das unterschätzte Geschenk

Ich glaube, dass die Zeiten von Druck, Anstrengung, Konkurrenz und Leistungsdenken vorbei sind.

Damit erreicht man heute keine Ziele mehr. Es ist viel zu anstrengend und die Ergebnisse sind meist unbefriedigend.

Zumindest funktioniert es für mich und viele andere nicht mehr.

Ich will es nicht mehr. Ich will es sanfter, schöner, freundlicher.

Das Leben verlangt von uns heute etwas anderes. Die Menschen brauchen etwas anderes: Wertschätzung, Miteinander, Zu- und Hinwendung, Unterstützung, Nachsicht, Vertrauen, Ehrlichkeit und Offenheit.

Sie sehnen sich danach und dieses Sehnen wird sich durchsetzen.

Und wir sehen auch an allen Ecken und Enden, dass unsere Systeme nicht mehr funktionieren: die Arbeitswelt, das Schul- und Bildungssystem, das Gesundheitssystem, ja unser gesamtes Wertesystem gehört gehörig auf den Kopf gestellt![142]

Es ist mein tiefster Wunsch, dass die Menschen die Homöopathie und die Chance darin wirklich verstehen, weil sie es verdient hat, gewürdigt zu werden, und weil diese Welt echte Heilung braucht.

Es geht nicht darum, Symptome auf sanfte Art ohne Nebenwirkungen »wegzumachen«.

Das funktioniert so nicht und ist viel zu klein gedacht.

Es geht um ein Verständnis für sich selbst und die Welt, es geht um Mut und Kraft zur Selbstheilung, Wandlung und Entfaltung.

Für mich ist die Homöopathie ein Weg der Selbsterkenntnis.

Mithilfe der Arznei und einer erweiterten Wahrnehmung und Bewusstwerdung kann ich Anteile von mir erlösen, heilen, verwandeln, sodass das Symptom gar nicht mehr nötig ist.

Durch sie bin ich in der Heilkunde zur reinen Beobachterin geworden und habe den Angstweg größtenteils verlassen.

Ich weiß jetzt, wo und wie ich den nächsten Schritt setzen muss. Ich weiß um die Vielzahl der Möglichkeiten. Ich habe das Elend der Psora in der Tiefe verstanden und werde das hinter mir lassen. Ich werde mein Licht nicht mehr unter einen Scheffel stellen, sondern auf einen Leuchter. Und ich werde mich für mich, mein Licht und Potenzial nicht mehr schämen.

Und ich möchte dich ermutigen, es mir nachzutun.

Die Homöopathie kann dir dabei helfen.

Betrachten wir die Homöopathie als das, was sie ist: ein kostbares, unterschätztes Geschenk.

Möge sie irgendwann die Anerkennung bekommen, die ihr gebührt.

Dafür kämpfe ich.

Dank

»Erfolg heißt: Leidenschaft, Durchhaltevermögen und gute Arbeit treffen auf Gelegenheiten.«

Das Schreiben dieses Buches war nicht mein mutigster Akt zur Erlösung dieses Themas, obwohl ich mich damit sehr »nackt« gemacht habe.

Mutig waren die 20 Jahre davor, die zu diesem Buch geführt haben.

Die Fragen, die ich mir selbst zugemutet habe, die Reisen in meinen Schatten, die Gefühle und Bedürfnisse, die ich erforscht und durchlebt habe.

Eines kann ich heute sagen: Durch die intensive Auseinandersetzung mit dem Zweifel hat er an Macht verloren.

Der Zweifel an mir und meinem Sinn.

Der Zweifel, ob ich gut genug bin, ob ich der Liebe würdig bin, ob ich Fülle, Glück und Freiheit verdient habe.

Der Zweifel, ob es irgendwo einen Platz für mich gibt.

Ich gehe jetzt mit dem Leben mit.

Ich gehe dahin, wohin mich das Leben haben will.

Und sei es noch so absurd oder ungewöhnlich.

Es fühlt sich einfach zu gut an.

Und das Schreiben selbst hat noch so viel aus der Tiefe zutage gefördert, so viel geheilt, bewegt und viele kleine und große Schleier entfernt.

Es hat mir Momente des Flows, des Versunkenseins und des Glücks geschenkt, aber auch der Wut und der Trauer.

Es scheint meine Form des Ausdrucks zu sein.

Der Anfang war spontan, flüssig, leicht. Dann fühlte es sich eine Zeit lang wie Arbeit an und dann habe ich begriffen: Es ist ein Prozess, dem ich mich hingeben muss oder darf und der mich führt und nicht umgekehrt.

Das Buch wurde immer persönlicher und dennoch oder deswegen fühlte es sich immer richtiger und selbstverständlicher an.

Immer klarer wurde mir die enge Verflechtung zwischen meiner persönlichen Biografie, meinem Ahnensystem und diesem kollektiven Wissen aus der Geschichte und wie meine Wut und mein Widerstand entstanden sind.

Manchmal war ich nach einem Kapitel so erschöpft, dass ich erst einmal eine Pause brauchte, um all das Gefühlte und Verstandene zu verarbeiten.

Ich habe während des Schreibens tiefes Mitgefühl für mich selbst entwickelt, für das kleine Mädchen in mir. Erst jetzt weiß ich wirklich, was das bedeutet. Unendlich viele Tränen habe ich vergossen und mich dadurch selbst ein großes Stück geheilt.

Die Kleine und ich sind jetzt dicke Freundinnen, unsere Heldin ist Pippi Langstrumpf.

Ich würde heute sagen, dass das Entscheidende in meinem Heilungs- und Entwicklungsprozess war, das Menschliche zu mir zu nehmen, die Möglichkeit des Scheiterns, des Versagens, die Schwächen, den Schatten, die Verletzlichkeit und Bedürftigkeit, die Angst.

Ich habe mir die Erlaubnis gegeben, mich auszuprobieren, mich zu dehnen, Fehler zu machen und mich zu blamieren.

Ich habe den Begriff der Schuld untersucht und beschlossen, dass es in diesem Zusammenhang keine Schuld gibt. Wir tun immer unser Bestes, was zu dem jeweiligen Zeitpunkt möglich ist.

Es geht vielmehr um Verantwortung als um Schuld: Erkennen, wo wir Verantwortung tragen und wo nicht. Loslassen, was uns nichts angeht, immer wieder verzeihen, wo wir nur können, vor allem uns selbst.

Das Wort Schuld macht uns klein, ängstlich und schamhaft, Verantwortung führt uns in unsere Kraft und Stärke. Da geht es lang!

Und wenn wir das alles uns selbst und anderen Menschen auch zugestehen, und wenn wir in einer Welt leben könnten, in der wir wissen, dass wir das dürfen: lernen, versagen, Fehler machen, nicht weiterwissen und schwach sein, wow! Was für eine andere Welt ist das!

Lasst uns die Masken und Schleier abnehmen, mit offenem Visier spielen, mit mehr Leichtigkeit und Lebensfreude.

Denn das ist das, was die meisten Menschen sich wünschen, wenn ich nach ihrem größten Wunsch frage.

Wie viel freier und fröhlicher könnten wir leben, wie viel mehr könnten wir leisten ohne diesen Druck, mit so einer Gnädigkeit in uns.

Ich selbst habe mir dieses Geschenk schon gemacht und ich darf immer noch täglich an diesem Bewusstsein arbeiten.

Manchmal geht es urplötzlich verloren, manchmal bin ich doch wieder streng, überwältigt, verbissen, verletzt, irritiert oder schockiert.

Aber es wird leichter, klarer und schöner und es gehört alles zum Leben dazu: Krankheit, Krise, Zerstörung, Tod, Aufwachen, Wachsen, Neubeginn, Entfaltung, Ekstase.

Kurz vor Ende des Buches habe ich im Übermut die ersten Kapitel an eine Freundin geschickt, meiner besten Freundin!

Ihr Feedback bestand aus drei positiven Aspekten und einem negativen.

Was meinst du, woran ich mich festgebissen habe?

Da war er wieder, der Zweifel, der Druck und auch die Erwartung.

Je näher ich dem Ende kam, habe ich mich damit beschäftigt, dass es ja nun bald jemand lesen muss.

Kurz hatte ich mich und die Freude verloren, hatte keine Lust und keine Leichtigkeit mehr. Ich bin nochmals tief eingetaucht in dieses Gefühl des »nicht genug«, bis mir klar wurde, dass es ja gerade darum in diesem Buch geht und ich das doch gar nicht mehr bin. Ich bin wieder schnell herausgekommen aus diesem Schlamassel und in der Folgezeit haben mich wieder viele Menschen nach dem Fortkommen meines Buches gefragt, was mich dann wieder sehr motiviert hat, weiterzumachen.

Eines nachts oder morgens wachte ich auf mit dem Gedanken »Claudia, gib doch deine Macht nicht ab! Du entscheidest, ob dein Manuskript ein Buch wird oder nicht. Nur du, niemand sonst!« Eine große Klarheit begleitete diesen Gedanken.

Ich danke zutiefst allen Menschen, die mich auf diesem Weg unterstützt haben, meinen Patient*innen, die mir vertrauen und mich wertschätzen und mit denen ich zusammen lernen und wachsen darf, meinen »Fans«, Zuhörer*innen und Leser*innen, meinen vielen brillanten Lehrer*innen und allen Autor*innen, die mir mit ihren Büchern so viel Mut, Inspiration, Hoffnung und Erkenntnis geschenkt haben. Bitte alle weiterschreiben!

Ich danke meinen Eltern und Schwestern für das Üben im »Reiben« und Kämpfen, Lieben und Lachen, Streiten und Verzeihen.

Vor allem möchte ich meinem Mann Michael danken. Du hast so unendlich viel Geduld mit mir, glaubst an mich und unterstützt mich immer. Du bist ein Mann, der bedingungslos lieben kann und mit so erstaunlich wenig zufrieden ist, der mich nach all den gemeinsamen Jahren immer wieder provoziert, herausfordert, erstaunt und überrascht. Der mein Chaos, das ich im Computer mit schöner Regelmäßigkeit anrichte, stets geheimnisvoll ordnet.

Ich danke dir, Marina. Ich bin dankbar und glücklich, dich zu kennen und zu lieben. Und meine »kleine Claudia« ist gerührt, dass du dich so an ihr erfreust.

Ich danke all meinen Mädels und Freunden, die mich so nehmen können, wie ich bin und immer bereit sind für kleine und große Schandtaten.

Ich danke meiner Oma Ria. Du warst eine Hochpotenz Pulsatilla. Von dir habe ich so viel über Wertschätzung und Ehrung der Natur gelernt. Du hast so viel gegeben und warst die beste Köchin der Welt. Deine Quarkspeise war die stärkste Medizin!

Ich ehre das Schicksal meiner Großväter. Ich weiß, Ihr habt Schreckliches erlebt, und ich bin traurig, dass wir uns nicht besser kennenlernen durften.

Ich danke
… Allen, die mich in diesem Schreibprozess unterstützt haben, und sei es nur mit einem einzigen Wort!
… meinem Verlag Orlanda in Berlin. Es ist ein so großes Glück, eine derartige Chance zu bekommen und so persönlich betreut zu werden!
… meiner Lektorin Katja Utermöller-Staege. Ich bewundere Ihre Ruhe und Geduld!

… der Kaffeerösterei Flensburg und der Bäckerei Meggers – ohne Euren edlen Kaffee und fantastischen Kuchen wäre das Leben so viel ärmer und das Buch niemals fertig geworden!

Das Beenden meines ersten Buches ist gar nicht ekstatisch, wie ich es vermutet hatte. Keine überschäumende Freude. Es ist eher still. Still und demütig. Demütig vor diesen Geschichten und Wunden. Demütig vor meiner Geschichte. Staunend, dass wir als Menschen so groß sind, so viel größer als die Dramen und Katastrophen. Ich verneige mich tief vor dem Wunder Mensch. Ich verneige mich vor mir. Ich verneige mich vor dir, vor deiner Geschichte und deiner Größe. Bleib wunderbar.

Zum Weiterlesen

Eve Curie: Madame Curie
Luca Novelli: Madame Curie und das Rätsel der Atome
Barbara Goldsmith: Marie Curie – Die erste Frau der Wissenschaft

Uta van Stehen: Liebesperlen – Beate Uhse
Beate Uhse: Ich will Freiheit für die Liebe

Gertrude Bell: Ich war eine Tochter Arabiens
Gertrude Bell: Am Ende des Lavastroms
Susanne Gretter: Gertrude Bell – Das Raunen und Tuscheln der Wüste: Eine Reise durch das alte Syrien
Janet Wallach: Königin der Wüste
Julia Keay: Mehr Mut als Kleider im Gepäck: Frauen reisen im 19. Jahrhundert durch die Welt

Martha Schad: Die berühmtesten Frauen der Weltgeschichte

Matrixwissen: Starke Frauen, die inspirieren und die Welt bewegen

Audre Lorde: Macht und Sinnlichkeit
Audre Lorde: Auf Leben und Tod: Krebstagebuch

Marianne Williamson: Die Rückkehr zur Liebe
Marianne Williamson: Die Wiederentdeckung des Weiblichen

Helen Schucman: Ein Kurs in Wundern, Greuthof

Barbara Marx Hubbard: Vom Ego zur Essenz
Barbara Marx Hubbard: 52 Schlüssel zur bewussten Evolution des Selbst,

Endnotenverzeichnis

1 Wolfgang Schmidbauer, Goldmann-Verlag
2 Klappentext
3 Kassandras Schleier, S. 183
4 Trias-Verlag
5 Es gibt tatsächlich das homöopathische Mittel »Löwenmilch – Lac leontis«, CDs dazu im Narayana-Verlag
6 Paul Frischauer: Knaurs Sittengeschichte der Welt, Band I, S. 241
7 Die schönsten Sagen des klassischen Altertums, Loewe-Verlag, S. 410
8 Paul Frischauer: Knaurs Sittengeschichte der Welt, Band I, S. 248
9 https://www.friedrich-schiller-archiv.de/zitate-schiller/gegen-goethe-bin-ich-und-bleibe-ich-ein-poetischer-lump/
10 https://www.friedrich-schiller-archiv.de/inhaltsangaben/kassandra-inhaltsangabe-quellen-interpretation-schiller/
11 Beiname von Apollo, dem Gott der Weissagung. Pythia ist eine weissagende Hohepriesterin
12 Kassandras Schleier, S. 94
13 https://www.destatis.de/DE/Themen/Gesellschaft-Umwelt/Bildung-Forschung-Kultur/Hochschulen/Tabellen/frauenanteile-akademischelaufbahn.html, abgerufen am 10.09.2020
14 J. Rudnicka, 28.11.2019, https://de.statista.com/statistik/daten/studie/160365/umfrage/professoren-und-professorinnen-an-deutschen-hochschulen/, abgerufen am 10.09.2020
15 https://www.bundestag.de/abgeordnete/biografien/mdb_zahlen_19/frauen_maenner-529508, abgerufen am 10.09.2020
16 https://www.mitmischen.de/bundestag-aktuell/news/zu-wenig-frauen-im-bundestag, abgerufen am 10.09.2020
17 https://www.destatis.de/DE/Presse/Pressemitteilungen/2020/03/PD20_097_621.html, abgerufen am 10.09.2020
18 Artikel von Lea Senn, 08.03.20, https://www.watson.ch/wissen/die%20welt%20in%202000042karten/644877598-frauen-an-der-macht-liste-weiblicher-staatsoberhaeupter-und-regierungschefs, abgerufen am 10.09.2020

19 »100 Jahre Frauenwahlrecht«, Ausstellung Historisches Museum Frankfurt, 2018/19
20 https://de.wikipedia.org/wiki/Liste_der_Nobelpreisträgerinnen, abgerufen am 10.09.2020
21 Artikel von Matthias Janson, »In der Krise halten Frauen die Gesellschaft am Laufen« vom 17.03.20 auf https://de.statista.com/infografik/21148/anteil-der-sozialversicherungspflichtig-beschaeftigten-nach-wirtschaftszweigen/ abgerufen am 10.09.2020
22 Neurobiologe; bekannt durch seine Veröffentlichungen, Vorträge und Interviews zur Hirnforschung
23 Anodea Judith: Eastern Body, Western Mind, Verlag Celestial Arts/Randomhouse, S. 248
24 Kassandras Schleier, S. 158
25 Kassandras Schleier, S. 149
26 Kassandras Schleier, S. 153
27 Ebd.
28 https://de.wikipedia.org/wiki/Patriarchat_%28Soziologie%29
29 Bernd Hercksen: Vom Urpatriarchat zum globalen Crash?, Shaker Media Verlag, S. 55
30 Ebd., S. 56
31 Anodea Judith: Eastern Body, Western Mind, S. 225
32 Knaurs Sittengeschichte der Welt, Band I–III
33 Band I, S. 244–245
34 Band I, S. 20
35 Band I, S. 261
36 Band I, S. 273
37 Band I, S. 327
38 Band I, S. 325
39 Band I, S. 365
40 Band I, S. 366
41 Knaurs Sittengeschichte der Welt, Band II, S. 79
42 Band II, S. 82–83
43 Band II, S. 84
44 Band II, S. 84
45 Band II, S. 169
46 Kassandras Schleier, S. 243
47 Bernd Hercksen, S. 232–233
48 Sittengeschichte der Welt, Band III, S. 295 ff.
49 Ebd., Band III, S. 292

50 Ian Kershaw: Höllensturz, Pantheon Verlag, S. 570–571
51 Ian Kershaw: Höllensturz Europa 1914 bis 1949, Pantheon Verlag, S. 289
52 Dumont Bildatlas, »Thüringen«, S. 61
53 Es gibt ein gleichnamiges Buch und einen Film mit Nicole Kidman in der Hauptrolle
54 https://www.welt.de/geschichte/article179306834/Gertrude-Bell-Die-mannhafte-Rothaarige-die-sogar-Araber-hofierten.html https://de.wikipedia.org/wiki/Gertrude_Bell
55 https://www.shz.de/deutschland-welt/panorama/beate-uhse-ich-will-freiheit-fuer-die-liebe-id10638006.html, https://de.wikipedia.org/wiki/Beate_Uhse
56 https://www.evolve-magazin.de/blog/barbara-marx-hubbard/ https://www.barbaramarxhubbard.com
57 mvg-Verlag
58 https://vera-birkenbihl.de
59 https://dreamgate.de/gedicht-von-marianne-williamson/
60 Rima Handley: Eine homöopathische Liebesgeschichte, Verlag C.H.Beck
61 Dana Ullmann: Die homöopathische Revolution, Narayana Verlag
62 Ebd., S. 117
63 Samuel Hahnemann: Organon der Heilkunst, Vorrede zur sechsten Ausgabe, Narayana-Verlag
64 Ebd.
65 Rima Handley: Eine homöopathische Liebesgeschichte – Samuel und Melanie Hahnemann, Beck'sche Reihe, S. 71–72
66 Lehre von den Funktionen und Abläufen im Körper
67 Heidi Brand; Anne Devillard: Die Pioniere der Homöopathie im 21. Jahrhundert, Narayana-Verlag
68 Christine Li-Ulja Krautwald: Der Weg der Kaiserin, Fischer Taschenbuch
69 Michaela Riedl: Yoni-Massage, Hans-Nietsch-Verlag
70 Dana Ullmann: Die homöopathische Revolution, S. 123
71 Jane T. Cicchetti: Träume, Symbole & Homöopathie, Verlag Homöopathie und Symbol
72 Systemische Homöopathie mit Familienaufstellung – Lösungswege für unlösbare Fälle, Haug-Verlag
73 Carola Scheuren; Egon Krannich: Zu den Ursprüngen der Homöopathie – Der Reiseführer, Internationaler Homöopathiekolleg Torgau e.V.
74 Über das Placebo-Phänomen und die Studienlage: Aleksandar Stefanovic, Das kann die Homöopathie, Verlag Homöopathie und Symbol
75 »Du bist das Placebo« und »Schöpfer der Wirklichkeit«, Koha-Verlag

76 https://www.n-tv.de/leute/buecher/Warum-wir-Querdenker-brauchen-article6264106.html »Warum wir Querdenker brauchen«, ein Artikel von Solveig Bach über das Buch »Genie oder Spinner«, von Jürgen Schaefer, Dumont Verlag
77 Interview aus »Der Heilpraktiker« 12/2018, Verlag Volksheilkunde
78 Dr. Gabriele Hickmann; T.W. Anton Koch: Epigenetik und Miasmen – Das modulierte Erbe – Parallelen zwischen Biologie und Homöopathie, Audio-Vortrag bei Homöopathie und Symbol
79 Eastern Body, Western Mind, Verlag Potter/Ten Speed/Harmony/Rodale
80 Verlag Schulamith, Band I
81 Haug-Verlag
82 Hans-Martin Lohmann, Freud für die Westentasche, Piper-Verlag, S. 56
83 Philip Bailey, Psychologische Homöopathie, Trias-Verlag
84 Ebd., S. 410
85 Tanja Vieten und Michael Knorr, »Systemische Homöopathie mit Familienaufstellung«, Haug-Verlag, S. 172
86 Sabine Bode, Kriegsenkel – Die Erben der vergessenen Generation, Klett-Cotta-Verlag. Die vergessene Generation. Die Kriegskinder brechen ihr Schweigen; und Die deutsche Krankheit – German Angst, Piper-Verlag
87 CDs oder MP 3, Verlag Homöopathie und Symbol
88 Rajan Sankaran, Die Seele der Heilmitteln, Homoeopathic Medical Publishers, S. 61
89 Vieten und Knorr, Systemische Homöopathie mit Familienaufstellung, S. 172
90 S. 172
91 www.ancestry.de, www.ahnenforschung-katzberg.de
92 Friedrich P. Graf, Homöopathie und die Gesunderhaltung von Frauen, Sprangsrade
93 2018 in den Kinos
94 siehe Kapitel Carcinosinum
95 Wolfgang Schmidbauer, Das Helfersyndrom, rororo
96 Bertha Pappenheim war ihr echter Name
97 Kassandras Schleier, S. 134 ff.
98 Zu lesen in den »Studien über Hysterie« von Josef Breuer und Sigmund Freud
99 Wolfgang Schmidbauer, Die deutsche Ehe – Liebe im Schatten der Geschichte, Orell Füssli
100 Amati Holle, Wesentliches auf den Punkt gebracht, Narayana
101 Philip M. Bailey, Psychologische Homöopathie, Trias, S. 425

102 Narayana-Verlag, S. 105 ff.
103 Mehr dazu bei Jane T. Cicchetti, Träume, Symbole & Homöopathie, Verlag Homöopathie und Symbol, S. 95 ff.
104 Susanne Dinkelmann, »Die Homöopathie des Mondes«, S. 94/95, Arkana-Verlag
105 Systemische Homöopathie mit Familienaufstellung – Lösungswege für unlösbare Fälle, Haug
106 Ebd., S. 167
107 Psychologische Homöopathie, Trias
108 Hippokrates-Verlag
109 Psychologische Homöopathie, Trias-Verlag, S. 390
110 Der Alchimist, Diogenes
111 https://de.wikipedia.org/wiki/Löwe
112 Amati Holle, Wesentliches auf den Punkt gebracht – Essenzen der homöopathischen Familien und Reiche, Narayana-Verlag
113 Osho, Verlag Allegria
114 brenebrown.com
115 Laufen lernt man nur durch Hinfallen, Verlag Kailash
116 siehe Kapitel »Psorinum«
117 Jan Scholten, Homöopathie und Minerale, Stichting Alonnissos, Niederlande
118 Homöopathie fürs Rampenlicht, Narayana
119 William Boericke, Narayana
120 Gertrud Klemt, Miasmatik nach Hahnemann, Verlag Volksheilkunde, S. 34
121 Rosina Sonnenschmidt, Miasmen und Kultur, Verlag Homöopathie+Symbol
122 Gertrud Klemt, Miasmatik nach Hahnemann, Verlag Volksheilkunde
123 Miasmatik nach Hahnemann, S. 37
124 Rosina Sonnenschmidt, Miasmen und Kultur, Verlag Homöopathie und Symbol, Kapitel Rokoko
125 Miasmen und Kultur, Kapitel Rokoko, Die neue Frau
126 Miasmen und Kultur, S. 289
127 Philip M. Bailey, Psychologische Homöopathie, S. 345
128 https://www.friedrich-schiller-archiv.de/inhaltsangaben/an-die-freude-schiller-interpretation-inhaltsangabe/
129 Hatte ich erwähnt, dass Schiller auch ein Zweifler war? Ich persönlich finde diese Strophe sehr gelungen, aber vielleicht hatte er ja Angst, sich mit der Kirche anzulegen, deren Macht sich ja schließlich auf der Existenz der Sünden und der Hölle aufbaute.

130 Pflanzliche Urtinkturen – Wesen und Anwendung, AT Verlag
131 Amati Holle, Wesentliches auf den Punkt gebracht, S. 185, Narayana
132 Amati Holle, S. 186
133 Pressemitteilung des NHV vom 05.06.2012
134 Buchtitel von Richard David Precht, Goldmann
135 Vieten/Knorr, »Systemische Homöopathie mit Familienaufstellung«, Haug-Verlag, S. 173
136 Siehe Buchempfehlungen am Ende dieses Kapitels
137 Schirner Verlag
138 Ebd., S. 63
139 Lothar Ursinus, S. 60
140 Ebd., S. 61
141 Lothar Ursinus, S. 66
142 Das habe ich vor der Corona-Krise geschrieben!

Auch interessant:

„Beweglichkeit und Biegsamkeit ist keine Frage des Alters oder der körperlichen Konstitution."

Mit OrthoYoga wieder beweglich und geschmeidig werden oder bleiben!

„Allererstes Ziel ist es, den Teilnehmern wieder Vertrauen in den eigenen Körper zu geben. Egal wie alt und wie beweglich sie sind, mit OrthoYoga sollen sie möglichst alle Bewegungen, die der Körper natürlicherweise beherrscht, ausführen können – oder sie wieder erlernen." Yoga aktuell

„Das, was Yogalehrer*innen über den Körper unbedingt wissen sollten, finden sie hier. Ich bin begeistert." www.so-ham.de